中医师承学堂
一所没有围墙的大学

中医名家绝学真传书系
书系主编 / 刘力红

开启中医之门

——运气学导论

（第三版）

讲　述　李阳波
整　理　刘力红　唐　农　刘　方

全国百佳图书出版单位
中国中医药出版社
·北京·

图书在版编目（CIP）数据

开启中医之门：运气学导论 / 李阳波讲述；刘力红，
唐农，刘方整理 . —3 版 . —北京：中国中医药出版社，
2022.3（2024.12 重印）
（中医名家绝学真传）
ISBN 978-7-5132-7202-5

Ⅰ . ①开… Ⅱ . ①李… ②刘… ③唐… ④刘…
Ⅲ . ①运气（中医）—研究 Ⅳ . ① R226

中国版本图书馆 CIP 数据核字（2021）第 200902 号

中国中医药出版社出版

北京经济技术开发区科创十三街 31 号院二区 8 号楼
邮政编码　100176
传真　010-64405721
山东临沂新华印刷物流集团有限责任公司印刷
各地新华书店经销

开本 710×1000　1/16　印张 18.5　字数 310 千字
2022 年 3 月第 3 版　2024 年 12 月第 3 次印刷
书号　ISBN 978 - 7 - 5132 - 7202- 5

定价　78.00 元
网址　www.cptcm.com

服 务 热 线　010-64405510
购 书 热 线　010-89535836
维 权 打 假　010-64405753

微信服务号　zgzyycbs
微商城网址　https://kdt.im/LIdUGr
官 方 微 博　http://e.weibo.com/cptcm
天猫旗舰店网址　https://zgzyycbs.tmall.com

如有印装质量问题请与本社出版部联系（010-64405510）

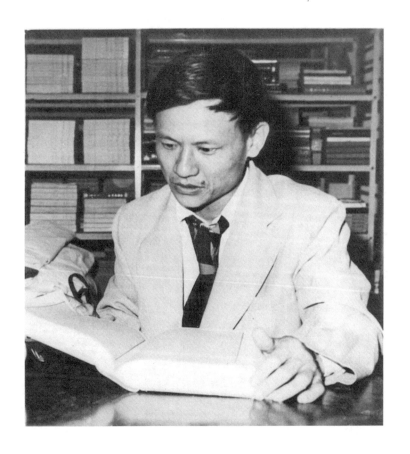

　　运气学说是中医理论里的最高级的一个层次。两千四百年来，对这一层次研究并能作出伟大贡献的，除了东汉的张仲景外，再没有别的人了。

——李阳波

　　这部《导论》不但是运气学的《导论》，也是整个中医学的《导论》，同时也可以把它看作是传统文化的《导论》。

——刘力红

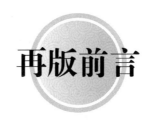

再版前言

让"中医绝学"得以薪火传承

——我们为什么推出《中医名家绝学真传》书系？

刘观涛

2005 年 6 月 15 日，我和刘力红教授谈到，为了抢救名老中医的绝学真传，将他们毕生的经验公开出版，有必要组建一个《中医名家绝学真传》丛书编委会，将这些身怀绝技、临床实战的中医名家的著作陆续出版，让后人能够学习到他们的临床操作。

按理来说，把"临床大家"的经验进行整理、传之后世，无论是老中医本人，还是其诸弟子都非常欢迎，也愿意配合。但是，在实际运作中，会碰到很多困难。第一道坎儿，是老中医本人。因为老中医都非常忙，一线临床时间很长，基本没有时间、精力进行学术整理。即便想亲自撰写，也往往因其擅长医术而不善文辞而作罢。再者，临床大家已经进入炉火纯青之境，在其经验总结时，很难兼顾与普通医生的有效沟通。所以，类似近代临床大家张锡纯亲撰"医书中第一可法之书"——《医学衷中参西录》、清代临床大家徐大椿亲撰《洄溪医案》《伤寒类方》《兰台轨范》等著作的中医名家，已经是少之又少了！

第二道坎儿，是老中医的核心弟子。这些核心弟子，都是学有所成的中年骨干医生。虽然与其师傅关系紧密，愿意帮师傅弘扬其学术经验——但是，事实上他们也很忙。尽管有时间精力来抄方学习，提高自己的业务水平，但是，如果让他们做自己迫切需求之外的工作，比如对师傅行诊进行现场记录、对师傅医案进行系统整理，则很让他们为难。毕竟，他们的时间、精力乃至行文能力有限，特别对于他们已经掌握的内容，就很难让他们抽出专门时间付诸文字。所以，类似姜佐景为自己的老师曹颖甫编著《经方实验录》、陈苏生为自己的老师祝味菊编著《伤寒质难》，就更是少之又少矣。

　　所以，我们组织以刘力红教授为首的专门班子，来对身怀绝技的中医名家进行考核，并协助其编写、出版这些医家的学术著作，便是我们的一次大胆尝试。我们认为：中医名家该向张仲景学习，把临床经验毫无保留地写入著作中；精细入微、条分细缕地传教"后学者"！

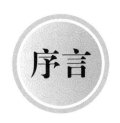

序言

（一）

先师姓李，名阳波。在我眼中先师虽非完人，但却处处显示着智慧和激情。相信只要认真读过这部书的人，都会有此同感。

先师于公元1946年农历12月27日生于广西平南，3岁后随其姨母至南宁生活。1966年高中毕业。先师本有凌云之志，欲上清华大学，攻读物理，进军斯德哥尔摩。然而"文革"的一声炮响，打破了他的春秋美梦。加之先师的父亲被打成历史反革命，当时的境遇就可想而知了。正当先师感到十分沮丧的时候，物理老师送给他一本家传的《黄帝内经》，并谆谆嘱咐道：时运如此，难以遂志，这是没有办法的，但若能学好医术，则不仅可以糊口，且可利及他人。先师就是这样走上了医学的道路，而这部无标点的《黄帝内经》，便成了他的入门之书。

1969年，先师被下放到南宁附近的扶绥县插队，在农村一待就是5年。这段时间，先师一边劳动，一边自学，一边为人治病，积累了初步的临证经验，且在当地小有医名。插队结束后，被抽到沙井煤矿工作，不及一年，即自动离职。此后便依靠病人的介绍，在南宁铁路一带行医。此时的先师对于中医经典的领悟已日渐深刻，临证运用自如，长于望诊、切诊，言人疾病生死多有奇验。故铁路一带呼之为"李半仙"，求诊者络绎不绝。师逝后，有不少当年曾经先师诊治的病人到我这里看病，当谈起先师治病的故事时，历历道来，每每如数家珍。

时一中年妇女，经西医院检查，诊断为妇科肿瘤，并已相约手术，手术前经邻人介绍，寻先师一诊。先师切脉、观眼之后，谓非为肿瘤，乃是虫积使然，随手处方，数日后，排下如红丝之物若干，腹痛诸证顿除，再往医院检查，肿瘤已无。

时一男性青年，患胆囊之疾，痛苦异常，每月至少绞痛一次，甚或多次。师诊后，嘱买酒二斤，自与黄色根状药一把，浸酒数日后饮用，饮完之后，胆疾即愈，至今 20 年未作。

时一青年男子，工作时不慎被砸断足跟之大筋，当时以为必当遗下残疾，寻先师诊后，嘱买海参、田七等物，研末外敷，不半月，足筋接复如初。

时有南宁火车站客运室主任卢某，左膝关节粉碎性骨折，西医权威皆谓有截肢之虞，其夫甚虑之，遂寻于师，师谓何需截肢，35 日必能下地走路。卢某信甚坚，遂出院全权交先师治疗，先师住入其家，果于第 35 日中午令卢某下地走路。经拍片复查，左膝完好如初，西医惊为不信。

时我院一西医老师，因患肝病，转氨酶 300 余单位，历经全国多地名老专家诊治，转氨酶皆未下降丝毫，其对中医已毫无信心，偶听介绍先师，乃抱一试之心。见面时直呼"小李"，大有轻蔑之意，先师亦知之，遂先用别计降服其心，待其初具信心，先师即言：服药后，30 日内，转氨酶不降，可来砸我招牌。所处药方，多不同前，为羌活、连翘一类疏散风火之品。该位老师性急躁，服药至 22 日，已然按捺不住，抽血检查，转氨酶已下降近百个单位。

先师诊病不限科别，或内或外、或妇或儿，用药或汤或酒、或丹或散、或内服或外用，用量或重至百克以上、或轻不及克，总以方便为要，似有扁鹊之风也。

20 世纪 70 年代初其父尚未"解放"时，突患急性白血病，白细胞高达 20 余万，高热持续不退。先师细心诊查后，处以雄黄、龟板、胎盘等药，经炼制后服用，经治月余即获痊愈，1997 年方去世，寿 79 岁。

1987 年，原南宁市中医院门诊部主任冼某之弟患血气胸，左肺 2/3 压缩，经西医治疗一周，病情无缓解，拟用手术治疗，因冼某素与先师相识，遂求治于师。师诊后，云乃阳明不降使然，清降阳明即解。处以：玉竹 120 克，陈皮120 克，白芷 120 克，大枣 120 克。日服 1 剂，服后日泻十余行，胸次渐舒，呼吸渐畅，不数日，胸片复查，左肺复原，血气吸收。初处方时，曾拟用银花120 克，为虑血气胸合并感染发热，故用银花清热解毒，以类抗感染，后思之良久，乃去之。谓中医治病全在辨证精微，若以西学参之，以为炎症感染必用清热之剂，则反成掣肘，影响疗效。

1982 年，余父患眩晕，头不能动摇，西医以颈椎综合征治之，治疗月余不见效果，遂由桂林专程来邕求治，先师按脉后云：非颈椎之病，乃由虚尔。处：川芎、杞子、淮山、白芷等各 5 克，炖鱼头服之，不数日而愈。

先师治病疗疾，大抵如此类。

（二）

20 世纪 80 年代初，师意曾欲涉足科场，报考岳美中之硕士研究生，然因学历不符要求，未能获得报考资格。

1982 年，广西中医学院与广西民主党派合办中医夜大，面向社会招生，先师欲睹中医之现代教育状况，遂投身此校。于校中与许多中医学院的任教老师成为知交，余亦以此因缘得闻先师之名。

1983 年暑期，余毕业留校任教，适逢学院伤寒教研组之张国富老师调回北方，张老师深研伤寒，而先师于《伤寒论》造诣亦深，彼此互为尊重。当时由于铁路运输紧张，托运颇费周折，张老师知先师在铁路之医名颇大，关系甚多，遂请先师帮忙办理托运免检手续。斯时余与张老师同一科室，正好帮忙装卸行李，遂有与先师的初面之缘。

此次初面虽为偶然，但也有我与先师建立师徒关系的必然。这是后来我已成为先师入室弟子后，先师告诉我的。帮助张老师办完托运手续后，张老师即请大家到车站对面的朝阳冰室喝啤酒，吃点心，我与先师正好相邻而座，酒过两杯之后，先师示意已经喝够不再加了，可与我同年级的一位老师出于客气，硬是在先师的杯里再倒了一杯，当时的我不知出于何种心态，随手将先师的这一杯接了过来，说：李师傅不想喝，我就帮他喝吧。就是因为这杯啤酒，使先师对我有了极大的好感，经过近半年的考查，在师兄刘方的带引下，我成了先师的第二位入室弟子。

为什么一杯啤酒具有如此大的影响呢？原来在先师的一生当中，中学以后，即因父母的关系，做了"黑五类"的儿子，不是这处受欺，就是那处受压，只有在饭桌上才感到有一丝轻松自由。如果这个时候还会有人强己所能，那么，不管他是出于真心还是出于客气，先师都会感到非常恼火，有时甚至会当着客人掀翻桌子。虽然行为过激，但也是由于特殊的原因所造成。在这样的一个时候，我为先师代酒一杯，先师的心情可想而知，这就成了日后得以迈向师门的一大因缘。这是我投师的一段经历。

（三）

先师治学行医，略可分为三个阶段：

第一阶段：从1967年初读《内经》始，至1982年读中医夜大。此一阶段主要研读医典、行医济世，先师的大部分医疗活动都在这个阶段。读医书方面，除熟读深研四大经典外，更兼后世诸家之说，经典之中又以《伤寒论》见长。1972年5月1日，经过"文革"数年的关闭，南宁市古旧书店重新开张，先师于此购得线装本《古今图书集成·医部全录》，并有记云："南宁古旧书店自"文革"关闭以来，于一九七二年五月一日首次开张。其日真可谓门庭若市，余得见《古今图书集成》全貌矣！全书所占空间约与半部解放牌汽车相当，售价1300元人民币。惜余囊中无此巨款，只购得其中医部而已。"购书后之第3年，即1975年，先师花15个月的时间，将《医部全录》通读一遍。师之姨母见先师整日里手不释卷、目不离书、足不出户，以为先师必有精神问题，遂呼师之表兄"劝导"先师，要其出门走走以解闷心，弄得先师哭笑不得。

除《医部全录》外，先师于晚清及清后的大部医籍亦皆仔细通读过，如《徐大椿医书全集》《皇汉医学丛书》等。而于近人，则对张锡纯、张觉人情有独钟。受张觉人之《外科十三方》启发，曾创大小龙虎散二方，小龙虎散用药三十六味，大龙虎散用药七十二味，以配天罡地煞之数，所用多草药，以之疗病，无论内外，多能随手取效，惜余入师太晚，未能得见原方。

先师虽非科班出身，而观其所学，则经典之外，尚旁涉百家。先师尊古、崇古，但不泥于古，临证所用，除《局方》之五积散必遵守原方，余者多自裁自用，然观其所处，每每不离古风，诚为师古而能化古者。若以如此境界论之，则今之科班习读者，亦未多见也。

在先师的医疗实践里，值得一提的是，其在日本赤羽氏知热感度测定思路的基础上，进行变换改造，创制了知热感度数码用药系统，此一系统的操作大概包括三个步骤：其一，根据知热感度测定的结果选出用药数码；其二，根据病者症状及所得数码对应选药；其三，综合分析，定出处方。笔者认为，在当今的条件下，最有可能将中医的部分思想与技能电脑化、现代化的，非这套用药系统莫属。然而这个工作需要多方面的合作，笔者于此将思路托出，亦有抛砖引玉，寻求合作之意。中医确实需要一批真正志同道合者的共同努力，余将拭目待之。

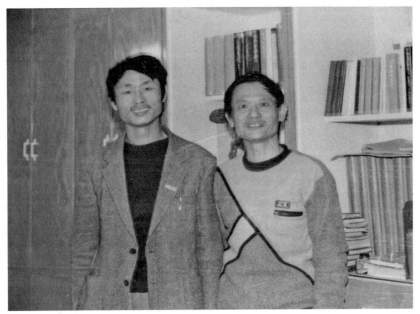

　　这一阶段不知吃过多少苦头，不知度过多少不眠之夜，也不知有多少次思想火花与创造激情的碰撞，我也就是在先师治学的这样一个阶段走入他的门下，并且与他同吃同住了一年多的时间。

　　第二阶段：进入 20 世纪 80 年代，先师于医道已达到相当的境界，在自身境界日渐提高的同时，先师亦为当时中医的现状而感到焦虑与困惑。先师习医从《内经》开始，继而《神农本草经》《伤寒论》《金匮要略》。四大经典熟读深研之后，方读后世之书，而且这一阶段不看任何西医的书籍，以求古风之淳朴深厚。可以说先师所走的习医之路，是前人所说的先难后易之路，是上根器之路，是传统之路。虽然先师在这条路上获得了成功，但是，在现实社会中，并不是每一个人都适合于走这样的路。那么，是否还有旁路可行呢？带着这样的思想，先师一头扎进了现代科学及人体科学的领域，试图用现代科学前沿的思想，用人体科学中气功、特异功能的手段，来寻求一条全新的路子。这一阶段不知吃过多少苦头，不知度过多少不眠之夜，也不知有多少次思想火花与创造激情的碰撞，我也就是在先师治学的这样一个阶段走入他的门下，并且与他同吃同住了一年多的时间。在这段日子里看到先师的作息是，每天上午十点左右起床，起床后即开始一天的学习、研究、教学、应诊及修炼，直到第二日凌晨五点，日复一日，无有变更。

此一阶段中，先师对 20 世纪现代科学前沿的科学家，特别是物理学界、哲学界科学家的思想进行了深入的学习探讨，对中西两种文化进行了深刻的对比研究，为新学科、新路子的构建，做了多方的探索和尝试。提出了以"宇宙生物观"为认识论，以"阴阳术数构系"为方法论的中医时相医学。

我在先师治学的转型期进入师门，感受到了先师在治学上丰富多彩的一面，这其中不乏雄心壮志和激情，但也有不少困惑的时候。在这样的时候跟师，收获是多方面的，尤其对现代科学及传统文化都感觉到有一个宏观的把握，对一些有关传统文化的重大问题，就如同在云端里看大地山河，一目了然。当然，在这个时期进入师门，也有令我至今仍感到遗憾的事。由于先师在学问重点上的转移，已经难以抽出很多的时间来给我们讲授经典及熏习临床，记得在几年的时间里，先师只给我讲授过《素问·至真要大论》《伤寒论》的百余条条文以及《周易》的十几个卦。对于先师的临证经验也没能够很好地把握，只记得当初与师兄刘方一道，随先师治疗一些疑难病，每次处方前，我们都要猜一猜师父可能会开什么药，可没有一次我们能够猜着。有时候在我们眼里，今天看的这个病，与前几天看的某个病在各方面都很相似，可在先师的处方里却找不到一丝相同。其临证处方，信手拈来，皆能随处取效。曾记余姐患腰痛多年，已经多方治疗不效，先师与之诊脉后，云为太阳标本同病，处小青龙汤加熟地、苁蓉、淫羊藿，开药 6 副，并嘱云：头 5 副水煎服，末一副酒浸，待服完水煎之 5 副后，即服药酒，6 副必愈。结果真如其言，多年腰痛从此而瘥。

第三阶段：1986 年余在先师的极力鼓动下，报考了成都中医学院《伤寒论》硕士研究生，结果榜上有名，遂于 1986 年 10 月去了成都，师事陈治恒教授。硕士毕业后，又考上南京中医学院之《伤寒论》专业，在陈亦人教授门下继续攻读博士学位。上学以后，就只能在假期以及用通信的方式跟师学习。

这一时期，先师的思想在经过上一阶段的激烈变动后，逐渐冷静下来。经过认真的思考与反思，认识到在近期内，十年、二十年，甚或更长的一个时期，用现代科学的方法来研究中医、研究传统文化，时机都还不成熟。如果过早地谈结合，甚或以西判中，那么，只能加速中医这门学问的消亡，这样做对传统文化、对现代科学、对人类的将来，都没有什么好处。对这个问题，先师曾有过一个很激烈的结论："完全用现代科学的方法研究中医，不是出于无知，就是小人。"

（四）

因此，在治医治学的最后几年中先师又将战线全面地拉回，沉醉于子学的更深入研究，为构筑传统文化的基础性学科——阴阳术数学做了大量的准备工作。这一准备工作包括对易学的深入研究，提出"《易经》象辞密码系统及其泛论工程"，并进行了具体的实践操作，对相学与星学的整理，对传统文化中一些基本重要概念的诠释，以及对时相医学更深层次的提炼。提炼的结果为：中医学就是一门地道的时相医学，而中医开方，实际上就是开"时间"。这句话很形象，也很精辟。《素问》所说的"人以天地之气生，四时之法成"，实际上已为我们很好地概括了生命的时间依据，而《素问》的运气七篇则更为我们揭示了这一依据的时间常数。生命的异常、生命的病态，无非就是正常时间程序遭受了破坏，调整时间，使程序重新恢复正常，这就是治疗的过程。在这一提炼过程中，先师将疾病与对治方药的属性在"时间"的范畴下统一起来了，这种工作难道不是一种创新，难道不是一种现代化吗？

中医要不要现代化呢？这个答案是肯定的！但是我们不应该将现代化的含义仅仅局限在诸如寻找肾阴、肾阳的实质，卫气是不是相当于西医的白细胞、淋巴细胞？经络的物质基础是什么？营血证是不是等于弥散性血管内凝血？中药有效成分的提取等一系列的问题上。这些工作要不要做呢？当然是要做的，但是可以肯定两点：其一是目前有关上述问题的一些工作还相当的不成熟，有的甚至像是小孩子办家家，自欺欺人，这样的工作并不一定能够有助于我们去更好地认识中医；其二是这类工作留待将来，留待时机成熟的时候做，肯定要比现在容易得多，有意义得多。

笔者以为，在当今的这个时期，中医现代化更紧迫的任务，是在中医不失原汁原味的前提下，将其尽力改造成大家能够接受的文化形态、语言形态，以便为下一步的结合工作做好准备。值得再强调的是，这一改造的前提必须是"原汁原味"，是"换汤不换药"，也就是说只改变一下剂型，让现代人容易接受，而根本的东西不变。大家不要小看了这种语言形态和文化形态的重新塑造，不要以为只有加进了现代科学的理论、技术、实验才是现代化。从整体的意义来说，在我们所处的这样一个文化背景里，上述的这种塑造，才是真正具有意义的现代化。这个意义在于它有可能使我们中医的精华、中医的瑰宝最完善地保留下来，贮存下来。现在其实还有为数不少的中医人，普遍都没有认识到这个意义，都在急功近利，都在提倡挖掘。可是大家是否考虑过，我们手头现有的冶炼技术还很差，挖掘出来的宝藏，我们只能提炼出 30%、20%、甚至不到 10%，就像早些年秦岭的野马采金队一样，这样做美其名曰是挖掘宝藏，可实际上是浪费宝藏啊！我们为什么不等到我们的冶炼技术已经达到能够使100%，或者起码 97%、98% 的宝藏能够真正地提炼出来的时候再挖掘呢？宝藏有限啊！经不住我们这样的折腾和浪费，我们应该既要有经济的眼光，又要有责任的眼光。

现在有一种对人才的鉴识方法，就是人才要看素质。我认为这个看法很好，素质是个软性指标，是对一个人创造力和可塑造性的衡量，不是你多一门技术、多一门语言，你的素质就高了。现在我们的教育有一种重硬件，不重软件；重形式，不重内涵的趋势，甚至以硬件和形式来作为评判人才优劣的指标，这种趋势很危险，不利于我们对人才素质的培养。对于一个公司职员、对于一个技术工或许我们可以这样来要求，可是对于学生，我们不能这样要求。

谈到中医教育，必须圆满地解决两个问题，一个是理论，一个是技术，两者是二而一，一而二。理论解决认识问题，技术解决实践问题。没有理论，技术不可能得到很好的变化运用，而没有技术的体现，我们又怎么叫人去相信理论。如果从中医治病的角度来阐述以上两个方面，那么，技术实际上就是望、闻、问、切的这个诊断过程，以及其他一些包括操作性治疗手段在内的过程。而理论则体现在将诊断的素材进行综合思维，最后得出适宜于病证的方药和其他治疗的过程。上述两个方面，就像鱼与水的关系，没有理论之水，何以养育技术之鱼，没有技术之鱼，理论之水又何以体现其意义。现在有些中医院校最令人感到忧虑，最令人感到前途渺茫的，就是鱼水已经分离。他们照搬了西医院校的那套方法。老一辈的中医家没有什么临床与理论之分，当然的理论家就是当然的临床家，而中青年的这一辈老师，很多人理论临床已然泾渭分明。搞基础理论的对临床没有深究，更谈不上丰富的经验；而搞临床的，由于忙于诊务及应付西医，对于经典亦少问津。如此理论何以深入？临证怎么提高？更有甚者，搞中医的对于望、闻、问、切、神、圣、工、巧，别说掌握一二成，就是相信也难以做到。上课的时候只能照本宣科，当学生问到什么叫作"望而知之谓之神"，什么叫作"切而知之谓之巧"时，又不肯承认是自身没有掌握，反以古人夸大其辞搪塞之。大家都知名师高徒之理，像这样的师，能够培养出什么样的徒呢？不得而知。

传统的佛教文化虽然博大精深，但可以用三个字来归纳它的修行过程，这就是：信、愿、行。信是一切的基础，是成就一切功德之母。没有信，什么都谈不上；有了信，相信这个学问能解决实际问题，就有愿望去把握它。信心坚定了，又加上有这方面的意愿，剩下的就是怎么去达到这个愿望的具体操作与实践，这就是行。三者缺一不可。其实这三个字也适合于世间的一切学问，当然也包括中医。要学好中医，首先还是一个信。没有信，根本不相信它能够治好病，那怎么谈得上有一个学习的愿望呢？没有愿望，怎么去学中医？所以还是要先解决一个信的问题。但是，我们凭什么去信呢？要产生这个信，除了这个理论的圆融自成让我们生信，更重要的是我们看到了它的行，是行让我们生信。我们看到中医确实能治病，而且，不但能治小病，亦能治大病，更能治未病，我们甚至经历了这个过程，这样的"行"很容易让我们生信。学生从何处看到这些行呢？自然是从老师那里，而老师要看到这个行，就得靠自身的实践了。因此，学生的信是从老师生，老师的信是从自生。前面我们所谈到的忧虑，关键就在于学生已不能从老师那里生信，而老师亦不能自生信。学校几年的学习，大都是为了应付。无信何能生愿？无愿何能生行？所以我们前面说，再此下去，中医的前途会很渺茫。

从学生的角度来说，我不是一个好学生，因为我没有能够学到先师的所学，没有能够学到他的二三成、三四成。但是，还有一点值得欣慰的是，我从先师那里得到了对中医的真正信心，进而由此产生了迫切的愿望。相信通过不懈的努力，是有可能达到一个较高水平的。从先师的中医行里，我相信并且也体会到了经典所言、古人所言并非虚言。曾经有一位铁路的朋友吴某（现已退休），给我谈了先师的一个故事。有一次吴与先师一块儿上公厕，他们前面不远走着一位同单位的职工，在此人正要进厕所时，先师突然叫道："这个人不久会得肝癌。"这句伤人的话被前面这位职工听到了，还告到了铁路"革委会"，当时正任"革委会"成员的吴某还不得不在会上代先师道了歉。但是，事实却证明了先师的这个判断，第二年，这位工人果然被诊断为肝癌，数月后即死去。吴某所谈的这个故事，使我深深地相信了什么叫作"望而知之谓之神"。只要有了这个信，这个愿，再通过不懈的努力，何愁不有一天，我们亦能达到如斯水平呢？怕就怕没有这个信，怕就怕什么还没有，就说这是子虚乌有不可能的事。

1990年，内子怀孕40余日时，因饮酒少量，当夜即觉腹内疼痛，次日到中医院 B 超检查，发现腹腔内已有不少的血，诊断为宫外孕破裂出血，建议立即手术止血。要手术必须家属签字，时值暑期，我正好放假在家，接到报急电话后，便匆匆赶往医院，看到内子对于手术的一脸恐慌，我的心中亦无主张了，只好电话向先师求救，先师听完我的介绍后，斩钉截铁地说：不用手术！并嘱我买藏红花 10 克水煎服，服后即能止血。先师的一句话使我有了主心骨，我向医院表达了内子不做手术的决定，当时院方以及请来会诊的桂林医学院妇产科主任皆不同意我们的要求，并列举了不做手术的七八条危险及后患，如果我们一定要坚持，那就要在会诊单上签字，以保证后果自负。我毫不犹豫地在会诊单上签下了保证，并立即按照先师的吩咐到药店买了 10 克藏红花煎给内子服用，服药不久，腹痛渐渐减轻，B 超的结果，表明出血已经停止。先师亦于次日由南宁赶到桂林，经诊后，即处：白芍 180 克，淫羊藿 90 克，枳实 18 克，水煎服，日 1 副。药后虽然日下数次，但腹腔内的积血很快吸收，更令人惊喜的是，B 超发现了子宫内还有一个胚胎。1991 年 3 月 30 日，女儿足月顺产了，而就在女儿出生的前一天 3 月 29 日凌晨，先师与世长辞。

女儿的降世，更加坚定了我对中医的信念。是的，我相信了，我爱人相信了，可是仍有很多的人尚处在徘徊之中。国家兴亡，匹夫有责；传统文化的兴亡，匹夫有责；而中医的兴亡，匹夫更加有责。如果通过大家的共同努力，能够使更多的人对中医生信，进而由信生愿，由愿奉行，那么，中医的未来必定有望，我亦愿为此而不遗余力。

（五）

中医有一个很大的，也是一个很根本的特色，就是整体观念。过去我们容易把整体观念理解为从一个人的整体、一个人的全局去考虑问题，而不是头痛医头、脚痛医脚。当然，这些是不是整体观念呢？从一个人的全局去把握问题，这也应该是整体观念，但这还不是根本意义上的整体观念，不是中医所说的整体观念。中医的整体观念主要是把人体放在天地这个背景里去考虑，人的健康也好、疾病也好，都与天地的影响密切相关，人与天地在某种意义上来说，就是一个实在的整体。人是作为天地这个整体的小局部，因而，必须遵循局部服从整体的原则。我们对疾病的认识，就是要发现作为个体的局部，在哪些方面跟不上整体的步伐，在哪些方面违反了整体的原则，而治疗疾病，就是把上述认识到的不协调因素纠正过来，使局部重新跟上整体的步伐。这个意义才是中医的整体观，也是中医与西医最根本的一个区别。如果从这个意义来看中医，那么，最能体现中医这个特色的就非运气莫属了。

运气这门学问属于多学科的学问，若按现代的科属划分，它起码包括了天文、地理、气象、水文、医学、农业、畜牧业、生物遗传等学科。如此众多的学科摄于一个运气门下，至少说明了这么两个问题：一是作为传统文化，它高度体现了一个简单性和统一性的原则；二是作为传统医学，它又充分体现了广泛联系的整体精神。如果从中医的发展历程来看运气医学，那么，运气医学当属中医的鼎盛时期，是中医这门学问里的高、精、尖。

但，令人叹惜的是，运气这门医学并没有得到后世的足够重视，尤其是当今的中医界，对运气的研究还没有真正提到议事日程，有的甚至持否定的态度，这样的情况对于我们认识中医、整理中医，对于我们挖掘宝藏，会是一个很大的障碍。先师的讲述，牵涉多方面的内容，用他自己的话来说，他所关注的是现代科学的前沿与传统文化的后沿，现代科学的前沿指的是现代科学领域里的最新进展，传统文化的后沿指的是传统文化的源头。这样广泛的内容却要选定"运气学"来作为讲题，其目的就是希望通过他的努力，来唤起大家对运气这门学问的重新认识。

（六）

这部《运气学导论》分为两个部分，第一部分是正篇，是根据先师在广西中医学院所做的五个晚上讲座整理而成；第二部分是附录，附录一是先师根据运气七篇的内容所作的运气提要，这个提要基本将运气七篇中带"常数"性的内容提摘出来，可以方便查找。提要中所列出的时相模式，先师在讲座中都有介绍。为了加深印象，这里先做一个强调：时相框架共五层，最上一层表示司天，最下一层表示在泉，中间一层为中运，或称大运，中运之下为主气，中运之上为客气。"∧""∨"是表示中运太过与不及的两个数学符号，其中"∧"表示太过，"∨"表示不及，六气相胜的符号用"＞"表示。附录二是先师部分信件的摘录，从这些信件可以看到先师的平生志愿、治学态度、治学范围及思想深度。因此，我们认为这部《导论》不但是运气学的《导论》，也是整个中医学的《导论》，同时也可以把它看作是传统文化的《导论》。先师的志愿是在传统文化的体系里构建一门能像现代数学一样的普适性基础学科——阴阳术数学。虽然人生无常，先师没有办法实现他自己的愿望，但是透过他的讲述，透过他的信件所散发出来的思想火花，我们也许可以得到某些启迪和帮助。至于先师的学问如何，先师的道行如何，还得由读者自己去做出评价。

先师演讲历来没有什么细节准备，完全是兴之所至，意之所至，情之所归，思之所归，故尔忽而天南，忽而地北，整理起来，颇感困难。在尽量不失原貌的前提下，有的也不得不借题发挥，有的也不得不做一些修补融合，由于笔者的所学距先师甚远，因此，这个过程的谬误实为难免，还请读者明察。

（七）

整理这部《导论》是久有的愿望，但一直因为机缘还不成熟，而未成行。去岁秋，往北京参加"中国中医药学会博士学术研究会成立大会暨'97'中医博士论坛"，会间结识了中国中医药出版社的栗强编辑，并与他谈起了我的这个愿望，栗强编辑对此很感兴趣，在他的促成下，使这部《导论》有机会与读者见面。如果这部《导论》能够对中医的流传带来帮助，那么，这个功德首先应该归于中国中医药出版社的同仁。

这部书的讲座部分系由刘布谷医师录成文字，然后在这个文字的基础上进行整理，内子赵琳老师亦做了多方的协助，而特别值得提出的是师兄刘方对我所做出的各方面帮助，使我对中医的信心不断增长，在此或代表先师，或代表我本人致以深深的谢意！

刘力红
一九九八年三月二十六日于广西中医学院

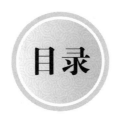

目录

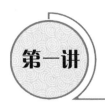 **第一讲**

阴阳术数构系

一、两种概念的对比

今天我给大家讲的题目是《运气学导论》，在讲课前，我跟中医学院的潘老师谈论了有关五运六气的一些问题，他给我提供了在今年（1986年）治病的过程中，发现五月份后的一段时间，癫痫的发病率很高，这是完全符合"风化三"的论述。五运六气里的"风化三"，讲的是在少阳相火司天，厥阴风木在泉，太阳寒水主运的时候，风是在三的地化，不是三月，是三，那么这就已经牵涉到术数的问题了。

同学们大概都曾做过中西医对比，或者甚至有的同志做过中国传统文化与西方文化的对比。由于这些年，改革的呼声很高，门户打开以后，西方的思想以几十倍的速度和数量输入到了我们这个古老的文明中。我们的一些专家、学者，尤其是我们的一些学生，在这种场面里，简直达到了目不暇接的程度。一下"老三论"，一下"新三论"，西方文明已经那么发达了，我们何苦还要在这儿钻研《黄帝内经》，是不是太陈旧了？我觉得同学们的这种心情，这种想法，或者同学们说出这句话的时候，我听到该是高兴的，高兴什么呢？高兴大家都在这个潮流的驱使下在思考一个很深刻的问题。这个问题关系到我们中华民族的精神文明，如果说，古老的传统文化再也没有用了，那么，我们作为炎黄子孙，未必会感到脸上光彩，未必不会精神空虚，因为世界上没有哪一个民族是愿意做没有传统的民族的。

大家在思考上述问题的时候，是否思考过这样一个问题，这个问题相当难，就是关于科学概念的问题。特别是在思考两种文化的差异时，更加需要做概念的对比。

关于科学概念的问题，那么多年来，都没有人能谈得清，后来是由皮亚杰谈清了。皮亚杰由于研究概念，发明了一种认识论，他的认识论既不是唯物的，也不是唯心的，亦不是经验的。他把他的这个观点叫作"发生认识学"，而且有这么一本《发生认识论》的专著，希望大家能够探讨他的一些观点。那么，皮亚杰对科学概念的研究做出了什么贡献呢？他认为一个概念包括了两个要素，他在剖析科学的时候，也剖析了组成科学系统的概念，概念的两个要素：一个是感知经验，一个是逻辑数理构造。比如速度这个概念，速度的快慢，我们可以通过感觉物体的运动来知道。同时，速度也是可以计算的，时间与距离就可以确定速度，这个运算过程的数理逻辑体系就是：速度＝距离/时间。反过来，距离也是概念，而距离这个概念也是可以通过经验感知和逻辑数理构造系统的运算得来。因此，每一个概念都包括了感知和逻辑数理构造这两个要素。

那么，我们中国人的概念呢？是不是与上面的要素完全相同呢？首先让我把我对中国人的概念做一个定义。在我们的传统文化里，每一个概念也都包括两个要素，第一，也是经验感知；第二，是阴阳术数构系。也就是说，我们中国人的概念是经验感知和阴阳术数构系这两大要素组成。

也许大家会问，经验感知好像比较容易理解，比如头痛，是病人感觉出来的，医生也头痛过，大概知道头痛是什么滋味，可是中医在考虑头痛的时候，还有个阴阳术数的关系。打个比方，是哪一经头痛，是少阳，还是阳明，或者厥阴？少阳、阳明、厥阴这一些就属于阴阳，那么，它有没有一个数呢？有！这一点大家慢慢就会知道。现在大家起码懂得，少阳叫作一阳，阳明叫作二阳，太阳叫作三阳，这个就是数——阴阳术数，所以头痛这个概念就包含有个阴阳术数的构造体系。

我们相当多的同学在学习中医时，会有这么一种感觉，就是觉得老师教的中医太抽象了，不好懂，其实这是对中医莫大的冤枉。中医是不允许抽象的，为什么不允许抽象呢？大家可以看一看《素问·五运行大论》，黄帝在请教岐伯关于阴阳与数之间的关系时，曾经谈到这么一个问题，阴阳在数上，是数之可十，推之可百，数之可千，推之可万，甚至可以无穷地推下去，但为什么岐伯讨论的总是三阴三阳呢？如果将三阴三阳分开来，顶多也就有手足之分，你说厥阴，大不了手厥阴心包经、足厥阴肝经；说太阴，大不了手太阴肺经、足太阴脾经。说来说去还就是一阳、二阳、三阳，一阴、二阴、三阴，为什么不变成千千百百呢？岐伯这时说了一句非常重要的话，他说："天地阴阳者，不以数推以象之谓也。"也就是说，阴阳这个问题可不可以运算呢？可以运算！但它不是西方自然科学逻辑体系的严密运算，那它根据什么呢？这里的"以"是根据的意思，"不以数推以象"，就是说阴阳的运算是根据象来进行的。为什么说阴阳的运算不是根据"数"而是以"象"来进行的？我们可以看一看，《内经》里的"一、二、三、四、五、六、七、八、九、十"，特别是"五、六、七、八、九"，"六"的数是肾、"七"的数是心，"八"的数是肝，"九"的数是肺，脾藏于"五"，"五"的数是脾。我们在进行"六"加"七"的运算时会出现什么情况呢？如果你说六加七等于十三，那这是现代科学的逻辑运算，是以"数"而进行的推算。而在我们的传统文化里，在我们中医里，更具体地说在阴阳问题的运算上，"六"加"七"不等于十三，它很可能指的是心肾相交，水火既济。在我们出现肾水不足、心火太旺的证候时，就表征我们的心肾不交了，我们的水火不济了，这时我们要补肾水、泻心火，使心肾能够交通、水火能够相济，其实，这就是六加七的过程。这就是"不以数推以象"的运算。

二、道可道，非常道

关于阴阳术数，由于关系重大，我很希望有人花大力气去研究，尤其要专门研究"象"与"数"之间的关系。搞中医，不要光搞现代科学里面的中医，要先当好复古派，看看古人是怎么样？我学中医的时候，有一盏指路明灯，这盏明灯就是党中央在1958年签发的关于发展中医的指示，这里面告诉我们，中医的发展要"全面继承，系统整理"。我觉得1958年的这个指示，最有意义的就是这个"全面继承，系统整理"，这是中医的唯一途径。也就是说，我们首先要做的是全面继承，在继承的基础上再谈提高，还没有全面的继承，还没有退回到原来的基础，我们怎么去提高？！

最近碰到一位四机部的干部，专业是搞哲学研究。我向他请教了一个哲学上的问题，就是"中国人的哲学究竟是什么哲学"？他给我的回答是："从认识论的角度看，中国的哲学还属于朴素唯物主义的范畴。""朴素唯物主义"这有点像教科书中对我们中医的形容。对朴素唯物主义，我没有太多的研究，只是从直觉上感到，这个概念有点问题。因为提了朴素以后，有没有一个不朴素的、奢侈的唯物主义呢？朴素对应的词就是奢侈、浪费、不朴素，如果没有这个提法，"朴素的唯物主义"就变得不好理解。任何一门东西，不管你怎样，都是客观在大脑的反映，都是经过主客观作用才产生的结果。这一点中国人是明白的，那么，朴素与不朴素的差别在哪里，这样的提法会有什么坏处？

今年（1986 年）第 4 期的《自然辩证法通讯》上，报道了今年在北京召开的"双百方针"讨论会的概况，与会的一些研究自然科学的专家，发表了较为激烈的意见。作为专门研究爱因斯坦的许良英教授，提出了关于贯彻双百方针的八条意见，其中的第七条谈到了要允许解放思想。看到这里，我的心情非常激动，为什么激动呢？因为许多年来我们中间的许多同志都被"四人帮"学阀们的大棒敲得头破血流，因此也影响了我们中医的发展。大家看，如果拿起这条大棒，这一敲，那一敲，你看将我们的教材敲成了什么样子？这一敲，那一敲，我们中国人的优秀文明就不见了。

老子《道德经》的第一章说："道可道，非常道；名可名，非常名。无，名天地之始；有，名万物之母。故常无欲以观其妙；常有欲以观其徼。此两者，同出而异名，同谓之玄。玄之又玄，众妙之门。"我们的很多人，尤其是搞哲学的同志，一看到这些谈玄论道的东西，就很自然地将它划入到唯心主义的范畴，既然是唯心主义，就用不着研究了，研究起来也弄不清。其实，在我看来，"道"和"玄"是个地地道道的唯物主义的科学概念，它不是唯心主义范畴的东西。如果你硬要把它说成是唯心主义的，那么，我们剩下的唯物主义就不多了。现在中国的哲学界存在一个很严峻的事实，哲学界也正在进行深刻的反思。反思什么呢？我们的哲学史编写，是从上古开始的，就是从《周易》开始，而到了梁启超、康有为那里就没有了。那么，这几十年中国的哲学思想是怎么发展的呢？突然间断了，完全变成了外来的东西。那么，民族固有的东西到哪儿去了呢？现在哲学界正在开动脑子。

现在我们可以来看一看，我们的古典哲学是多么优美，它是怎么影响我们的传统文化，怎样影响到我们的《黄帝内经》。

"道可道"，"道"是个唯物主义的科学概念，最起码它是运动轨迹。由于天体的运转是能够通过我们的感官感知出来的，整个天体随着季节的转化在转化，太阳的东升西降、五大行星的运转，以及月亮绕地球运动所产生的月的阴晴圆缺，这些都是可知的，那么这个"道"，我们是能够知道的！现在这个道到哪里了？现在这个道到了产生这个节令（秋）的时候，由于到了这个季节，我们现在听课的时候可以多穿些了。再下去，这个道又转了，转到更冷的道，那个时候是冬天了。冬天以后，道还是在运转，春夏秋冬就是由道而产生的。由于有道就产生了"名"，春夏秋冬就是"名"。我们吃的冬瓜、西瓜大概也是名。有了季节、有了节令，生物就有可能生长，就应该给它个名，所以说"名可名"。可是为什么还要说"非常道""非常名"呢？"常"是常一不变的意思，非常道，表明我们不拥有一个，也不能拥有一个恒常不变的道，如果这个道是常道，是不变的道，如果永远是春天，那我们吃啥？夏天长的东西，秋天收的东西我们就没有了。永远是冬天，那我们只好睡在冰块上。所以，"道可道，非常道；名可名，非常名"。

那么"玄"呢？玄的意思是什么呢？是不是老子在故弄玄虚？"道可道，非常道；名可名，非常名"，道虽然是可知的，可是我们没有一个常一不变的道，对于这个不是常一不变的道，我们有没有一个东西去把握它呢？有！这个东西就是"玄"。古人为了了解和测定天道的运行情况，立有一个八尺的圭表，我们只要在日中的时候看看太阳在圭表下的投影，就可以知道天道的运行情况。这个投影又叫作"晷影"。晷影长了，天气就变冷；晷影短了，天气就逐渐转热。春夏秋冬就是由相应的晷影长度来确定的。因为这个晷影是黑色的，所以叫作"玄"，玄就是黑色的意思。天道的运行情况，有无的相生变化，都可以通过"玄"的长短来测定。我们看不到这个星体，可是我们看到这个"玄"的长度，我们就可以知道星体的运行情况，就可以知道春夏秋冬的到来。所以说，"此两者同出而异名，同谓之玄"。

"玄之又玄，众妙之门"，妙是生生化化，万物的生长衰老的变化就叫作"妙"。由于地球的绕日运动，由于太阳视运动对地球照射角度的变化，这个玄，有时长，有时短，长长短短，所以"玄之又玄"。我们的一些东西，该是春天生还是夏天长，该是秋天收还是冬天藏，就是根据这个玄的变化，所以说这个玄的变化是万物生长变化之门，是"众妙之门"。那么，像这样一些概念到底是唯心的还是唯物的呢？相信大家现在都可以做出正确的抉择。如果思想上的、观念上的问题解决了，我们就可以放心地去研究我们的中医。

三、"三"生万物

老子是个了不起的人物，他对我们传统文化的贡献非常之大，其中一个贡献是他提出了古典阴阳术数的另一条运算法则。刚才我们谈到了《素问·五运行大论》的阴阳术数运算法则。这条法则是："阴阳不以数推以象。"老子定出的法则是"道生一，一生二，二生三，三生万物"。我们的传统文化，我们的中医，是存在运算的，如果没有运算，就不能预测了。我所讲的五运六气，就是要教会大家运算，因此，要谈一些运算的基本法则，只不过它的运算法则跟数理逻辑体系的运算法则不一样。我们看，道生一，一生二，二生三，三生万物，它是怎么运算的，为什么"一""二""三"，"三"就到了"万"？在讲这个之前，我们先来看中国的古文字，先来看看"一、二、三、四、五、六、七、八、九、十"。大家不要以为"一、二、三、四、五、六、七、八、九、十"很简单，如果我们一直追踪下去，真是很深的问题。这要牵涉到古文字学，尤其是甲骨文字学。关于这点，我要向大家讲，由于"文革"的浩劫，我们国家对古文字的研究曾经一度停滞，特别是对甲骨文的研究。"文革"以后，我们国家开始重视了，现在我们的古文字研究会定期每年都开一次会，目前我们国家也产生了很多后起之秀。现在我们谈术数，就有一个问题需要大家思考，这也是目前甲骨文专家感觉比较困难的问题。这个问题我不以为我是解决了，可是我提出了我的一些思考，也许我的思考跟一些古文字专家的思考不大一样。中国的基本数文字是"一、二、三、四、五、六、七、八、九、十"，很多人在解释这个古文字的产生时，都碰到一个难题。中国文字是象形文字，当然是由简单到复杂，"一""二""三"是越来越复杂，画数增加了，可是"四"呢？它为什么不是四画？大家不要以为这个问题好笑，你们再看看，"一"是一画，"二"是二画，"三"是三画，可是"四"不是四画，在"一"到"十"的数字里面，笔画最多的是五画，可是这个"五"偏偏不是五画，是四画，到了"六"呢？"六"还是四画，下去的"七""八""九""十"就马上减成二画。很多专家都发现，这是个很难的难关，怎么解释呢？绞尽了脑汁。我今天就针对它里面最难解释的一个"四"，做出我的解释。

我对这个"四"的解释其实就是从《老子》中得到的启发，《老子》说："道生一，一生二，二生三。"我们已经知道"道"是天体运动的轨迹，或者就是天体运动，或者就是产生天体运动的一种力量，起码可以做这样的解释。那么"道"在天体运动的过程中是怎么产生四季的变化呢？一月、二月、三月，这一、二、三就形成了春，下去是四月、五月、六月就形成了夏，一年中春夏秋冬的每一个季节都是以三为基本单位的，"道生一，一生二，二生三"，就是说道产生了一月以后就产生了二月，二月以后又产生了三月，三个月就形成了一个季。而万物的生长变化就是根据季节的变化而变化的，有些东西适宜于春天生长，有些东西适宜于夏天生长，是季节决定万物的生长，所以《老子》说："道生一，一生二，二生三，三生万物。"够了"三"就不是"四"的问题了，那么到了"四"怎么办呢？古人认为"天制气，地制形"，所谓地制形，即如《素问·五运行大论》所说："地者，所以载生成之形类也。"地是方的，它所装载的是万物生成的形类，而这万物的形类总起来不过两个类型，一个是喜欢在阳增加的节令里生长，一个是喜欢在阴增加的节令里生长。也就是说喜欢冷天生长的和热天生长的两种。我们看"四"的造字，首先"四"是方的，可以表征地，而方内的两画，左边的一画可以表征万物形类的属阳部分，右边的一画可以表征万物形类的属阴部分，而且"四"这个数的本身又可以表示一年的四季，所以"四"就是"道生一，一生二，二生三，三生万物"。"万物"怎么表示，不好表示，"三"下去就是"万物"，所以用"四"。大家想想，古人的造字就是这样，没弄清楚的时候，觉得没什么，也难弄，可是一旦弄清了，意义就深刻了，而且是那么优美。

我今天只解释"一""二""三""四"是怎么来的，就是这么来的，可以还原。我们研究传统文化，应该采取还原论的方法。关于还原论的正确与否，我不谈这个问题，因为这是哲学上的一个问题，我只谈对传统文化的研究，对中医的研究，应该采取还原论的方法。还原论就是说你在对这个问题做出解释以后，能不能回归到别的一些理论上来。通过上面的讨论，大家可以看到，我们是可以回归的。《老子》的"道生一，一生二，二生三，三生万物"，能够回归到"天制气，地制形"，能够回归到"天圆地方"，能够回归到"寒暑往来"，所以我采取了还原论，也许我的这个判断是有价值的。

四、数之法出于圆方

阴阳术数构系很重要，而阴阳术数构系的变化也是无穷的，为了把握好这个变化，必须了解它的一些基本原理。在谈这些原理前，我们先来看看大数学家华罗庚的一个故事，华罗庚是我国的著名数学家，在他参加的一次国际会议上，会议作了这么一项议题，一项如何跟外星人联系的议题。为了与外星人取得联系，就需要在我们的宇宙飞船里放上一样能代表地球人基本文明的东西，那么放什么呢？于是会议组向数字家、物理学家征求意见，当时华罗庚就提了一个建议，提议把我们中国的一张图带到飞船上去，跟外星人联系，他说只要外星人能看到这张图，他们就会了解我们地球文明是怎么回事。那么，这张图是什么图呢？这张图很简单，就是大家所熟悉的"勾股定理图"。大家看到这个图以后，也许以为它太简单了，会有什么价值呢？关于这一点，我十几年前的想法也跟大家是一样，我也感觉"勾股定理"比不上"毕达哥拉斯数"。可是现在一做比较，就发现不同了，"毕达哥拉斯原理"不过是数理逻辑体系的东西，而我们的"勾股定理"是属于阴阳术数的东西，它的思想显然要比毕达哥拉斯的深很多。好，现在我们来看这个图，这个图还应加一个圆，如图1。

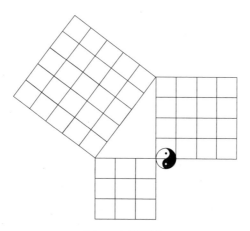

图1　勾股圆方

为什么要加一个圆呢？因为道生一，天道圆，这个道理我们一会儿就能明白。勾股图、勾股定理记载在《周髀算经》这部书里面，《周髀算经》开首就有一段周公问商高"数"是怎么产生的对话，周公说："请问数从安出？"商高回答："数之法，出于圆方。圆出于方，方出于矩。"关于这段话的解释，现在好像已有定论，可是我还是给它提了问题，认为原来的解释有疑问。原来的这个解释是汉朝人赵爽给出的，有关赵爽的解释，今天不讲，我只谈谈在它的基础上后世是怎么注释的。我们的一些同志在看到商高的回答后，对于数是由圆方产生的问题，就有了这样的联想。周朝的时候，圆周的长度等于直径的三倍，"勾三"，就是说一个圆的圆周长是直径的三倍，虽然这个周长由后来的祖冲之算出来了，是3.14159265……数出于圆，有的人就认为，有那么一个单位，这个单位是一，然后就以这个单位为直径来作圆，把圆一拉开，就产生了"三"，这是由圆产生三。如果再把上述这个一的单位作为方的边长，那么把方一拉开就变成了"四"，有了"三"与"四"后，就将"三"与"四"作直角边，再将两条直角边作连线就产生了"五"。一般人的解释就是这样。后来我在研究《史记》的过程中，我开始对上述的想法产生动摇。上古圣人在论述到"数"的产生时，讲了两条原则：一是数法阴阳；二是数法日月星辰。数法阴阳，是说任何一个数都是根据阴阳的变化而产生的；数法日月星辰，是说数不是掰指头数出来的，它是根据日月星辰的运转而来的。这个时候我才了解到为什么数出于圆方。我们怎么看见"一"这个单位呢？我们只要看到太阳自绕了一圈，就知道是一年；我们看到月亮绕地一周，就是一月；我们看到太阳的东升西降，就是一个日夜。数字就是根据观察天地的运动而得来的，所以说数法阴阳，数法日月星辰。那么圆怎么出于方呢？我们怎么知道圆的运动，我们怎么知道天体的运动呢？我们是从地平线上来观测日月星辰的出入方位，从而确定其运动周期。所以说"圆出于方"。而方是有广长的，矩就是广长，所以又说"方出于矩"。这是古人对数字来源的一个基本论述。

五、象数之学

在明白了上面的问题后，接下来我们可以看两张图，一个是河图，一个是洛书，这里先看河图（图2）。

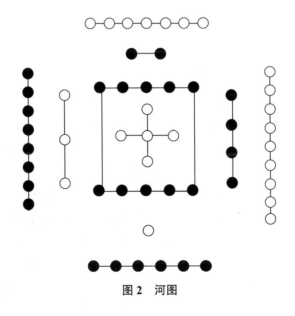

图2　河图

　　河图产生的年代非常古老，若按孔子"河出图，洛出书，圣人则之"的观点，河图应该是伏羲时代的作品。有关河图的起源及阐述，古人及今天的许多学者都做了大量的探索工作，可是要想说清楚还是感觉不容易。现在我们虽然不打算讨论这些问题，可是有一条原则我们可以讲，那就是只有用"数法阴阳"和"数法日月星辰"的学说和观点，只有用《周髀算经》"数之法，出于圆方"的法则，我们才能揭开这个图的含义，才能用这个图进行很复杂的、很有意义的演变。河图的文字表述是："天一生水，地六成之；地二生火，天七成之；天三生木，地八成之；地四生金，天九成之；天五生土，地十成之。"根据《周髀算经》的"数之法，出于圆方，圆出于方"，我们可以看到数是与"方"有关系的，"方"就是方位，所以数与方位有关系。

　　"天一生水，地六成之"，这是表征北方这个方位内的数与阴阳的关系，北方为水、为寒，其数一、六。

　　"地二生火，天七成之"，这是表征南方这个方位内的阴阳术数关系，南方为火、为热，其数二、七。

　　"天三生木，地八成之"，这是表征东方这个方位内的阴阳术数关系，东方为木、为风，其数三、八。

　　"地四生金，天九成之"，这是表征西方这个方位内的阴阳术数关系，西方为金、为燥，其数四、九。

　　"天五生土，地十成之"，这是表征中央方位内的阴阳术数关系，中央为土、为湿，其数五、十。

　　"一、三、五、七、九"为天数，"二、四、六、八、十"为地数，"风、寒、湿、燥、火"为天之阴阳，"木、火、土、金、水"为地之阴阳。

　　河图充分体现了数法阴阳的原则，充分体现了数与阴阳的关系。

　　数与阴阳为什么会有这样的关系呢？《内经》说："水火者，阴阳之征兆也。"因此，让我们试着来看一看数与水火的关系。

　　先来看水，在我们一年里面，是什么时候开始有雨水，是什么时候我们能见到明显的水呢？是农历一月，一月冰河解冻，绵绵春雨应时而下，而且二十四节气中，一月的一个节气就叫作雨水。因此，水是这个时候生的，这是天一生水，说明一与水有那么一种密切关系。到了六月，雨量增多，洪水往往好发于此期，因而是水的成熟期。六月过后，雨量减少，更难看到洪水的出现。这是"天一生水，地六成之"，说明水与一、六的关系。

　　再来看火，在远古的时候，在钻木取火以前的年代，我们首先用的火是雷击取火，靠打雷击燃一些东西，然后再把火种留下来。那么，我们一年之中，是什么时候开始打雷呢？正常的时间都在二月，二月惊蛰，雷出于地，气候转温，温暖仍是火的一种象征，这是火生的时候。那么，是什么时候火最"成熟"呢？是七月，七月天道虽已偏西，可是"大火西流"，七月是处暑当令的时节。所谓处暑，即暑热所居之处，因此，最炎热的时候，未必就是夏日，而往往是在七月。七月以后，天气转凉，这就是盛极而衰。二、七与火热的这种关系，河图用"地二生火，天七成之"来表示。

　　其他的"金""木""土"与数的关系，我们大家可以慢慢地去思考。

　　总之，我们通过上面的学习，一些与阴阳术数有关的见解，应该牢固地树立起来。而首先一个应该牢固树立的见解就是"数法阴阳""数法日月星辰""数法天地"。这一点我们已从天体的运转产生四季的过程中得到很好认识。另外一个必须清楚的问题就是方位，在我们的传统文化里，在我们的阴阳术数构造体系里，方位始终是与四时，与数，与阴阳，与风寒暑湿燥火，与金木水火土联系在一起的，再结合到我们人体，就有一个与脏腑相配属的问题。如果我们用成数来表示，就是北方六配肾，南方七配心，东方八配肝，西方九配肺，中央十配脾。钱乙的《小儿药证直诀》里面有这么一句话，"七使惊骇，八使抽风"，"七"怎么能使人惊骇，"八"怎么能使人抽风呢？显然，这里的"七""八"已不是一般意义上的七和八，它是阴阳、六气、五行、脏腑等因素的集合，"七"是心，是火，"病机十九条"说"诸病胕肿，疼酸惊骇，皆属于火"，所以说"七使惊骇"。"八"是肝，是风，"病机十九条"说"诸风掉眩，皆属于肝""诸暴强直，皆属于风"，所以说"八使抽风"。因此中医的数是阴阳术数体系的数，不是现代数理逻辑体系的数，这一点大家一定要搞明白。

　　再下面就是数与气味的关系，《内经》有许多篇都谈到气味与方位的配属关系，其中东方味酸气温，南方味苦气热，西方味辛气凉，北方味咸气寒，中央味甘气平。另外还有"天制气，地制形""天制色，地制味"，就是说气或色的因素在天，味或形的因素在地。按照《周易》对数的天地划分，"天一地二，天三地四，天五地六，天七地八，天九地十"，再结合《内经》的天地气味，那么，用数字来表示药物的气味就完全成为可能。我们用地数"二""四""六""八""十"表示"五味"，以应"地制味"，用天数"一""三""五""七""九"表示"五气"，以应"天制气"。其中"二"示南方苦味，"四"示西方辛味，"六"示北方咸味，"八"示东方酸味，"十"示中央甘味；五气中"一"示寒，"三"示温，"七"示热，"九"示凉，"五"示平。这样一来，《神农本草经》《本草纲目》中的药物，就可以一一用数字来表示它们的性味。为了书写的方便，我们在用数字表示药物的性味时，采用阿拉伯数字，打个比方，桂枝的气味是辛热，那么，我们在用数字表示时就可以写成"桂枝47"，或者可以将数字写在右下角，看怎么方便。大枣气味甘平，我们可以写成"大枣105"；五味子气味酸温，我们可以写成"五味子83"；白术气味甘温，可以写成"白术103"；滑石气味甘寒，可以写成"滑石101"，等等，如此类推。我们通过数字来表达药物的性味，有什么好处呢？我认为起码有两个好处，一个好处是它可以回归到河图上面来，回归到阴阳术数构系上来，另外一个就是在与现代电脑的结合上，它会是一个很好的起点。

从以上的讨论中，我们看到了数字所显示的特征是很多很多的，我们在运用一个数字的时候，就应该将它放到与数字相关的系统里面去考虑，更具体地说，就是必须赋予数字的相关的"象"。所以中国人在中医或者一些比较属于自然科学的体系里面、学科里面，是不允许抽象的。虽然我们运算的是"一、二、三、四、五、六、七、八、九、十"，但在运算的过程中，一定要注意它们的"象"，不能抽象。黑格尔有一句名言："抽象是哲学的公敌。"那么，现在我们知道，抽象是传统文化的公敌，也是中医的公敌！这个问题值得大家去深刻地思考，我们在中医学习过程中，如果强调了抽象思维，这是很危险的，而抽象思维就是逻辑思维，要使我们的中医老师讲得很逻辑，那也是很危险的。因为你忘掉了"象"，你把"象"抽掉了。中西医结合的最大危险就在于对中医进行抽象，引用西医的概念，而西医的概念已引进了物理量，比如说炎症这个概念，白细胞计数超过多少就是炎症。而从中医的立场看，虽然都是白细胞超过某一值，但有的显现的是寒象，要用温法来治疗，有的显现的却是热象，要用清法治疗。因此，西医的同一个概念在中医里面，往往可以出现相反的情况。我们要中医现代化，怎么现代化呢？弄不好，结果会恰恰相反。如果反过来，我们很好地学中医，又很好地学西医，我们经常给西医以象的思维，就会在西医感到棘手的问题上，显现出我们中医的作用。我们加上一些中医的思维方法，加上一些中医的特点，那么，我们就是一个随时随地的药物制造公司。西医要研究一味药，需经过长期的试验和一系列严格的鉴定，耗费大量资金，可是中国的医师们不同，比如近代的张锡纯，他在应用阿斯匹林的时候，因为巧妙地加上了四两茅根，从而大大地提高了阿斯匹林的疗效。这种组合已经成为一种新药，它并不等于两种中西药的组合，它已经加入了中医的思想，加入了阴阳术数的思维，这是一个值得注意的善巧方便，但必须注意应该是思维上的结合，而不仅仅是药物功效的相加，或者药物功效的重复。

六、经验与思维

近来一些报刊和杂志都在报道有关经络的研究成果，有的同志认为经络的研究已接近完成，可事实究竟是不是那么回事呢？经络是不是那么容易确定的呢？法国人用十种元素追踪的办法，国内的学者用另外的一些方法，证明经络是存在的。不过我认为从科学的角度讲，以为经络的研究接近完成，这是不确切的。经络不但不是法国人现在能搞清楚的，更不是某些认为经络的研究已近完成的人所能解决的。也许我们经过世世代代的努力，都难以最终解决。现在我们试着将经络放在传统概念的两个要素里来进行考察。首先，经络应该是一个经验感知的事实。关于经验感知，我们原来的一些同志认为是在生产劳动的过程中对经络的一些感知，导致了经络概念的形成，我们的教科书也是这么写的。可是，如果说一句不好听的话，是不是古人在生产劳动过程中，一不小心屁股碰在石头上，正好压在"长强穴"上，又有谁一个不小心，让东西扎在了"睛明穴"上……难道我们的古人就是在跌跌碰碰，一身伤疤之后才发现了经络吗？而且这样能够发现经络吗？如果不能，那么，我们就得认真地研究一下我们古人的经验感知。我们的经验感知，首先包括了任何一个科学概念的经验感知，比如我们常常提到的"速度"，它是一个经验感知，我们坐在车上感觉车在走，这是经验感知，然后再把它放到数理逻辑体系里进行运算，就能知道速度是多少。那么，上述的这些经验感知，是属于常规范围的经验感知。现在已经证明，在人类的经验感知里，还存在着非常规范围的特异感知，这种感知，可以"看见"经络的存在，可以"感觉"经络的存在，现在还有不少具有这种功能的人，他们都能看见经络在走。我在对一些儿童进行专门的训练后，他们都能清楚地描述经络的走向，也能描述经络的颜色，他们是"看见"的，不是刚才说的，用全身的伤痛换来的。有了这种感知，再加上阴阳术数构系，这就构成了比较完整的中医概念要素。我们在探讨中医的概念时，就应该参考这些要素。

在谈论概念的时候，我们再来看另外一个问题，就是《黄帝外经》的有无问题。我认为《外经》是不存在的，但问题是《汉书》里面有记载。一般的说法，因为有《内经》，所以应该也有《外经》，这是辩证法对立统一的思辨规律的结果。那么，我凭什么说没有《黄帝外经》呢？我凭的是对历史的考证。现在都在说中医现代化，现代化可以提，可是要谨慎。目前，我认为讲现代化，只能引进两个人的观点，引多了就会犯错误。这两个人，一个是爱因斯坦，另一个就是钱学森。

爱因斯坦很重视科学史的考察，他认为一部历史应该包括两个方面，就是外部历史与内部历史。历史存在着外部特征与内部特征，它的外部就是历史文献，我们考证《黄帝内经》《黄帝外经》，由于我们看见有记载，《汉书》上有记载。可是我们找不到这部经，这够了没有呢？还不够，历史还有它的内部特征，而对内部特征的判断，只有文献基础的证实，还是不够的，文献基础只意味着对历史外部特征的把握。这里更重要的是需要我们在它的一定构造体系里进行思维，这种思维就是直觉判断。我们对《内经》《外经》进行考证，首先我们指出它们外部特征的文献记载，在《庄子·齐物论》里有这么一段话："六合之外，圣人存而不论；六合之内，圣人论而不议；春秋经世先王之志，圣人议而不辩。""六合"，在我们传统文化里是指的宇宙，六合内外，即宇宙的内外。宇宙之外存不存在呢？肯定存在。但你无法去讨论它，因为你的感知能力再强，也无法感知到宇宙以外的东西，所以对于六合之外的东西，圣人是存而不论的。那么宇宙之内呢？宇宙之内可以论而不议，论是讨论、商讨，是少数人从事的事业，但他不做最后的争议，不去议它的是非与否。我们掌握了上面的资料以后，再来看《内经》的情况。《素问·阴阳应象大论》里面说："余闻上古圣人，论理人形，列别脏腑，端络经脉，会通六合，各从其经。"从这段经文我们知道，原来《黄帝内经》是黄帝跟岐伯，联系宇宙谈论人形、列别脏腑、端络经脉的书籍。因此，很显然，内是六合之内的意思，是会通六合的意思。由于六合之内是可论的，因此，黄帝跟岐伯谈论了上述内容，谈论了整部经的内容，而这些都是会通六合，是"六合之内"的事。所以《内经》我们就不能理解成是讲内科的多，或者是感觉很奥妙，要把它放在金匮内，不外传。显然《内经》没这回事，因为黄帝一再提到要教以万民，共登寿域，不会说秘而不传。明白了《内经》的含义，我们当然就可以下一个《外经》不存在的结论。"六合之外"是存而不论的，连论都不能，何谈有经。

上面谈到《内经》所说的"会通六合，各从其经"，这个经指的是什么呢？其中的一个就是宇宙之经，宇宙分成几经呢？五运六气就是谈论这个问题，就是谈论宇宙的每一条经怎么跟人的经相结合。宇宙之经分六条，或说六个系统，六个层次，即三阴三阳，这三阴三阳是：厥阴、少阴、太阴、少阳、阳明、太阳。宇宙六经实际上也包含了天体运行的六个区间。天体的运行虽有不同层次，但，先从主要的层次，也就是运气所说的主气层次看，每年的十二月中，从西元的 1 月 21 日至 3 月 21 日，是厥阴区间，或者说厥阴主事；从 3 月 21 日至 5 月 21 日，是少阴主事；从 5 月 21 日至 7 月 22 日，是少阳主事；从 7 月 22 日至 9 月 22 日，是太阴主事；从 9 月 22 日至 11 月 22 日，是阳明主事；从 11 月 22 日至 1 月 21 日，是太阳主事。上面的这些区间很重要，是人的脏腑、经络与宇宙之经相联系的一个标志。在这个基础上，我们把与肝联系最密切的经，称为足厥阴肝经；与心包联系最密切的经，称为手厥阴心包经；与肾联系最密切的，称为足少阴肾经……以此类推。从这个意义上讲，我们的经络研究哪可能基本完成了呢？我们对宇宙的认识还是太少太少了。所以我认为中医的任何一个概念，都够我们整个人类的科学永远地使用下去！也就是说，现代科学永远地可以从我们传统文化体系的概念中、从传统文化的思想里吸取营养。我们的任何一个概念都可以向现代医学提供新的思考。我认为，中西医在这个层次上的结合，要比原来那个层次上的结合好得多。这需要大家端正思想。中西医的课程安排也是如此，要和平共处，妥善协商。中医院校要学中医，也应该学西医，在这个观点下学习中西医，都是大有好处的。而对中医的研究，也应该抱着这种精神，用这种认识论，用这种方法去研究中医的话，中医就会很清楚，我们大家就不会感到是被迫学中医，而是我需要学中医！

我们刚刚讨论了经络与宇宙的联系问题，由于我们对宇宙的研究还没完，我们对宇宙的认识还有相当遥远的一个时期，那么，处在这个时候该怎么办呢？思维在这个时候，也许就是最能发挥作用的环节，这一点古人早就为我们作出了榜样。

爱因斯坦说过，单凭经验是永远不能构造知识的。对于现代科学来说，需要的是借助逻辑、数理知识，所以现代科学很大的一个特色就是：数学永远走在各门科学的前面。特别对于物理学来说更是这样。现在数学上的很多东西没有看到它的直接用处，原因是一方面经验的积累还不够，再就是没有能够很好地找出它的对应结构。现代物理学，特别是 20 世纪的量子力学和相对论，它们是怎么产生的呢？海森堡对量子的贡献，是由于他找到了矩阵这个数学基础，而爱因斯坦的广义相对论，就显得更加离奇了。我们很难说它是建立在很多的经验体系上，因为经验很难使我们体会到光线的弯曲。而爱因斯坦在没有体验到光线弯曲的时候，凭着他的思维，再借助于黎曼几何与张量力学这种数学结构，就使爱因斯坦建立起了广义相对论的方程。这也告诉我们，数学里的某些分支，是在经验事实前就建立起来的，可是数学家为什么能够凭空想象出那些数学体系和分支呢？这就要探讨到人类的认识问题。我们要建立一个数理逻辑体系，当然要经验的积累，一旦经验的积累到了一定程度，就可以经过抽象建立数理逻辑体系。在数理逻辑体系里，我们可以运用抽象运算，派生出很多数学分支，再在客观的环境里寻找客观的内容，这是现代科学的方法。我们也一再强调过，传统文化的特点是阴阳术数构系，而阴阳术数构系是不同于数理逻辑体系的，但是通过这个体系或构系的演变，可以派生出很多的东西来，在这一点上，它们有类似之处。而在我们应用阴阳术数构系的时候，我们还要考虑这样一个问题，在《内经》的基础上，是否早就存在阴阳术数构系呢？这个回答应该是肯定的。《素问·上古天真论》所说的"上古之人，其知道者，法于阴阳，和于术数"，就是一个很好的证明。而具体的说，我们今天讲了商高定理（即勾股定理），讲了河图，下去还要继续讲洛书，而河图、洛书、太极这些体系，存在于《周易》里面，表面看起来，《周易》里面好像没什么东西是谈医的，可是为什么我们要学《周易》，学《内经》要学《周易》，学中医要学《周易》，不通易就不行。原来《周易》是专门研究阴阳术数构系的，或者说《周易》的一些东西就是阴阳术数的具体运算。因此，我们要解开中医这个谜，还得要下功夫，先解一解《周易》的谜。

七、人神

作为文化，无论是东方文化还是西方文化，无论是现代文化还是传统文化，概念始终都是一个值得注意的问题，而相比起来，传统文化的概念尤其值得注意。因为弄不好，我们很容易就会以先入为主的排斥态度对待这些概念，从而使我们失去认识这些概念，进而认识中医的机会。关于这个问题，我想谈一点我这次到成都的一些体会。在成都期间，我曾与一些搞针灸的研究生谈起《针灸大成》这部书，因为对这部书我是作过一番研究的，所以想跟他聊一聊，可是提到这部书，这位研究生所给的评价就是"太陈旧了"。我奇怪地问道："《针灸大成》怎么个陈旧法呢？"他的回答是："书里有很多糟粕，像人神禁忌就是糟粕，是无稽之谈。"类似持这种观点、这种认识的人还很多，这就给我们中医的学习研究造成了人为的障碍，这个障碍不是别人设的，是我们自己设的，其原因就是我们没有深入地去思考，没有把这些概念放到传统文化的背景里去研究，而是想当然地下结论。人神是不是封建迷信，是不是糟粕呢？我们应该看看它的出处，是在什么一种背景下产生了这个概念。大家都学过物理，我们要想使桌上的茶杯移动，就得用手去拿，就得使之以力，那么，是什么东西使太阳东升西降，是什么东西使月亮不停运转，又是什么东西使天体在不停地运转过程中产生了春夏秋冬？这个东西我们无法看见它，也无法弄清楚，但是它所引发的这个现象，却是清清楚楚、明明白白的，我们可以看见日月的东升西降，我们也可以感受到四时的更替，为了给它做出一个恰当的定义，古人提出了"神"的概念。因此，神，实际上就是一种力量，一种宇宙力量，如果基于这样一种认识，那么，神的概念又比引力差多少呢？

在《素问·至真要大论》里，有一句很重要的话，叫作"天地之大纪，人神之通应也"。这句话实际上可以将它看作是运气的总纲。这句话弄清了，对于运气的学习，就可以收到纲举目张的效果。什么是"天地之大纪"呢？天地之大纪是不断变化的，以今岁而言，今岁丙寅，水运太过，少阳相火司天，厥阴风木在泉。那么，在这样一个大纪里面，人神是怎么通应的呢？最起码的，司天在泉的少阳相火和厥阴风木，会与属于人体的少阳、厥阴经及其相关的脏腑相应，而主运的水，会与人体的肾与膀胱相通应。为什么今年心绞痛、心肌梗塞的病人比较多？这就是人神通应的结果。人神通应可以出好结果，也可以出坏结果，我们学习运气，很大的一个任务，就是如何把握好结果，如何避免坏结果。这个问题太重要了，希望我们去深思。由于天体的运行是神的作用的结果，而天体运行，导致了天地大纪的变化，人就必须去适应这种变化，因此，人神不通应是不行的，这是一个必然事实。《内经》讲的是天地人的关系，而古人又说："立天之道以定人也。"所以在这里天的因素显得更重要一些，而上面我们谈到天运与神是密不可分的，《内经》亦反复谈到这个问题，如《素问·天元纪大论》及《素问·阴阳应象大论》中都谈到："夫变化之用也，在天为玄，在人为道，在地为化，化生五味，道生智，玄生神。"这说明"神"在《内经》里是相当重要的，可以说《黄帝内经》在很大的程度上都是建立在"神"的基础上的。我们再看相关的一些原文："神在天为风，在地为木，在天为热，在地为火，在天为湿，在地为土，在天为燥，在地为金，在天为寒，在地为水""神在天为风，在地为木，在体为筋，在气为柔，在脏为肝"。神的联系如此广泛，我给这些相互关联的链，起了个名字，叫作"宇宙神系"。如果我们在学习《内经》的时候，很轻易地将神划到糟粕里面，那么，我们整个《内经》的内容就值得怀疑了。

　　宇宙神系，这个"神"是什么，我们还可以进一步地研究。现在科学家发现了存在于宇宙间的四种力，即重力、强力、电磁力、弱力，最近又发现了第五种力，那么，是什么力量使这几种力统一呢？也许就是"神"，这是第一；第二，我们对物质的研究已经很深了，从分子到了原子，原子到了原子核，原子核里有中子、质子、介子，介子又发展到夸克。夸克是什么呢？夸克这个概念的来源是这样的，物理学家在对物质进行研究时，经过不断地撞击分解后，他们发现在质子里面还有 48 种更微小的粒子，而一旦将这些粒子再继续分解下去，到了一定时候就发现什么都不见了，于是就将这么一些最基本的粒子称为夸克。将夸克一打开，就什么也不见了，可是夸克组成了整个宇宙。在西方有这么一个传说，在海边有种特别的鸟，当这种奇怪的海鸟连叫三声"夸克、夸克、夸克"以后，太阳就落入海平线以下，大地变成一片漆黑。物理学家把组成物质的这种最基本的东西，再往下看就什么也没有了的东西，联系到上面这个有趣的故事，因此把它叫作"夸克"。那么，我们上面的这个"神"，你能说它不是"夸克"吗？

　　前人经过思维，认为有最基本的东西构成宇宙万物，而且它也能反映不同物类之间的相互联系，东方怎么跟风联系，风怎么跟木联系，木又怎么跟肝联系？就是由于这个基本的物质，这个基本的力量。这个力量我们无法探清楚，可是理性思考能够判断出它肯定存在，要不我们怎么来的呢？所以中国人的哲学就是那么一门无中生有的哲学，"无"我们虽然看不到，可是透过"有"，我们就能认识"无"。

《针灸大成》中的"人神"有其特殊的含义，而"人神禁忌"则有非常高的临床价值，不应该视为糟粕。我经常运用的人神禁忌是十二部人神禁忌，在《针灸大成》中有这样一个《十二部人神禁忌歌》：

"一心二喉三到头，

四肩五背六腰求，

七腹八项九足十膝，

十一阴十二股是一周。"

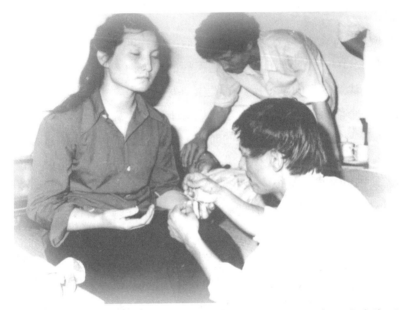

我觉得一个好医生需要这样的素质，对于一个病人的病能否治好，应该能够预言，应该有一个确切的答复，而不只是说一句"试试看"。

这首歌诀的意思是一岁的时候，人神在心，二岁的时候，人神在喉，以此类推，十二岁的时候，人神在股，十三岁又回到心。所谓人神禁忌，就是说人神所处的部位要尽量地避免伤害，而一旦人神受到伤害，往往遗祸无穷。比如说你是在人神在腰的时候损伤腰部，这样的腰病很难好，你花很大的功夫往往还得不到应有的疗效，类似的经验积累多了，再碰到这样的病人时，我就干脆告诉他，你这个腰或者这个头痛我治不好，而且别人也难治好。我觉得一个好医生需要这样的素质，对于一个病人的病能否治好，应该能够预言，应该有一个确切的答复，而不只是说一句"试试看"。我们是搞科学的，而科学总是确定的事业，因此，我们应该讲些确定的话。我做医生的原则是"喜欢马前炮，不愿马后炮"，如果"马前炮"放错了，会引起我的思考，我的这一炮为什么会放错？如果什么都是"马后炮"，什么都是模棱两可，这就违反了"科学总是确定的事业"这个原则。

八、寻找疾病的相关性

为了使疾病的诊断、治疗以及疾病预后的估计更有确定性，我们需要探索很多的问题，其中一个重要的问题就是疾病的相关性。我在对五运六气的学习过程中，就很注意这个问题，疾病的发生与变化与出生年、月、日是否具有相关性，这是一个值得探讨的问题。当我们对于一个疾病能否治好有所怀疑，特别当我们对于一个疾病总是治不好的时候，我们应该用相关性的思考方法，通过相关性的方法寻找，也许我们会发现解决问题的捷径。也就是说应该用多方位的方法去思考问题，而我比较喜欢的是将疾病与出生年、月、日建立相关性。这样做并不是一定正确，但是从这十多年的现代医学迹象表明，应该做这方面的探讨。

目前，国外已找出情绪、体力、精神等因素的涨落统计规律，还有最近又报道了出生月份与疾病的关系，前段时间国外的气象医学又讨论了出生时间与疾病的关系。另外一些使我们感到焦急的是，《科学画报》1984 年曾经报道的"手相与疾病"，说是日本人搞的，其实这些内容在我们很多的古籍里，像《麻衣相法》《水镜集》里都有记载，而且我们古人的记载要深刻得多。我最近看了一份剪辑资料，是《参考消息》1985 年 10 月 7 日刊登的，说在西欧，尤其是在法国一带，很喜欢通过面相来判断疾病。也就是说，现代医学也在寻找相关性，疾病是否与出生月份相关？是否与形态相关？是否与手相相关？是否与面相相关？他们都在寻找，都在多方面、多方位地思考问题。而我们由于前面所说的那条"大棒"，使很多人不敢涉足这个领域，可是如果我们不进行这个相关性的思考，就起码可以认为，这对《黄帝内经》的研究没有好处。

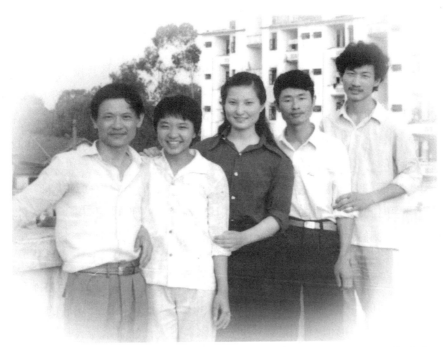

　　1984年元旦，我在家讲五运六气时，曾准确地预测了任应秋先生去世的月份，当时听讲的除了我的学生刘方、刘力红外，还有我的老师黄广元以及柳州中医院的全柱方同志。

　　我在对疾病进行相关性的思考时，曾经较准确地预言过许多疾病的生死，现在举一个大家都熟悉的例子来说明。任应秋老前辈是我最尊敬的名老之一，是中医界的权威理论家，生前曾著述过1300万字的文献，对中医的整理作出了很大的贡献。1984年元旦，我在家讲五运六气时，曾准确地预测了任老去世的月份，当时听讲的除了我的学生刘方、刘力红外，还有我的老师黄广元以及柳州中医院的全柱方同志。当时讲五运六气是按照《圣济总录》的版本，在讲到甲子岁，也就是1984年的时候，我们联系到了任老的情况。当时我所知道的有关任老的情况只有两个，其一，任老出生于1914年，这是从《名老中医之路》上知道的；其二，任老在1983年8月做了肺癌手术，术后的情况还好，由张宇气功师做气功治疗。在了解了上述情况后，我得出这样一个结论：今年要发生的一件事就是任老肯定要在"五之气"的时候去世。为什么要在"五之气"去世呢？"五之气"是什么呢？我们查一查书就知道，甲子年是土运太过，少阴君火司天，阳明燥金在泉，"五之气"的主气又是阳明燥金，客气是少阳相火，阳明燥金在人属肺，"五之气"，主气燥金，在泉燥金，二金用事，肺的负担相应就很重，再加上君相二火之施，实在是雪上加霜了，肺癌术后的病人在这个时候就会非常难熬。另外一个更危险的信号就是，按照《灵枢·阴阳二十五人》的推算，1984 年是任老 70 岁，而这一年正好是任老的大忌之年，运气的因素，加上大忌之年，任老就在 1984 年的"五之气"里去世了。这对于中医显然是个很大的损失，但也说明了利用相关性的原则，很多疾病的预后是可以预测的。

有关疾病的相关性因素，我们可以找出很多，前面我们谈到人神、年忌、运气、出生时间以及手相面相，对这些因素进行深入研究，可以大大提高我们对疾病认识的确定性。在《灵枢·阴阳二十五人》里还谈到另一个相关性，就是人体的五行划分。将人体根据五行特性进行划分，有金型人、木型人、水型人、火型人、土型人，五行人中又可以再做五行的划分，故有二十五行人。再根据五行之间的生克关系，判断每个人的健康、疾病，以及疾病后的转归。比如长得瘦瘦条条，形似一棵树木，这类人称木型人，如果木型人长得脸红、鼻尖、头尖，这个问题不大，这些附属的是火型的特性，而木火相生，所以没什么问题。但如果木型人长得脸很白，这就很糟糕，因为白属金，金克木，这类人的健康肯定有问题。以上这些相关的因素，究竟能否决定人的健康、疾病及寿夭，这是《黄帝内经》所肯定的。这就牵涉到了认识上的决定论，要么我们坚持决定论，要么我们抛弃决定论，如果抛弃决定论，《黄帝内经》从根本上也就不存在了。下一次我们准备专门探讨这个问题。

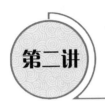第二讲　神圣的事业

一、永恒的课题

今天，在继续讨论昨天的问题之前，我想向大家介绍一本书，这本书是日本人高木贞敬写的，书名叫《读书与大脑》，我想这本书应该与大家有很大关系。书中在介绍大脑顶叶和额叶的功能时，谈到学生的考试，用的是我们脑区的顶叶，而真正的创新，却是在额叶中进行的。为了刺激额叶，获得更多的创造能力，这本书的作者提出了一个很重要的方法，就是读书！但是读书，并不是说读周刊那样的杂志，而是要读那些经过千百年考验过的古典。另外在谈到学生的问题时，作者提出，学生们经常举行联谊会、茶话会、跳舞、唱歌等活动，这些活动的内容很成问题，会上总是把谈论演员的日常琐事、吃点什么、喝点什么、唱几首歌、听听磁带、吵吵闹闹作为会议中心，作者认为这样的学生活动不太好，不利于创造力的激发。有关这一点是否提得恰当，大家可以好好地反省，我是非常赞同作者的观点，尤其是读书方面。实际上，单从刺激额叶，激发创造力的角度，我们都应很好地去读像《老子》《周易》《内经》这样经过千百年考验的经典，更不用说这些经典是学好中医所必须的。因此，非常希望大家多读一些经典，以提高大家的智慧和学识。

《素问·天元纪大论》说："故物生谓之化，物极谓之变，阴阳不测谓之神，神用无方谓之圣……故在天为气，在地成形，形气相感而化生万物矣。"《素问》的这段话，提出了两个非常重要的概念，一个是变化，一个是神圣。而在我看来，中医事业就是神圣的事业。为什么这么说呢？在我们人类科学的事业上，有三样东西，有三个事业是永远不能穷尽的，是科学必须永远探讨的课题。这些课题是：第一，宇宙的演化；第二，物质的组成；第三，生命的起源。虽然人类可能永远也无法最终解决这些问题，但是却在随时地思考这些问题，也随时在解决这些问题。总而言之，是不断在逼近绝对真理。中医神圣在

哪里呢？中医里面的任何一个概念，都要考虑到宇宙的演化问题，都要跟物质的组成、生命的起源这几个问题发生联系。而在现代科学里面，还没有哪个学科的概念必然的要追踪到这三个问题上来。为什么会这样呢？原因在于中医首先认为气是构成宇宙的最基本单元，我现在还不敢说物质，也不敢说其他什么，我只敢说构成物质的本源是气。

从宇宙的演化问题来看，目前我们对于宇宙是持一个什么样的认识呢？首先宇宙是封闭的，原因是因为存在着引力，引力使光线弯曲，从而使我们整个宇宙变得封闭。那么，宇宙演化到现在有多少年呢？计算的结果是150亿年到200亿年。最初的时候，我们的宇宙是由密度很大很大的一团东西爆炸而成，爆炸以后，我们的宇宙不断膨胀，当膨胀到一定的时候，就产生了太阳系。在太阳系里，才产生了地球人类的生命。所以，人类要在我们宇宙的本身去弄清它的演变过程，这是很难的，而我们又不可能在别的宇宙体上来观察我们这个宇宙的演变。另外，物质的组成，也是一个很难的问题。19世纪才发现原子，19世纪末才发现了原子里面的更细微结构，当20世纪30年代发现了原子核里面有中子，那么，中子跟质子怎么联系呢？当时日本的汤川秀树提出了一个原子核模型，叫作汤川秀树原子核模型。他提出的设想是，中子与质子之间有一种叫介子的东西，是这种东西把中子与质子联系起来了。介子的提出，完全是在逻辑思维的情况下进行的，为什么这么说呢？因为当时的实验条件还无法看到质子与中子里面究竟是什么。所以汤川秀树借助了理性思维，用理性思维去把握看不见的东西，于是他提出了有一种介子，是介子把中子与质子结合起来。后来的物理实验结果，证明了 π 介子的存在，汤川秀树因此而获得了诺贝尔奖。汤川秀树在获得诺贝尔奖后，进行了很多次的演讲，他在演讲的时候说，我不能数典忘祖，我思想的来源是来自中国，来自哪里呢？汤川秀树15岁时就读了《庄子》，他说正是中国圣人庄周的思想启发了他，使他能用思维的武器把握看不见的东西，从而提出了介子。我想我们每个同学也应该从这里面感悟到中国经典著作的重要。同时，我们也会慢慢地体会到，经典既是有用的，也是相当难以把握的。为了寻求把握的方法，我经过了很长时间的思考，才提出了传统文化的一个共同基础，这个基础就是阴阳术数构系。这是一个方便的法门，希望大家不要轻视。

现在我们继续来看物质的组成问题，目前，物理学界已经发现了组成原子核的48种基本粒子，那么，下去还有没有呢？10年前提出了"夸克"，而这几年又提出了超弦理论。钱学森同志在去年的一次人体科学会议上提出，现代国外的新理论中，有几个理论恐怕可以解释人体特异现象，希望引起大家重视。第一个理论，就是玻姆的隐秩序世界；第二个，就是最近才发展起来的超弦理论。有关隐秩序和超弦理论与中医的关系，以后要专门讨论，今天暂时不谈。可是透过上面的讨论，我们应该看到，用仪器的方法对物质进行检验，是不是都能够认识到物质的终极结构呢？这是很难说的。而我们古人呢？他们在物质的组成问题上，认定是由气组成了万物，提出了一个本源的东西，生命的起源也是如此。所以中医的每一个概念都跟本源有关，而这个本源又跟宇宙的演化、物质的组成、生命的起源有关，因此，对中医的学习就更强调哲学思维。

对于看不见，摸不着的东西，我们怎么把握它呢？古代圣人发明了一个很好的方法，这个方法就是"象"。《黄帝内经》在对宇宙的演化、物质的组成、生命的起源这样一些永恒的课题进行包融性的研究时，就充分应用了这个方法。既然有一个本源性的气，是气组成了万物，那么，气有没有区别呢？有区别，这个区别就是阴与阳。而由阴阳再分为三阴三阳，即厥阴、少阴、太阴，少阳、阳明、太阳。阴阳划分为六以后，再与我们所熟知的风寒暑湿燥火相联系，厥阴与风联系，少阴与热联系，太阴与湿联系，少阳与火（暑）联系，阳明与燥联系，太阳与寒联系。与风寒暑湿燥火相较，三阴三阳是一个隐起来的世界，也是一个操纵着风寒暑湿燥火变化的世界，那么，我们怎么能够感知这个隐世界的存在呢？这就是大脑理性思维的结果。理性思维需不需要客观事物在大脑的反映呢？肯定是需要的。而三阴三阳的客观反映，就是我们能感觉到的风寒暑湿燥火。三阴三阳我们无法看到，可是透过反映三阴三阳的象，我们就能了解这个看不见的三阴三阳。明白了这个道理，我们就能较容易地理解虚实这对概念。

虚是看不见的，是成形以前的东西；实是可见的，是成形的东西。那么，举一个例子，现在我们能够看见的象是什么呢？从一年四季的角度说，我们现在所能见的是秋象，而且是一个接近秋末的象。因为这个象是确确凿凿的，经由春夏长出来的树叶，现在已经凋落，而原先绿油油的田野，也变得枯黄，这就是秋象，一个充满肃杀之气的象，因此，我们又用金来形象它。当我们看到这个实象的时候，当我们看到这个秋的时候，由于道的作用，将其他的三个象（春、夏、冬）隐藏起来了，我们看不到它们。但是，我们能不能在看到秋这个实象的时候，逆推出其他三个虚象呢？这是完全可能的。我们只要定出实象的标准，一个正常的标准，一个太过的标准，一个不及的标准，然后再根据虚实象之间的关系，就可以以此知彼。以春夏秋冬为例，它们之间存在着那么一种关系，即春生、夏长、秋收、冬藏。春能正常地生，夏才能正常地长；夏能正常地长，秋才能正常地收；秋能正常地收，冬才能正常地藏；冬能正常地藏，春才能正常地生。只要有一象出现偏差，它就会影响它的前后左右，我们也就可以通过现在看到的实象，反过来思考它的前后虚象，从而为下一个象的出现作出预测。

《素问·阴阳应象大论》说："阴阳者，天地之道也，万物之纲纪，变化之父母，生杀之本始，神明之府也，治病必求于本。"宇宙、物质、生命的本源是气，而气分阴阳，说阴阳是天地之道，谈的是宇宙的演化；万物之纲纪，谈的是物质的组成；物生谓之化，物极谓之变，故变化之父母，生杀之本始，皆谈生命的起源。神本不可见，而阴阳所系之变化却是可见的，故说"神明之府"。治病必求于本，这个本是什么呢？这个本就是本源，就是阴阳。所以谈中医、谈治病，离不开阴阳，从而也就离不开上述的三个大问题。因此，中医所探讨的课题，都是永恒的课题。大家不用担心中医会过时，只要人类还存在一天，就会有中医的存在，我在这里给中医作了肯定，肯定中医不会过时，但不等于说学中医的人也不会过时。如果我们方法不对，路线有错，我们就会被历史淘汰，这一点要提请各位注意。

二、阴阳不测，神用无方

前面我们曾谈到中医是神圣的事业，《内经》里亦明确地提到了"神圣"的概念，所谓"阴阳不测谓之神，神用无方谓之圣"。测，它的原义是用竹竿测量水的深浅，阴阳不测，是说阴阳不能用上述的方法来完全测定。因为它是不断变化的东西，所以无法完全测定，这有点像物理学上所说的"测不准原理"，这就是神的特性。那么，什么是"神用无方"呢？春天来了，春天的这一景象是由什么来支配的呢？是一种宇宙力量，这种宇宙力量古人称之"春神"，它既是物质，也是一种力量。同样，夏天就有一个"夏神"，秋天就有一个"秋神"，冬天就有一个"冬神"。东南西北中，神的往来没有定处，今天它在这个黄道点，过几天它又到了黄道的另一点，三个月变一次，出现春夏秋冬的交替，真是变化无穷，所以说"阴阳不测"，所以说"神用无方"。方就是方位。

"阴阳不测谓之神，神用无方谓之圣。"阴阳是神的要素，阴阳不测，实际上也是指的"阴阳不以数推"，阴阳是难以用数来度量的，这叫作"阴阳不测"，但是阴阳可以通过象来进行把握。"神用无方"并不是说没有方，而只是没有一个固定不变的方，所以在运气的七篇大论里要用"五运行""气交变"这样的篇名，这就是强调"方"是运行的，是交替变化的，没有一个不变的方位可言，这是"圣"的含义，也是五运六气所要表达的主要精义。

阴阳不测，也是告诉我们不要执持一个实有的阴阳。这是很多学习中医的同志容易患的一个毛病，我们往往容易将阴阳当作一个实有的、具体的东西来看待，结果折腾来折腾去，我们最终还是找不到这么一个东西。这是需要特别提醒大家注意的问题。阴阳的本体虽然不是实有的，如果是实有的，那么就是可测的，但是，阴阳所表征出来的象，却是实有的，却是明白可见的，所以《素问·阴阳应象大论》说："左右者，阴阳之道路也；水火者，阴阳之征兆也。"左右与水火是实有的，我们能够直接感知出来，但是这个实有的东西只是阴阳的道路，只是阴阳的征兆，而并非阴阳本身。因此，"阴阳不测谓之神"。这个"神"还表示一种境界，《内经》将医分为四个层次，就是神、圣、工、巧，其中神是一个最高的层次。如果我们将阴阳作为一种可测的实有，那么，无疑我们是达不到"神"的境界的。所以，阴阳不测的关键，就是要用"象"来把握阴阳，这是造就高层次中医的唯一途径。

神用无方，是告诉我们不要执持一个常一不变的方，是强调要用变动的眼光看问题。这是运气看问题的一个原则。去年（1985 年）是乙丑年，主运是金不及，司天是太阴湿土，在泉是太阳寒水。可是到了今年（1986 年），变成了丙寅年，主运是水太过，司天是少阳相火，在泉是厥阴风木，而且每步间气还不断变化，再加上胜复灾眚，变化就更为复杂，所以《素问·气交变大论》说："夫气之动乱，触遇而作，发无常会，卒然灾合，何以期之？岐伯曰：夫气之动变，固不常在，而德化政令灾变，不同其候也。"又说，"是以察其动也，有德有化，有政有令，有变有灾，而物由之，而人应之。""气之动变，固不常在。"我们怎么能执持一个不变的方呢？我们之所以达不到圣的境界，也就是因为我们常常患了这个毛病。有的同志执持不变的方，一看到今年的"二之气"下雨不多，就说运气不准啦，怎么太阴湿土客气，天不下雨呢？显然，我们不能这样看运气，要学会神用无方。

由于我们的宇宙处在不断的运动变化之中，因此，变化是绝对的，无方是绝对的。这个思想太深刻了，这个思想说明我们的宇宙有一天也要毁灭，毁灭了以后又重新诞生。阴阳为什么要分三阴三阳呢？为什么要有少太之分呢？这就是一种变化观，少为生，太为极，物生谓之化，物极谓之变，因此，三阴三阳的本身就体现了一种变动观。

运气理论的另外一个重要原理，就是上面《素问·气交变大论》所说的"物由之，人应之"。而在这个"人应之"的过程，就必然地要出现正面和负面的两种效应。当然，负面的效应就是产生疾病。以我们今岁而论，今岁丙寅，水运用事，少阳相火司天，厥阴风木在泉，运气的这些阴阳水火通过神的作用，或者说通过一种宇宙力量的作用，与人的相关部门发生联系。比如在天的少阳，就跟人的少阳所属部门胆、三焦发生联系；在泉的厥阴跟人的厥阴所属的相关部门肝、心包发生联系；而主运的水又跟人的水属肾、膀胱发生联系。如果用通俗的话说，就是在今年内，主要负责与宇宙联系的部门有：胆、三焦、肝、心胞、肾、膀胱等。而在与宇宙联系交往的过程中，就有一个负荷的问题，担任任务的就有负荷，就得不到休息。如果原先就存在一定毛病，那么，在今年的这个时候就会出现超负荷运行，而原先的毛病也会乘势显现出来，所以说在这样一种运气框架里面，上述的一些部门发病的可能性就比其他的高。这是运气疾病观的一个方面，当然不只这一方面，还有许多方面，这里只是先给大家一个感性认识。另外，也想提醒大家，说阴阳不测，并不是连象都不要，说神用无方，也并非完全不要方。没有方，没有常，我们就难以通晓变动。这是两个可以执中的、可以统一的方面，希望不要极端化。

三、宇宙神系

上面我们曾谈到"宇宙神系"的概念，所谓宇宙神系，就是在每一种天体运动状态下，都有某种神或某种宇宙力量将一系列的相关因素联系起来。为了方便起见，我们用下图（图3）来表示这些系列：

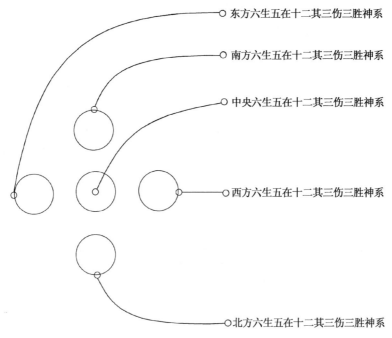

○ 东方六生五在十二其三伤三胜神系

○ 南方六生五在十二其三伤三胜神系

○ 中央六生五在十二其三伤三胜神系

○ 西方六生五在十二其三伤三胜神系

○ 北方六生五在十二其三伤三胜神系

图 3 宇宙神系

在上图中，我们画了五个圆圈，其中左边的圈代表东方，上方的圈表示南方，右边的圈表示西方，下方的圈表示北方，中央的圈表示中央。而由这五方分别引申出来的不同系列，就构成了我们上面所说的宇宙神系。这个神系可以说是一个"六生五在十二其三伤三胜神系"。我们可以看一看《素问·五运行大论》的原文，以东方为例，六生是：东方生风，风生木，木生酸，酸生肝，肝生筋，筋生心；五在是：在天为风，在地为木，在体为筋，在气为柔，在脏为肝；十二其是：其性为暄，其德为和，其用为动，其色为苍，其华为荣，其虫为毛，其政为散，其令宣发，其变摧拉，其眚为陨，其味为酸，其志为怒；三伤三胜是：怒伤肝，悲胜怒；风伤肝，燥胜风；酸伤筋，辛胜酸。在上述的各方神系里，我们可以发现这样一个共同特征，就是神系以谈论本系内的相关因素或者说相关特征为主，而辅以谈论与其他系列的相互关系。这种关系一是相生关系，如筋生心，二是相制约关系，如三伤三胜。为了使图像表述清晰，我们在制图时省略了这部分内容，但在记忆和理解时，则需注意这些方面。

宇宙神系将天地人以及它们在不同背景下的性用联系了起来，这个联系太深刻了，这份资料太宝贵了，我们一定不要轻视它。如果我们能够将各个系列的性用牢记于心，并且加以深刻的理解，我们就能够做到"谨熟阴阳，无与众谋"，我们就能够做到左右逢源。

在上述东方的神系里，大部分的内容是比较好理解的，但也存在着难题。难题之一，就是"其德和"。"和"的意义是什么呢？从字面上看，我们也许会认为它很简单，可是事实并非如此，前人有关"和"的一些解释，我认为都没有到位。上述的这个"和"首先出现在《素问·上古天真论》里，在谈到男子的生长发育过程时，有这么一句话："二八，肾气盛，天癸至，精气溢泻，阴阳和，故能有子。"对这个和，前人有两种解释，第一种解释是气血调和，第二种解释是指男女的性交。对于第一种解释，我们要问，在不到"二八"的时候，比如十五岁，这个时候他的气血调不调和呢？又比如，"七八"以后，天癸竭，是不是就意味着气血不调和了呢？因为气血不调和就会产生疾病，这是不是说我们每个男子在"二八"之前，"七八"以后都在生病呢？这个解释很难说明"和"是什么。第二个解释是阴阳相交，是男女的性生活。当然，没有性生活，在过去是不能有子的。现在不同了，有了试管婴儿，不用性交也会有子。可是我们要问，只要男女能够进行性生活，他们就会有子吗？许多不孕症的男女，他们的性生活是正常的，他们能够"阴阳和"，可是为什么又会无子呢？因此，前人的这个解释也需要重新考虑。

昨天我提出了一个自认为很重要的原则，这个原则是爱因斯坦指出来的，也许大家疏忽了。对历史的面目，当然应该采取历史主义的方法对待。那么，在采取历史主义的方法来考察历史的时候，有两种方法：第一，考察历史的本身，就是它的外部特征；第二，就是它的内部特征。也就是说，历史本身存在着外部历史与内部历史的问题，为什么爱因斯坦的这个历史观这么有价值呢？因为外部的历史存在于文献之中，而内部历史没有文献可查，我们要认识这个历史，只可能凭直觉，除了这个，没有别的办法。现在我们来看，我们的传统文化有没有历史？有！可是我们传统文化里面又有不少没有历史，或者说，有的也多数是外部历史。我经常跟古文老师讨论问题，学古文肯定要字典，《说文解字》《尔雅》，再下来是《康熙字典》《中华大字典》。我们能说这一些字典都准确吗？《说文》是我们可以依据的第一部字典，那么，许慎在写《说文》的时候，在给文字作注解的时候，他是否问过文字的创造者，这个文字的读音是什么？为什么要这么写？文字的本义是什么？引申义是什么？许慎是东汉人，不可能去问几千年前的文字发明人。那么怎么办呢？我们怎样知道文字发明人的本意呢？我们只能研究人的思维过程，从人的思维过程里找出我们所认为的规律，而这个规律就是阴阳术数构系，至少在东方文明里应该是这样。但是，我们从理性中提取出的阴阳术数构系，是不是就能还原到文字发明人的本意上呢？那又未必。我们只能尽量地结合外部文献，结合许慎所给出的外部文献，再结合我们找到的阴阳术数构系，利用这个构系，凭借我们的直觉来解决这个问题。当然，我们应该千方百计地寻找历史文献，或者是历史文物，考古工作的重要性就体现在这里。

上述的这个"和"字，已经有很多文献记载了，《内经》的专家们也给出了很多的注释，成了我们经常引用的文献，可是这些注释是否符合黄帝、岐伯的本意呢？他们在注释这个文字时所引用的外部文献，是否引用得很恰当呢？看来未必，因为《周易》和《老子》这两本书里，都曾谈到这个"和"，而这个"和"的意思显然跟上面的注释不一样。在我们提出对"和"字进行还原性阐释时，我们先来看一些事例。比如我们种植一棵荔枝，这棵荔枝发芽生长以后，就具备了生命力，它一天天长大，长到一定程度，就开花结果了。那么，这棵荔枝会不会一直开花结果到它枯老？不会的，到了一定时候，这棵荔枝树作为树还没有完了，它还有很正常的生命，可是它已经不能再长荔枝了。又如我们养鸡，养到一定程度，它开始下蛋，可是下过一定的时期后，你再怎么养它，它也不会下蛋了。而生命体能够生养繁殖后代的这个时期，这个阶段，就其实际意义而言，就是我们所要讨论的"和"。作为个体，并不是有生命就能繁殖后代的，它有一个特定的能够生养繁殖后代的时期，这个时期就被称为"和"的时期。作为我们人类，以男性为例，这个时期往往是从十六岁开始的，一直持续到五十六岁结束。这就是男性"二八，天癸至，阴阳和，故能有子"的真实意义。从这句话中，我们也知道了，这种"和"的状态，是以"天癸"的到来作为标志的。那么，这种和的状态在自然界又是怎么体现的呢？一年的四季中，是哪一个时期可以被称作"和"的时期呢？我们看一看《素问·四气调神大论》中对春月的描述："春三月，此谓发陈，天地俱生，万物以荣。"春月的"天地俱生，万物以荣"，就像天地正处在一个生养繁殖的阶段，所以在这个阶段，万物生长发芽，欣欣向荣，因此，春的特性就可以用"和"来描述，故曰"其德和"。在民间，老百姓会把在发情阶段凄凄呼叫的猫，称作"叫春"，可见春天的这个"和"德，就是生殖态的表述。

明白了这个"和"德的意义，我们可以联系到《周易》的"归妹"卦，归妹卦的爻辞中，有"帝乙归妹"，前人遂将这个"帝乙"当作商朝的皇帝，有的认为是成汤，"归妹"是嫁的意思，就是女人出嫁谓之归妹。这个解释比较公认，没有什么疑问。但这个"帝乙"究竟指的什么呢？帝当然是指的帝王、皇帝，我们暂且不管是汤帝还是什么帝，那么，"乙"指的是什么呢？显然乙与帝不是一个词，不是一回事，乙是十天干之一，乙是二月，二月属春。在远古的时候，女儿出嫁都选在春天，为什么要选在春天出嫁呢？其意就是想借助春天的"和"德来给男家生儿育女繁殖后代，这就是"帝乙归妹"的含义，也更加说明了我们给出的这个"和"的注释是可以还原的。

另外，在学习宇宙神系的时候，大家还应注意一点，神系中所给出的象都是天地人的共象，熟习这些象是很有好处的。比如其气柔，当然在春天的时候，气候比较温和，有柔的感觉，而在我们肝气用事很正常的时候，也就是说肝气很舒畅的话，这个人也会显得很柔和。其性暄，其令宣发，春日以后阳气升发，特别是惊蛰以后，万物生荣，蛰虫又开始鸣叫，这种性令显现在肝，就是肝气条达，有说有笑。如果这个人整日的冷若冰霜，闷头鸡不说话，你能说他的肝气很条畅吗？你能说他的肝气是其性暄，其气宣发吗？春令的特征是宣发，茵陈就是这个时候长成的，由于它得到春天的宣发之气，所以肝有郁热的时候，就要用茵陈来宣畅肝里的郁热。其变摧拉，如果春气发生异常变化，就会摧拔树木，而我们肝气若发生异变，就会打骂毁物。其眚为陨，如果春气异常，产生灾害，这个灾害就是陨落，就像大家知道的肝风内动或肝阳上亢，也会使人发生突然跌仆。

从以上的这些联系中，我们看到了天人感应的必然性。如果我们是在那么一个系列里诞生，或者先不说诞生，我们是在那么一个系列里生活，那么，我们当然会受到这个系列的共振影响。如果这个系列是在春，那么，我们就会受到风、木及其德、化、政、令、灾、眚、变异的影响，如果我们不适应这种影响，相应的病变就会产生。比如我们原本就属肝阳太过、肝火太盛的这一类型，或者是精神病患者，那么一到春天，又受到这个神系的共振，就会产生变眚，就可能旧病复发。因此，由于天体运动所产生的不同共振，或者说不同神系，会在多方面影响我们。如果我们是在某一状态、某一神系里出生，我们会不会一辈子烙上这一相关系列的各种特性，这是值得考虑的问题。

四、神机气立

以上已经谈到很多的基础问题，而最核心的问题有两个，一个是基本观念，一个是基本方法。基本观念就是"天人相应""宇宙生物合一"，基本方法是"阴阳术数构系"。那么，《内经》的作者在谈论五运六气的时候，是否提出了一些具体的结构和概念来表述上面这些基本问题呢？答案是肯定的。他提出了"气立"与"神机"这两个概念。《素问·五常政大论》说："根于中者，命曰神机，神去则机息。根于外者，命曰气立，气止则化绝。"由于形气相感而万物化生，那么，万物通过什么跟外界发生联系，万物又通过什么来完成其生长化收藏的过程？在这个问题上，古人也是充分运用了思维，他们看到，既然有节令，而很多东西的生长跟节令息息相关，于是他们想到，这些生物体里面应该存在一套密码，这套密码可以叫作"气立"。它专门跟气候的变化发生联系，比如说我们种葡萄，葡萄存在一套"气立"的密码，到了春天，由于气候的变化，启动了"气立"的密码。这个气是指节气，《内经》里有"五日为一候，三候为一气"，一年刚好二十四节气。"气立"就是指植物本身有一套密码跟节气的变化发生联系。到这个节气的时候，如果节气能跟它的密码相合、相应，这时密码所对应的程序就会被打开，然后它就会按照这个程序去完成自己的生长变化过程。对于荔枝来说，开花结果不可能在一月，它都要到三月才开花，只有到这个三月的节气，才能启动荔枝开花结果的这套密码，所以在三、四、五月，荔枝才完成它开花结果的这个过程。而果熟收成之后，它就逐渐地进入到一种潜藏的过程。长荔枝的这个节气已经过去了，而没有这个气，就不会生长荔枝，气止则化绝。物生谓之化，不是这个气，它就不能化，所以说气止则化绝。到了第二年，气又来了，又重新启动了荔枝的这个气立，于是它又重新开始了开花结果的程序。等到气止了，开花结果的变化就停止了。那么，我们能不能让荔枝开两次花、结两次果呢？除非你有办法，你能模仿到让荔枝开花结果时候的气候特点，使它这套关闭的气立密码重新打开，那么，你的荔枝或许能够在一年里面两次开花结果。《镜花缘》里面谈到武则天在冬天使百花开放，虽然这不是正史所记，但这个事实完全可能的。现代人也做出了实验，诱使开花的"气立"打开，这个"气立"打开了，百花也就在严冬里争奇斗艳。

跟外界联系的是"气立"这套密码，那么，完成生长发育这个过程的这套东西是什么呢？就是"神机"。在我们体内，"气立"这套密码所开启的过程，虽然不像植物那样有一个明显的开花结果的过程，但是它仍然会启动一套程序，通过气血阴阳的升降来保持与外界节令气候的协调关系。而我们人体的另外一个过程，我们为什么会长高、长胖，我们为什么会衰老，是什么东西调动我们体内的因素，调动我们的心肝脾肺肾跟气立建立联系呢？这就是"神机"的作用。所以人体有两套密码，任何一个生命体都有两套密码，一套密码是气立，一套密码是神机。"气立"负责与外界的气候、与外界的神发生联系，那么"神机"呢？它是借助后天的营养，在气立的协同下，完成生长壮老已的过程。在《素问·生气通天论》里有一段话："如是则内外调和，邪不能害，耳目聪明，气立如故。"王冰对"气立"的注释是"真气独立如常"，这样的解释是否完备，是否符合经义呢？希望大家去思考。

"气立"这个概念在《素问·生气通天论》里已经出现，而在其他篇章也有类似的提法，可是神机呢？一直到"运气七篇"才出现。总之，神机、气立都是作者为了更深入地描述天的三阴三阳如何跟人的三阴三阳发生联系的时候，利用了人的经验感知，同时又利用了阴阳术数构系，在一定经验感知的基础上，借助阴阳术数构系，通过理性思维而产生的。所以，气立和神机都是精神的产物。因为那套东西是什么，谁也不知道，只不过是我们把它认作气立、神机而已，这是理性思维的结果。大家不要忘了，昨天我强调的，光凭经验积累是不可能构筑知识系统的，也就是说把中医认为是经验，这是不准确的，中医存在着理性思维，存在着它的系统！我们可以设想，我让你看一辈子病，就算你能活三百岁吧，你一生下来，就开始看病，那么三百年以后，你可以积累很多经验。但是如果你抛弃了阴阳术数构系，你能否产生五运六气学说呢？大家可以反问自己，我认为是不可能的。哪怕你有一千岁。光凭经验你是无法构造出五运六气这个体系来的。那么，中医的当务之急是什么？老中医的经验是有价值的，可是1955年开始采风，还有三十多年来的临床报道，为什么不足以解释中医的很多理论，或者他们也没有一个人在大量的经验基础上，重新构造出一个新的体系？为什么我们有不少学医的人，认为五运六气是摸不着边际的东西？这里面有着深刻的原因，值得我们很好地思考。

五、干支与运气

在阴阳术数的构系里面，在提出了三阴三阳，提出了神机、气立，提出了方位系列等重要概念以后，《内经》的作者是怎样将这个庞大而严密的运气体系建立起来的呢？这个建立过程牵涉到一个核心的技术问题，就是如何确定气的运动规律，如何确定三阴三阳的运行规律。在解决这个问题时，古人同样利用了经验及理性方面的知识，从而将这个复杂而核心的技术问题结合到了历法的干支纪年，使上述的问题得到了圆满的解决。当然，有关干支纪年与运气的结合，也有许多人提出疑义，这不奇怪。因为提出疑义的人，往往只注重了历史的外部特征，而忽略了一个很重要的因素，就是历史的内部特征。对于这个问题的究竟，我们暂时存而不论，现在我们先来看看运气与干支是怎么结合的，干支纪年如何说明运气的运行变化。

干支，就是天干和地支的合称。"干"有十干：甲、乙、丙、丁、戊、己、庚、辛、壬、癸。"支"有十二支：子、丑、寅、卯、辰、巳、午、未、申、酉、戌、亥。干表五运，支表六气。五运的代表是木、火、土、金、水，但其中又分太过与不及。六气的代表是三阴三阳，是风、寒、暑、湿、燥、火。天干表五运是：甲己化土，乙庚化金，丙辛化水，丁壬化木，戊癸化火。其中十天干的阳干，即甲、丙、戊、庚、壬，表太过；十天干中的阴干，即乙、丁、己、辛、癸，表不及。如今岁丙寅，天干为丙，丙属阳干，而丙辛化水，故今年的年运是水运太过。十二地支表六气是：子午少阴君火、丑未太阴湿土、寅申少阳相火、卯酉阳明燥金、辰戌太阳寒水、巳亥厥阴风木。地支表六气，主要是表六气司天的因素，"司天"与"在泉"是六气的两个特有概念，也是两个相对的概念，司天确定了，在泉也就确定了，这个问题我们等会儿就能明白。今年是丙寅年，我们一查寅申少阳相火，就知道司天的是少阳相火。那么，司天确定了，在泉怎么确定呢？首先，司天与在泉是阴阳对立的关系，三阳司天，必定三阴在泉，而三阴司天，必定三阳在泉。在少阳、阳明、太阳这三阳中，《内经》作了明确的序号规定，其中少阳为一阳，阳明为二阳，太阳为三阳；在厥阴、少阴、太阴这三阴中，厥阴为一阴，少阴为二阴，太阴为三阴。而司天在泉的关系，就是一对一、二对二、三对三。一阴（厥阴）司天，必定一阳在泉，而一阳（少阳）司天，必定一阴在泉，以此类推。所以，今年少阳相火司天，就是厥阴风木在泉。

在明确运气与干支纪年的上述关系后，我们试着做一项小小的技术革新，就是用数字来取代上述的复杂名相，这样既便于记忆，也便于书写。我们这项革新仍然要从十二地支入手，十二支（子、丑、寅、卯、辰、巳、午、未、申、酉、戌、亥）在很早的时候就已经与一年的十二个月相配，但是这个配法有些特别，它不是子配一月，而是寅配一月，然后依次是：卯二月、辰三月、巳四月、午五月、未六月、申七月、酉八月、戌九月、亥十月、子十一月、丑十二月。现在我们将月份抽去，把数字改成阿拉伯数，便成为：寅1、卯2、辰3、巳4、午5、未6、申7、酉8、戌9、亥10、子11、丑12。接下来，再结合前面所讲的十二支配六气，便可以完全用数字来代替运气的书写。子午少阴君火，数字表示就是将子午的阿拉伯数合写，即子午为115、丑未为126、寅申为17、卯酉28、辰戌39、巳亥为410。所以115即表少阴君火，126即表太阴湿土，17即表少阳相火，28即表阳明燥金，39即表太阳寒水，410即表厥阴风木。这个方法很简单，大家只要摆弄几次就可以记住。下面我们看五运的表述，五运中甲己土、乙庚金、丙辛水、丁壬木、戊癸火，这里的木、火、土、金、水五运，可以直接用上面的数字表示，不必再重复选其他的数。即木运410，火运115，土运126，金运28，水运39，五运中还有五运太过和五运不及，太过我们可以用一个逻辑符号∧来表示，不及可以用∨来表示。

在以上的这个运气框架里，我们描述了三个因素，一个是中运，一个是司天，一个是在泉。但，这三个因素只能表述年这个单位时间内的运气变化情况，即说明年与年之间的运气差异。而要表述每一年内不同日、月区间的六气阴阳变化，上述三个因素显然是不够的，所以《内经》的作者又提出了间气的概念，将一年划分为六个区间，计有六步间气，每一间气管两个月，六步间气刚好是一年。而间气里面又有主客之分，这样一来，中运、司天、在泉、主气、客气这五个要素，便构成了一个比较完整的运气时相框架。这个运气时相框架，我们可以用一个简单的框架图来表示，以便于临床查证应用。这个框架图的中间层次表中运，最上层表司天，最下层表在泉，在泉之上是主气，司天之下是客气，如图4所示。

司天		17
客气		39
中运		39∧
主气		28
在泉		410

图 4　运气时相　　　　　　图 5　丙寅五之气时相

　　图 5 是我们现在所处的运气时相图。今年是丙寅年，丙为水运太过，所以用 39∧ 表示，司天是少阳相火，用 17 表示，在泉是厥阴风木，用 410 表示，现在所处的是"五之气"的区间，"五之气"的主气是阳明燥金，用 28 表示；"五之气"的客气是太阳寒水，用 39 表示。大家注意，主气是每年不变的气，它的排列就像每年的春夏秋冬，次第不变，而客气是每年都在变，具体的变化推算，我们下面再详细谈。现在先把六步间气的起止弄清楚，六步间气平分一年二十四节气，每步间气刚好占四个节气，间气的划分，我们在第一讲中曾经提到过，现在重新来复习。这里需要注意的是，第一步间气，也叫"初之气"，它的起始并不在每年的第一个立春节，而是从上一年的大寒节开始，计大寒、立春、雨水、惊蛰四个节气。下面的"二之气"，由春分始。以此类推，周而复始。一般每年的大寒节大约在公历的 1 月 21 日，有时有一天的波动，即可能 1 月 20 日是大寒节，日期是大概数，若要准确最好查历书。

　　古代的历法是干支纪年，俗称农历或阴历，现在我们都统一采用公历的阿拉伯数字纪年。因此，就存在着一个历法的换算问题。当然，我们可以查历书就直接知道了，但是这个方法并不一定方便。现在告诉大家一个简单的口诀，大家根据这个口诀，再进行简单的推算，就能很快地将公历的数字年，换算成阴历的干支年。在干支纪年中，由于天干是十位，刚好是十进制，因此，每十年的相应位上，天干都是相同的，比如 1980 年、1970 年、1960 年的天干都是庚，而 1981 年、1971 年、1961 年的天干都是辛，以此类推，我们只要记住从 1 至 10 位的不同天干就行了，不必再做什么推算。要推算的是地支，地支是十二位，不是十进制，比较麻烦。但我们只要记住每个 0 位年的地支，还是可以方便的推算出每一年的地支。我们现在暂从 20 世纪的 1900 年为始，1900 年到现在已经 86 年了，我们所看到的病号大概都在这个范围以内，只有极少数的超过这个范围。现在需要记忆一个 0 位年上的地支次第口诀，就是"子戌申午辰寅"。1900 年，它的地支是子，天干为庚，即庚子年；1910 年，它的地支是戌，天干一样还是庚，即庚戌年；此后依次 1920 年为庚申年，1930 年为庚午年，1940 年为庚辰年，1950 年为庚寅年。寅以后，上述的口诀再重新开始，即 1960 年又为庚子年，1970 年为庚戌年，1980 年为庚申年，1990 年为庚午年，以此类推，无有穷尽。知道了每个 0 位年的地支，就可以从相近的两个 0 位年推出尾数为 1、2、3、4、5、6、7、8、9 这些年的地支。我们任举一年，1954 年的干支是什么？先定天干，我们已经知道 0 位数的天干是庚，那么，依次而推，1 是辛、2 是壬、3 是癸、4 是甲、5 是乙、6 是丙、7 是丁、8 是戊、9 是己，所以 54 年的天干是甲。由上述的口诀，我们已经知道，1950 年的地支是寅。那么，依次而推，1951 年是卯、1952 年是辰、1953 年是巳、1954 年是午。因此，1954 年的干支就是甲午，1955 年是乙未，1956 年是丙申，1957 年是丁酉，1958 年是戊戌，1959 年是己亥。再推一个，1978 年的干支，8 位上的天干我们已经知道，不用再推算，8 是戊。现在看地支，按照地支口诀，1950 年是寅年，1960 年重新开始子戌申午辰寅的次序，那么，1960 年是子，1970 年是戌，1980 年是申，1990 年是午，1978 年离 1980 年近，因此，我们选从 1980 年来推算，1980 年的干支是庚申，往前推一位，1979 年是己未，1978 年就是戊午。1978 年是戊午年，它的运气时相是怎样的呢？我们先从天干来定中运，戊癸化火，因此，戊年属火运；又因为戊是十天干中的阳干，表太过（∧）；所以戊午年属火运太过，可以用数字（115∧）表示。再看地支定司天在泉，子午为少阴君火，因此，司天是少阴君火，即（115）；少阴是二阴，二阴司天，必有二阳在泉，所以在泉是阳明燥金（28）。大家可以先记住干支与运气的对应关系，然后再反复进行干支年的推演换算练习，用不了多久，就可以熟能生巧。

六、洛书构造体系

在第一讲中，我们曾谈到阴阳术数构系中的一个重要图像，就是河图。河图是有关植物与气候的关系图，更是象与数的基本关系图。现在我们要来讨论另外一个同等重要的图，就是洛书。如图 6 所示。

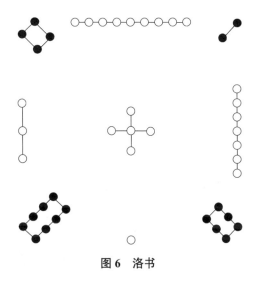

图6 洛书

洛书，一般人喜欢把它视同三阶幻方，我不同意这种看法，所以我不谈。我们现在要来讨论的是洛书数的一些含义。大家来看看洛书的几对数：

1+5+9 ＝ 15；

8+5+2 ＝ 15；

3+5+7 ＝ 15；

4+5+6 ＝ 15。

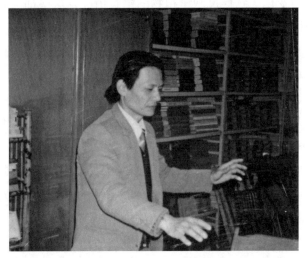

外界的气候变了，我们的气立也要跟着变，如果外界的气候变了，而我们体内的气立调节跟不上，那么，就会产生疾病。

也就是说洛书的每条对线上的数，它们的相加和都是 15。15 这个数是一个节气的数。《素问·六节藏象论》中，黄帝问曰："愿闻何谓气？请夫子发蒙解惑焉。"岐伯对黄帝的这个提问是这样回答的："五日为一候，三候为一气。"这里的"气"是"节气"的"气"，不是"卫、气、营、血"的"气"。三候为一气，也就是十五天一个节气，一年二十四个节气，正好三百六十天。洛书的数，之所以纵横交错都是 15，就是说明气的变化是以 15 天为一节的。那么，我们再来看，它为什么要把 5 放在中央呢？这个意义很明显，因为比气更小的一个时间单位是候，一候正好 5 天。一年正好 72 候，而气是由候构成的，所以将 5 置于中央。由于候的变化，导致了节气的变化，从而产生了不同植物的生长收藏变化，产生了气象的变化。因此，我们习惯上所称的"物候""气候"两个词，就说明了"气"与"物"的变化都与"候"有密切关系。我们前面所讲的气立密码也跟"候"有密切的关联，外界的气候变了，我们的气立也要跟着变，如果外界的气候变了，而我们体内的气立调节跟不上，那么，就会产生疾病，所以疾病也常用证候来描述。证候，还是突出了一个"候"，说明疾病的这个"证"，是与"候"有关联的。气的基本单位是候，强调候，是把气放在更细微的层次来考虑。每 5 天就是一个小的变动，3 个 5 天就是一个中等的变动，是为一气，6 个气为一时，4 个时就构成一年，就构成一个春夏秋冬的循环。以上说的气候，从现代气象学角度讲，可以说反映了湿度、温度、气压等多个因素的变化。物候反映了植物的生长情况，这些都与候有密切关系。而我们现在教科书对病候的解释，却认为它只是一个症候群，与候根本没有关系。这里表面上虽然是对一个概念的解释问题，可是实际上它已反映了我们在文化、思想、观念上的断层。《内经》的作者告诉我们，要想全面了解一个问题，就必须结合天地人这三方面的因素来考虑。但是，我们现在研究一个问题，每每只在人这个圈子里转，由于缺少了另两方面的因素，因此，我们往往很难说清楚一个问题。

刚才我们谈了洛书中 15 的含义，也谈了中央 5 的含义，那么，还有没有其他含义呢？我们再看洛书，洛书的四方四隅，除了表空间方位以外，还可以表时间、表月份。我们先来看看四正方位的阳数所对应的月份，每年的十一月前后（农历），气候寒冷，阳气最少，所以其数为一。到了二月左右，气候开始变得温和，阳气增加了，所以数增加到三。到了五月，夏至前后，天气炎热，阳气最旺，所以数亦增加到阳数的巅峰九。到了八月，天气虽然还是比较热，可是远不如夏日的炎热了，所以数减至七。再看东北方位，为十二月至一月这段时间，此时位于季冬孟春，天气仍为一派阴寒，所以其数为八。到了三、四月间，春末夏初，天气渐热，阴寒渐退，所以阴数由八减至四。到了六、七月，天气进一步的炎热，阴寒进一步消退，所以阴数进一步减少至二。九、十月间，已由秋入冬，霜雪严寒，阴气弥漫，故阴数又由二增至六。由以上的分析，我们看到了由于数的变动，带来了时间、方位的变动，而由时间、方位的变动，带来了阴阳的变动，由阴阳的变动，又带来了气候的变动，真是触一发而动万机，许多复杂的变化因素，都在洛书这样一个构造系统里统一起来了。凭借这样一些构造系统，再结合我们实践中的一些经验，我们就可以构造出知识体系。

七、常数与唯象决定论

在五运六气里还有一个很重要的内容，就是常数。常数的概念在《黄帝内经》的运气七篇里有，在《内经》中运气以外的其他篇章也出现过。常数这个概念我们并不陌生，在中学学物理的时候就学过这个概念，叫作物理常数。那么，在运气里面，在中医里面，常数是什么呢？我们可以自己参考一下《素问·六元正纪大论》的有关内容。讨论常数就要牵涉到一个认识论的问题，这个问题我们从前也曾提到过，那就是我们中医究竟是统计的还是决定的。我的观点是偏向于决定论。但是，这个决定论既不是拉普拉斯的机械决定论，也不是玻恩的统计决定论，这个决定论是什么决定论呢？我认为如果借助于钱学森同志提出的一些概念来讲，比如说有唯象气功、唯象中医，我们就可以提中国人的决定论是唯象决定论。钱学森在谈到思维科学的时候，提到这么几个问题，根据牛顿的运动体系来看世界，这是宏观；根据爱因斯坦的广义相对论来研究世界，是宇观。现在认为宇宙是经过大爆炸的过程，所以，钱学森说："我给它起个名字，叫作涨观。"研究原子里面的微细结构，又叫作微观；那么，原子里面又有更微细的粒子，特别是夸克理论或超弦理论，钱学森同志又说："我给它起个名字，叫作渺观。"所以说对世界的认识存在着五观，最大最大的叫涨观，其次宇观，其次宏观，其次微观，再其次渺观。这观、那观，在我们这里看来只有一观，就是"气观"。那么，我们怎么来观"气"呢？我们可以通过"象"来观，所以也叫"象观"。钱学森同志高明就高明在这里，通过他的理性思维，他感觉特异功能、气功这些现象很难研究，很难用现代科学方法说清楚，那么，怎么办呢？唯一的办法，就是先搞一个"唯象气功"，在气功里面先研究气功的象，至于它的理论怎么样，以后再说。不过，我觉得美中不足，钱老似乎没有考虑到阴阳术数构系与逻辑数理体系的关系，这只是我的猜测，如果他考虑到在我们的传统文化里面有那么严密的阴阳术数构系的话，恐怕他还要在他这个观点上更进一步。今年（1986年）6月21日的《健康报》上，钱学森同志又进一步地提出了"唯象中医"，这篇文章写得很好，希望大家看看。钱老在研究气功、中医的时候，抓住了一样宝贵的东西，那就是"象"。有了象就好办了，有象就有理，有理就有占，有占就有数。后面这几层，似乎钱老没考虑到。因为，有了象就可以作出判断，象与数是有一定关系的，有那么一个象，就有那么一个数，40岁的人很难给我们一个18岁的象，反过来，18岁的人要给我们一个老头子的象也是很难的。象与数之间存在一个理，只要具备了其中的两样，就可以作出判断，"占"就是判断。你给了我象，给了我理，我就可以推断出那个数来。所以，你给出我一个象，我掌握了阴阳术数这个理，我就可以推断出你哪一年会得这个病，这就是数。为了加深大家的印象，我们可以举一个张仲景诊病的例子来说明，这个案例记载在皇甫谧的《针灸甲乙经》序言中："仲景见侍中王仲宣，时年二十余，谓曰：'君有病，四十当眉落；眉落半年而死。'令服五石汤可免。仲宣嫌其言忤，受汤勿服。居三日，见仲宣，谓曰：'服汤否？'曰：'已服。'仲景曰：'色候固非服汤之诊。君何轻命也！'仲宣不言。后二十年果眉落，后一百八十七日而死，终如其言。"我们看到这样一个案例的时候，我们会有些什么感受呢？也许我们很多的人会认为这只不过是一个传说而已，真的哪会那么神！相信这会是大多数人所持的观点，为什么会持这样的观点呢？因为我们今天办不到，或者说现代医学也办不到，谁能预测二十年以后的疾病呢？实际上这是一种非常糟糕的观点，它障碍了我们，使我们不能对这些看似神奇的现象作进一步的研究，这样我们将永远不可能达到古人的水平，更不要说超过这些水平了。如果我们所持的是另一种观点，认为在阴阳术数这个构系里面，象、数、理之间确实存在这样一种相关性，并且努力地去发现、去寻找这种关系，也就是去做"占"的工作，那么，仲景根据二十年前所见到的王仲宣的象与数，就完全可以推断出二十年以后的象数情况。这只是一个技术问题，在理上丝毫没有问题。这等于我们用一些公理、定理去做几何题，有的人可以用这个理去证出很难的数学题，从而捧回国际奥林匹克数学奖，可有的人却做不到，甚至连高中都考不上。从理上来讲，用在考高中与用在国际数学竞赛上的定理就是一个，可是有的人能用这个定理去拿国际奖，而有的人同样应用这个定理，却连中考都不过关。我们不能说我用这个定理证明不了这道题，这个定理就不存在，我们应该更好地去把握这个理，去提高我们做题的技巧，这样我们才能做到左右逢源。同样，只要我们承认在阴阳术数构系里面存在着象、数、理的相关性，那么，利用这个相关性去把握疾病，就只是技巧上的问题了。张仲景的技巧高明，他能把握二十年以后的疾病变化，我们的技巧拙劣，很可能我们连明天的疾病变化都不能知晓，这是一点也不奇怪的事。值得注意的是，张仲景再高明，用的也还是这个理，也还是阴阳与数之间的这个关系，高明的只是他的"术"高明，他能够见微知著，而我们却往往麻木不仁。但是，透过这个"术"，他所用的理，他所用的象数关系，却与我们无二。

五运六气讨论的常数，其实就是对象数关系具体应用的描述。我们前面曾提到，要谈这个问题，就要牵涉到决定论，但是我们的这个决定论，既不是拉普拉斯的决定论，也不是爱因斯坦的决定论，我们是唯象决定论。这个唯象决定论是凭直觉提出的呢，还是有历史文献作为根据呢？是凭历史文献的记载。至于要评价《内经》的价值，哪些是对的，哪些是错的，在没有讨论之前就闭着眼睛说这个不能讨论、那个是错误的，这种态度首先就不科学。

下面我们就来看，《内经》是怎样提出常数这个概念的。在《素问·六元正纪大论》里，黄帝问道："五运气行主岁之纪，其有常数乎？"岐伯回答说：

"甲子　甲午岁

上少阴火　中太宫土运　下阳明金　热化二，雨化五，燥化四，所谓正化日也。其化上咸寒，中苦热，下酸热，所谓药食宜也。

乙丑　乙未岁

上太阴土　中少商金运　下太阳水　热化寒化胜复同，所谓邪气化日也。灾七宫。湿化五，清化四，寒化六，所谓正化日也。其化上苦热，中酸和，下甘热，所谓药食宜也。

丙寅　丙申岁

上少阳相火　中太羽水运　下厥阴木　火化二，寒化六，风化三，所谓正化日也。其化上咸寒，中咸温，下辛温，所谓药食宜也。"

《素问》的这个常数，一共讲了六十年，正好是一个甲子周期，详细的内容大家可以自己查。由于干支纪历是甲子周期的循环纪年，因此，只要我们把握了一个甲子周期内的情况，也就等于我们把握了千百年的情况。打个比方，凡是甲子、甲午这两年，如 1984 年是甲子年，1954 年是甲午年，又如 1924 年是甲子年，1894 年是甲午年，凡属这些年里，都是"上少阴火　中太宫土运下阳明金　热化二，雨化五，燥化四"。也就是说，凡是这些年，都是土运太过，都是少阴君火司天，阳明燥金在泉。那么，"热化二，雨化五，燥化四"是什么意思呢？可能有两方面的含义：其一，与河图有关，河图数中，二生火，热属火之气，五生土，雨湿乃土之气，四生金，燥为金之气；其二，与洛书相关，热化二，就是在二的地方产生热化。我们看洛书，四二为肩，二在右肩，位西南，其卦为坤，如果联系到藏象，那么，脾与胃都包括进去了，或者说整个消化系统都包括进去了，因此，热化二，就是说上述的这些相关的地方都容易发生热化证。这是一个方面。另一方面就是时间问题，也就是说容易在二的时间内产生热化，二所包括的区间，大约在农历的六、七月间。因此，对于上述这些相关的病变，就应该采用清热的方法治疗。雨化五，五属中宫，土气用事，是脾胃所主管的地方，雨化五，就是说甲午、甲子这些年里，雨湿之气很容易困扰中宫，很容易出现湿困脾土的病变，也提示我们应该采用化湿的方法治疗中土的病变。燥化四，四位左肩，处东南，巽卦用事，农历的三、四月间大概属于这个范围。燥化四，一方面说明在这一区间会出现干燥的气候，农作物会受干旱的影响，另一方面，燥属金，燥胜风，而四所主的地方又正好是风木用事，因此，燥化四就表明很容易出现金克木的病变，很容易在上述区间出现燥化的病变。

　　我们上面举列了甲子、甲午年的常数。所谓常数，就是常一不变的数，也就是说，只要你是甲子、甲午年，就都会是"上少阴火　中太宫土运　下阳明金"，就都会是"热化二，雨化五，燥化四"。这个是不变的，也不管你是 1924 年的甲子年，还是 1984 年的甲子年，这个阴阳的变化都是这样。在我们举出常数这个问题的时候，也许细心的同志就会提出疑问，前面在谈到"阴阳不测谓之神"的时候，不是说没有一个常一不变的数吗？不是说阴阳是不能用数来度量的吗？那为什么现在又出现了常数这样一个相反的概念呢？实际上这个问题并不是对立的矛盾，而是可以统一的，有常是相对的，无常是绝对的。相对的有常也是变中之常，比如到了乙丑、乙未年，就不是上面的这个常数了，而知常的目的是为了达变，知常达变则为上工，知常守常则是下工、庸工之所为。那么，怎样以变中之常观常，怎样以常观变，这就是"阴阳不以数推以象之谓"。所以我的观点，我们的决定论既不是机械决定论、单值决定论，也不是统计决定论，而是唯象决定论。

既然有常数的存在，比如1984年（甲子年）的运气情况是这样，它影响到疾病甚或主宰着疾病的变化。那么，能不能反过来，这个人如果是甲子或甲午年出生的，更具体地说，如果他是在这一年的农历四月左右出生，是不是在他一辈子所生的病中，主要以燥化为主呢？如果他是在这一年的农历六月出生，是不是在他一辈子的所生疾病中，主要以热化为主呢？这是完全可能的，而且我的临床实践也证明这是一个确实存在的情况。这就牵涉到出生年月日是不是构成禀赋的一个要素，也就是说人的禀赋是不是跟出生时间相关联。经验证明，确实有这样的关联。我们从中医的角度谈禀赋，除身体的强弱，还包括寒热等因素。比如我们常问病人"你吃得热的东西吗？你吃得寒的东西吗？"，如果你一吃油条咽喉就痛，那说明你的禀赋是火，相反，如果你一吃雪条就肚子痛，那你的禀赋是胃寒，因此，寒热燥湿这些东西就成了禀赋的一个构造元素。如果我们不用问病人，就能知道病人的禀赋，那么我们用药的准确性就相应地高多了。这实在是一个方便的法门，值得认真去总结。

我在上夜校的时候，听内科老师谈起蒲辅周老前辈运用五运六气治病的故事，1954年在河北发生脑膜炎大流行，当时郭可明老先生提出了用苍术白虎汤来治疗脑膜炎，结果取得了很好的效果。1954年是甲午年，上少阴君火司天，中土运太过，下阳明燥金在泉，从大的运气框架来说，是燥热比较盛，因此，用白虎汤清阳明燥热是很对的，但是，中运土太过，就往往会挟湿，所以白虎汤的基础上又加了苦温燥湿的苍术，这个用药与运气是很符合的。到了1955年，这个病蔓延到了北京，当时的人"照搬水豆腐"，就把郭老先生的苍术白虎汤用于治疗北京地区出现的脑膜炎，结果效果不佳。这时蒲老就出来说话了，他提出了用"神术散"这个温化的方子，为什么呢？因为1955年是乙未年，太阴湿土司天，太阳寒水在泉，气运以寒湿为主，在这种情况下，用辛寒的白虎汤就不太恰当了，而选用温宣除湿的神术散则正好是应机，因此取得了较好的疗效。现在回想这个事例，更加感受到运气学说的价值。

关于运气学说，为什么会存在截然不同的两种意见，一种意见对运气学说持否定态度，而另一种意见则认为运气学说很有必要。持否定态度的人有他的根据，他们认为看病无非是望闻问切、辨证论治。辨证，我们运用原有的几种辨证模式就足够了，就能治好病了，六经辨证、八纲辨证、三焦辨证、卫气营血辨证、气血津液辨证，难道这还不够吗？何必还要搞这个运气。而且搞运气，好像也摸不着边际。那么，持肯定意见的人就认为运气学说很好，它不但可以立足当下，而且能够预测，哪一年会发生什么病变，可以预做准备。另外，持不同意见的同志，还有另一个疑问，按理来说，运气学说似乎有道理，你说这个"热化二，雨化五，燥化四"，那我们就拿历年的气象统计资料来看一看，看在二的时候是不是气温很高，在五的时候是不是下雨多，在四的时候是不是天气特别干燥。有相当一部分同志确实做了运气与气象的符合率这方面的统计工作，结果统计的结果也不一致，有的说符合率很高，达到百分之八十几，有的则说符合率很低，只有百分之四十多。对于这个问题我是这样想的，就是看我们怎么去利用阴阳术数这个构造体系，怎么利用我们大脑的理性思维，去把握中医的三个前沿问题——宇宙的演化、物质的组成、生命的起源。如果我们把这三个问题结合进去考虑，你想要推翻运气学说，那是很难的。哪怕你统计的结果，1984年这一年，又不是最热，也不很燥，也不很湿，是不是就证明运气的这个常数就错了呢？恐怕不见得。问题在于你能统计得出少阴君火吗？你能统计得出太阴湿土吗？你能统计得出阳明燥金吗？少阴君火是一个象，可是伴随着这个象的宇宙因素还有很多，并不仅仅局限于这些我们所能看到的气象因素，而我们现在的许多现代检验仪器，能否检测出这个少阴、太阴呢？看来还不能。所以，我们就不能光凭手头的一些气象资料就对运气下一个不好的结论。用气象来统计，就跟一些人想用仪器测定气功的释放物一样，结果测来测去，最后测出来的是电磁波、红外线等。电磁波、红外线，还有一些其他测出来的东西，这些都是物理量，都是物理仪器能够检查的。按照这种说法，现在也造出了模拟气功师的生物仪器，这些生物仪从物理检测的角度来说，它所放出的波谱能量可以与气功师无异，可是实际效果还是相差甚远。所以，现在不少的科学家也认为，我们现在所测到的电磁波、红外线等这些东西，也许只是气功师所发放的那些人体能量的伴生物，是能量的伴生物，而不是能量的本身。那么，你统计我的温度，统计我的降雨量是多少毫升，这些也只是我们三阴三阳的伴生物，世界上的所有一切都是三阴三阳的伴生物，包括我们人类也是三阴三阳的伴生物，而不是三阴三阳的本身。这个比喻是否恰当，大家可以一起思考。如果我们清楚了这一点，那么要验证这个理论，唯一的方法，还是要根据爱因斯坦所提出的两条，首先是理论的，我们检验一个理论，当然离不开实践，实践是检验真理的唯一标准，可是当我们的实践还不足以检验理论的时候，该怎么办呢？科学上有很多猜想，谁去实践了陈景润的哥德巴赫猜想？所以除了外部的特征外，我们还要通过我们的大脑，这个万物之灵的脑，去考虑一下内部的完备性。我们五运六气的内部是不是很完备呢？我们只要看一看前面曾经列出的宇宙神系，这个将万物万事都关联起来的宇宙神系，我们就可以感受到它的构造是很完美的。至于检验的问题，恐怕还要等好些年，一直要到我们能够找出验证三阴三阳的仪器以后，这个问题才能最后下结论。不过我通过我的理性思维判断，觉得这个理论确实很优美、很完善，因而它必将也是能够经得住检验的。就像当年爱因斯坦对他发明的广义相对论所持的态度一样，在广义相对论发表以后，当初大多数的人都不理解，据说当时能够真正理解的，只有 11 个人，因为在广义相对论发表的时候，这个理论还没有经过实践的检验。后来英国的一个天文考察队要进行一次重要的天文观测，以证明爱因斯坦的广义相对论是否符合实际。在这个过程中曾有人问爱因斯坦，对这次重要观测的态度，如果观测证明广义相对论是错误的，那该怎么办？当时的爱因斯坦以他深广的智慧相信根本没有失败的可能性，于是他说了一句十分幽默的话，如果天文观测证明他的广义相对论是错误的，那么，"我只有为上帝感到遗憾"。爱因斯坦凭什么在没有经过实践检验的情况下，能够这样坚信他的理论？这就是理性信念的力量。同样，对于五运六气理论，我的信念也是坚定的。

我们的这一讲就要结束了，现在的时间也快到了今年的最后一个气，今年（1986 年）是丙寅年，少阳相火司天，厥阴风木在泉，最后一个气的主气是太阳寒水，客气是厥阴风木。因此，患有冠心病的老同志应该特别注意，同学们的父母如果有冠心病，也应该提前预防，开些药吃。提前预防不是一件坏事，这叫作防微杜渐，也叫作治未病。这个工作如果不做好，就会出问题。唐农老师在这里，他的母亲已经去世了，他母亲是 1979 年患的肾炎，去年暑期后我还问过他，他当时说他母亲的病已经治好了。等他走后，我还跟刘老师说，这个病很难好，恐怕还会出危险。今年春，我在研究五运六气的时候，一反常态地当着唐农老师说，他母亲会在今年 10 月 22 日下午 3 点至 9 点出危险。不过，我的这个预诊差了一些，唐老师的母亲是今年 8 月 8 号去世的。虽然没有很准确，但是，根据五运六气，疾病的危险性我们还是预测出来了。

在这里我还给大家谈一个熟悉的例子，早些年我曾经在比较公开的场合说了某位老师，说他可能会在 1986 年害大病。过后有的老师非常感兴趣，非要追根问底，问我凭什么说这位老师要在这一年害病，如果害病，会是什么病。我逃不过这位老师的迫切追问，只好跟他说，我说您注意过某位老师的耳朵没有，这位老师的耳垂是很红的，大家不要忘记，根据经络的投影，耳朵正好是一个倒立的人，耳垂的部分正好是脑部，耳垂红，说明他的脑很热，脑为南方，他南方的火很盛，如果再碰上火热司天的年份，那就是火上加油，怎么会不病呢？这个病当然大家会很清楚，就是西医讲的脑血管意外，后来的结果确实没有出乎我的预料。在这里谈一些实例，希望大家由兴趣生发信心，学习中医没有较好的信心，那是没办法学成的。

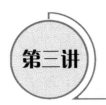

第三讲　运气的结构

一、解放思想，实事求是

在这一讲之前，我先给大家引用两段经文，一段经文是在《素问·气交变大论》中出现的。黄帝说："余闻之，善言天者，必应于人，善言古者，必验于今，善言气者，必彰于物，善言应者，同天地之化，善言化言变者，通神明之理。"另一段经文是《素问·五常政大论》中的，岐伯说："故治病者，必明天道地理，阴阳更胜，气之先后，人之寿夭，生化之期，乃可以知人之形气矣。"从以上的两段经文可以看到，黄帝、岐伯对一个医生的要求是非常高的，必须要能够知道气之先后，人之寿夭，这似乎在要求当中医的必须会"算命"，否则当不好中医。所以，我在第一个晚上的时候，就给大家谈到，讲中医就免不了要牵涉决定论，而决定论的问题已经争论了将近200年，直到现在还在争论。特别是控制论提出以后，这个争论更加激烈，大家如果注意一下这方面的参考资料，注意一下历史，就会发现，在维那提出他的控制论以后，一些研究者就提出了强烈的反对意见，他们认为控制论是机械唯物论，是机械决定论在新时期的新的形式而已。中医怎么个发展法，怎么个认识法？面对这个问题，钱学森提出要在现代科学文明的基础上，再发展一门科学，这门科学的特征是东方科学，是超级科学！也许到了那个时候，我们就可以在任何场合下轻松地讨论决定论，而现在要讨论决定论方面的问题，还不见得十分容易。因此，每当涉及这些问题，我都是要尽量地找一些科学依据。我现在手上拿的这本小书，是"现代化知识文库"系列中的一本。"现代化知识文库"的出版宗旨是："提供新的知识，系统地、全面地介绍从自然科学到社会科学各部门的最新成就，特别是边缘性的、交叉性的学科的新进展，以及它的难题和解决方法。"这个"现代化知识文库"中有一本书，叫作《医疗气象学》。《医疗气象学》讨论了一些什么问题呢？我把与我们今天讨论有关的内容介绍一下。第一，讨论气象与疾病的问题、其中包括季节与疾病，天气与疾病。第二，专门讨论气象与若干人类生命问题：其一，人的出生月份与智力的关系，人的出生月份与个性的关系，本书的作者通过调查，并进行统计处理，结果肯定出生月份与人的智力及个性有密切关系；其二，出生月份与疾病的易感性；其三，季节与受孕的关系；其四，出生月份与出生性别的关系；其五，气象与先天性缺陷的关系，也就是说不同的气象条件下出生的小孩与先天性缺陷有没有关系；其六，气温及高山对药物治疗的影响；其七，气象对人的反应时间、工作效率及事故的影响，就是说所处的时间不同，会不会影响我们的工作、影响我们的情绪、影响我们出事故的事故率；其八，气象与死亡，气象因素与死亡有没有关联的问题；其九，超地球因素与健康。超地球因素指的就不是我们看见的刮风、下雨这些了。那么"超"到哪里呢？我们的三阴三阳是否是超地球因素，或者说是否包含着超地球的因素存在？

在以上这些文献的基础上，我又查证了《南宁晚报》1968 年 9 月 18 号转载的一篇文章，这篇文章的题目叫作《人的寿命与出生季节的关系》。文章中有这样一段话，"人的寿命与出生季节有关联，这是日本地津大学两位学者，通过统计调查得出的结论。他们对四组不同类型的老人考察结果，夏季出生对人的寿命不利，出生季节与寿命关联度的优劣秩序是：男性定为秋、冬、春、夏；女性是冬、秋、春、夏。"从上述日本学者所作的统计资料来看，男性女性都普遍是秋冬出生的寿命长，春夏出生的寿命短。出生时间的差异，就可以带来寿夭的差别，这种联系很容易让人考虑到算命的问题，我们反对迷信的算命，但是，对于"算命"这种古来有之的现象，我们应不应该研究呢？应不应该给它作出一个科学的说明呢？我们可以提出"中医行不行？"这样一个普通的问题来问大家，有的人就会说："中医不行！"为什么呢？因为他找过中医看病，结果中医不但没把他的病治好，反而治得更坏了，于是他说中医不行。但是，这个问题应该分清楚，说中医不行，是说给你治病的那位中医大夫不行，并不代表整个中医不行。现在我们很多人就容易采取这种以偏概全的态度，这是做科学研究所应该避免的。做什么事都一样，都应该允许有错，如果不允许，谁还敢当气象站的站长，谁还敢当气象台的台长，谁还敢当气象局的局长！前面我们已经讨论过有关经验的问题，构建一个知识体系，并不是有很多很多的经验积累就行了，而相反的，我们只要把得到的一些经验感知，放在我们的阴阳术数构系里面，我们就可以构造出一个系列的知识来。在以上这个与生命相关、与个性相关的问题上，我们的古人早就探讨过这个问题，而且他们在经验的积累下，已经建立起了他们的体系，而这个体系就是阴阳术数构造系列中的体系。问题在于我们不要一看到某些名字就被吓住了，比如说，一提"看相"就吓住了，认为这是迷信，这种态度就不对了。我们恰恰应该剥开"看相"的外衣，来探讨形态与功能的关系这样一个问题？不同的形态决定不同的功能，这也是现代科学讨论的课题，我们站在这个角度来看问题，就没有什么迷信可言，只要有利于医学的研究，我们统统可以借鉴过来，这就是古为今用。现在的情况是国外给我们提供了一些经验，这个经验我们用不着花多少钱，买一份资料就行了，那么，这个经验有没有普适性呢？这是需要我们作出判断的。另外一个问题就是我们能否用阴阳术数构系的知识去证明它，去检验它。如果上述的这个经验具有普适性，而且能够在阴阳术数构系里得到证明，那只能提醒我们，我们应该重视古人留下的东西，不要轻易地否定，道理上一时弄不清不要紧，但不要连这样的现象也全盘否定了。如果我们守着近水的楼台，却让别人得了月，那我们将对不起我们中华的祖先。

二、开阖枢与气数

作为人，我们是运动着的气所组成的宇宙的一部分，这是彻底的唯物主义观。气这个物质构成了宇宙，而且由于气的运动产生了宇宙的运动，那么，气的运动状态有多少种形式呢？有三种形式——开、阖、枢。开的意思是什么呢？由于开的作用，我们的天气慢慢由寒冷变热，温热属阳，寒冷属阴，打开了管阳气的开关，阳气释放出来了，所以天气慢慢变热，当热到一定程度后，就再不能热下去了，再热下去我们都会受不了，所以宇宙的力量就是这么奇怪，到达一定程度，它便转入到阖的状态，使阳气的释放过程关闭，天气就不那么热了。在阖阳气的时候，它又同时把一个管阴气的开关打开，天气便逐渐转入寒冷，冷到一定程度，阴气的开关阖起来了，阳气的开关又重新打开。这样周而复始的开阖运动，便有了寒暑的往来。那么，支配这个开阖运动的是什么东西呢？就是上面的枢。一个开、阖、枢主管阳，一个开、阖、枢主管阴，合起来就是三阴三阳。因此，开、阖、枢反映了三阴三阳的运动状态。这个直接的运动我们无法看见，也并不是天地间就有那么两个门户，就像我们一个单位、一个家的前门、后门，它可以开，可以阖，而主宰这个开阖的有一个门枢的存在，这也是古人为了认识宇宙，为了认识人身，经过理性思维而产生的一个方便法门，也是一个思维的产物。虽然我们无法直接看到天地间的这个开、阖、枢，也无法直接看到人身上的这个开、阖、枢，但是透过它的运动所显现出来的不同的象，我们是可以认识和把握它们的。我们就可以根据这个显现的象来推测开、阖、枢的运动状态，并且运用一定的方法去调节异常的运动。开、阖、枢的道理很深刻，大家可以好好地研究一下《素问·阴阳离合论》，对这个问题理解透了，中医的很多问题就基本清楚了，所以说"知其要者，一言而终；不知其要，流散无穷"。

人是气所构成的宇宙的一小分子，而宇宙分配给我们每个人的气并不是无穷尽的，所以，人生就有一个生、老、病、死的过程，就有一个生、长、壮、老、已的过程。人的生命是形气相合的结果，形是我们的这个躯体，气就是上面的这个宇宙分配给我们的一定限量的气，当这个一定限量的气消耗完了，生命也就宣告结束。尽管此时的这个躯体并没有消失，但是，气没了生命也就没了。古人有一个很好的名词来形容上述这个气的限量，这个名词叫作"气数"。了解气数很有好处，它可以帮助我们树立正确的养生观，也可以帮助我们树立不偏的治病防病观。现在让我们看一个生活中的例子，我们南方的大部分地区现在还用煤气罐，煤气罐中的气是一定的，或30升或50升，这个一定量的气就可以称之为"气数"。气数确定了，这一罐气所用的时间长短，就全在于我们每个用户的手中，如果你非常节省地用，那么，你这罐气可能要比别人的多用半个月甚至一个月，如果你用得很大手大脚，处处不注意节约，那么，也许本来可以用一个月的煤气，你只用了20天就没气了，气数就尽了。这虽然是一个生活中的比喻，是我们身外的比喻，可是它又是一个非常实在的比喻，我们这个身子就像一个煤气罐，它里面的气数也是一定的，用得好他可以用很长的时间，用不好很快就用尽了。因此，这个气用的长短，也就是我们生命的长短，有部分权力是操持在我们自己手中的。我们将气阀开大了，造成浪费，气用时间就缩短。但是，如果开小了，那也不成，饭都煮不熟。因此，这里也要提倡中和，也要提倡中庸，勿太过，勿不及！开、阖、枢的作用也就体现在这里。

现在流传一句话，叫作"生命在于运动"。这句话理解得不好会害很多的人。有的人误以为只要运动了，生命就会健康，就会长寿，因此，他们拼命地去运动，跑完两千米，又去踢球，满头大汗地再回来洗个澡，这与其说是锻炼身体，不如说是糟蹋身体。为什么这样说呢？还是上面比喻的那个道理，剧烈的运动、大消耗的运动，无非是开大了生命之火，火开大了，气用就多，气用一多，气用的时间自然就缩短了，这是必定不二之理。在印度产生的佛教对人体生命有一个很精辟的认识，认为人的寿命与呼吸的次数相关，而每个人都有自己一定的呼吸次数，虽然这个次数在每人身上都会不同，所以会有寿夭之别，但是，不同之中又有一个相同，就是每个人都有一个相对确定的呼吸次数。印度佛教的这个呼吸气的次数与寿命的相关性，与我们刚才谈的气数概念非常相似，我们运动太剧烈了，第一个反应是什么呢？第一个反应就是呼吸、心跳加快，原来我们正常的呼吸次数是每分钟十多次或者二十来次，可是现在一下子增加到五六十次，翻了二三番，气数用得太快了，会有什么结果呢？请大家自己思考。这样的运动究竟是益多还是害多？现在现代医学也认识到这一点，不过它不提气数的问题，它提有氧运动和无氧运动。如果运动的量超过一个限度，使呼吸心跳超过一定值，那么这个运动叫作无氧运动，而保持在这个一定范围之内的是有氧运动。无氧运动对健康的益处不大，或者说利少弊多，而有氧运动则有利无弊。在我们中国类似的有氧运动很多很多，比如华佗的五禽戏，以及太极拳等。而在道家功夫里面更有一些特殊的锻炼方法，比如静功训练，当练到相当的火候时，可以由后天的呼吸转入到先天的胎息状态，这时候由口鼻所进行的呼吸停止，呼吸次数由每分钟十多次，逐渐减少，最后减为零，而持续的时间则取决于每个人的修持水平，水平高的时间可以很长，水平低一些的相对短些。大家可以做一道简单的数学运算，呼吸次数是相对确定的，如果单位时间内使用的次数大大减少了，那么，使用的时间是不是就大大延长了呢？这就是长寿的一个奥秘。我们怎么来研究延缓衰老的课题呢？节约气数，更具体地说节约呼吸的次数就是最好的延缓衰老。《庄子》所提的踵息法以及后世的龟息法，都倡导深长缓慢的呼吸锻炼，这些都是简单而根本的长寿之法。可是世人往往都有这样的怪癖，就是舍近求远、舍简执繁，你告诉他这样一个简单的方法。他往往觉得不足为信，他非要去求一些复杂的，甚至做起来气喘吁吁的运动才觉得有效，大家不要忘记《老子》的一句名言"至道不繁"啊！

另外，我还请大家到动物园看一看。动物园里，那个蹦蹦跳跳一刻也停不下来的猴子，寿命至多不过20～30年；而趴在地上一动不动的乌龟，寿命却有几百年。再看看鸟类，那些吱吱乱叫不停的小鸟，和那些凶猛的雄鹰，寿命短者不过数年，长者不过数十年；而那些单脚而立，纹丝不动的鹤类，却可活到几百年甚至上千年。这是为什么呢？道理上面都讲清楚了，大家可以应用形象思维去思考。现在到了冬天，大家可以到街上看一看，看看我们许多小伙子和姑娘们的穿着，特别是姑娘们，她们往往要风度而不要温度，穿得很少，甚至大冷天还穿裙子，完全不顾《内经》的教导，冬三月应该养藏，应该去寒就温，为什么要养藏呢？就是要把气阀的开关阖小，就是要节省气用。你不去寒就温，你不养藏，你为了要风度穿得少少的，机体为了适应这种状态，为了使你不生病，怎么办呢？只有把这个开关大大地开放，让生命之气出来生火御寒，这样做值得吗？我们应该有时想着没时，让这个有限的气用发挥更大的作用，至少我们学中医的人应该这样考虑。又比如现在到了夏天，满街都是这冰那冰，尤其年轻人热衷于吃冰，贪图一时之快。可是大家想过没有，这个零度的冰吃下以后，为了不造成中寒的病证，机体必须调节开、阖、枢，让主管胃阳的这个阀门开大，让阳热之气来消化这个冰寒，我们吃下的虽只是几个冰块，可消耗的却是我们的阳气啊！我们为什么不把这些气用在延长生命，多做一些有益于人类、有益于社会的事业上，而将这样宝贵的气用在消化几块冰砖上呢？

　　明白了上面的道理，对国外所做的这个出生季节与寿命的关系就不难理解了。为什么在夏天出生的人，寿命会比其他季节出生的人相对短些呢？因为我们人体有一个气立是与外界相连的，夏天出生的人，当他一离开娘胎之际，就通过这个气立与天地相连，就立即要受到外界气候的影响。夏日里天气炎热，这是因为主管阳气的阀门在这个时候开得特别大，受夏日这个神系的共振影响，新生命的这个阀门同样开得很大，并且以一种相对的惯性保持下去。开的因素大了，气的消耗就大，气大就必然导致数小，所以夏天出生的人虽然比较聪明活泼，可是比较其他季节出生的人而言，气用的时间就会短一些，因此，寿命就短一些。秋冬出生的人就不同了，秋冬是收藏的季节，阳气处于收藏的状态，处于阖的状态，由于神系的共振作用，这个时候出生的人，其阀门的开放度自然比较小，阀门的开放度小，气用的时间自然较长，因此，寿命亦相对要比春夏出生的人长。根据开、阖、枢与气数的道理，根据阴阳术数构造体系，我们可以很轻松地解开上述这些相关性问题，甚至我们可以不做调查统计，就完全可以根据这个已经构造出来的知识体系推断出上面的结果。我们做中西文化的比较工作，做中西医结合的工作，应该在这些层面上下功夫，这样可以为现代医学提供一些实验的思路，也可以让我们人类共同的医学少走一些弯路。

三、主气与中运

五运六气是在医学经验积累的基础上，运用阴阳术数构系建立起来的一个医学系统。在这个系统里面，讨论了宇宙与人的各种关系，宇宙运动对人体所产生的影响是多方面的，但是较常见的，也是运气七篇中介绍的，主要有五方面或者说五个层次，这就要较日本人所做的统计复杂得多、有用得多，同时也准确得多。现在就让我们来看第一个层次：主气。

主气是一个每年不变的气。不管是哪一年，六气的分布次第都一样。其中每一气所主的时间区域与前面所介绍的六步间气相同，即从每年的大寒节开始，至次岁的小寒节终，每气主管四个节气。第一个气，也称初之气，为厥阴风木（410），主元月21日至3月21日（大寒节常在每年元月21日左右）；二之气，少阴君火（115），主3月21日至5月21日；三之气，少阳相火（17），主5月21日至7月22日；四之气，太阴湿土（126），主7月22日至9月22日；五之气，阳明燥金（28），主9月22日至11月22日；六之气（亦称终之气），太阳寒水（39），主11月22日至次年元月21日。周而复始，如环无端。为什么主气的变化年年如此呢？因为我们这个地球的气候变化是有周期性的，是有一定规律的，而主宰这个周期变化的东西就叫作主气。我们看从每年的元月21日到3月21日这个区间，这个区间也叫初之气，天气开始慢慢地温和，春天来了，风生了，木生了，而产生这个风木的因素就是厥阴，所以叫厥阴风木。厥阴除产生风木外，还与我们人体的肝胆相关。我们看为什么它叫主气呢？因为每年的这个时候必然是春天到来，必定是风木主事，就像二十四节气每年不变一样。到了3月21日至5月21日，这个是二之气少阴君火，这段时间天气逐渐由温转热，由春入夏，少阴除产生君火，造成温热的气候，还与我们人体的心及小肠相关。5月21日至7月22日，三之气少阳相火来了，天气由热转暑，到了盛夏时节，少阳除与相火联系，还与我们人体的三焦、心包相关。7月22日至9月22日，四之气太阴湿土主事，此时天气由暑转湿，阳气开始下降，这也是长夏季节，太阴除了产生湿土，还与人体的脾胃相关。9月22日至11月22日，五之气阳明燥金主事，由于阳气已降，湿不蒸腾，故天气

干燥，渐渐转凉，阳明除产生燥金，还与人体的肺及大肠相关。11 月 22 日至
次年元月 21 日，终之气太阳寒水用事，此时隆冬，天气寒冷，河水为冰，在
人体则为肾与膀胱与之联系。由于每年气候的变化大概都是这样，先是风温，
慢慢热、暑，然后雨湿、干燥，最后寒冷，寒冷完了，又开始温暖，春夏秋冬
年复一年，就像我们是某一幢房子常住不变的主人一样，所以叫作主气。

　　上面我们提到，五运六气讨论的有五个主要层次，即中运、司天、在泉、
主气、客气。显然，日本人所考虑的层次只是我们的主气层次，就是一般所讲
的春夏秋冬这个层次。夏天出生的人为什么寿命相对较短呢？由于夏天是少
阳用事，少阳主火，在少阳的作用下，人体管火的阀门就开大了，气的耗用增
加，气的耗用量增加了，能用的时间当然减少，所以夏天出生的人寿命相对较
短。那么，是什么力量决定这个主气的变化呢？就是《老子》所说的可道的
这个"道"。《老子》第一章说："道可道，非常道，名可名，非常名。"我们知
道"道"是天体运行之道，"名"则是顺应着道的运行而产生出来的。从太阳
这个道来说，它是产生四季变化的主要根源。由于太阳的视运动，一年之中相
对地球而言，就产生了不同的光照角度的变化，光照角度不同，自然温度就不
同，春夏秋冬的不同气候就是这样产生的。因此，太阳之道是产生主气变化的
主要因素。太阳的运转是比较恒定的，转到一定的时候是春天，转到一定的时
候是夏天，转到这一点上是秋天，转到另外一点上是冬天，这种相对恒定的转
动，便导致了主气的恒定性。既然太阳这么有规律地运转，每转一圈都是 365
天多一点，那为什么我们的气候还会出现反常的变化呢？原因是在我们太阳系
里，还有五大行星的运动，由于金木水火土五大行星运行周期并不一样，有的
行星绕太阳一周的时间是 80 多天，有的行星绕太阳一周是 200 多天，由于运
动周期和运动速度的不同，所以五大行星在天体上的相对位置是经常变动的，
它们每年的相对位置都不一样。由太阳、地球、五大行星产生的引力就不那么
恒定，所以造成了风寒暑湿燥火的变动。

　　古人根据各行星在特定观察区域内的出现情况，以及它们的明亮度，定出
了相应的十种变动情况，这十种变动情况刚好与十天干相应。被用来观察上述
这十种变化规律的行星古人称作岁星、荧惑星、镇星、太白星、辰星。其中岁
星的情况说明木运的变化，荧惑星的情况说明火运的变化，镇星的情况说明土
运的变化，太白星的情况说明金运的变化，辰星的情况说明水运的变化。我们
说岁星的情况说明木运的变化，辰星的情况说明水运的变化，并不是说岁星就

是直接形成木运的因素，而只是说各大行星在运行中所产生的相对位置，每年都不相同，我们抽出一些不同的特征来，在这个特征的情况下是木运太过，而在另一特征时是水运变化。比如今年的情况就是水运太过，而在水运太过的情况下，就会相应地出现反常的寒冷气候，不应该冷的时候它会寒冷。比如一般情况下，要到九月初九天气才比较冷，可是由于水运太过，五大行星的运行因素造成今年的寒冷要比往年提前到来，冬天的寒冷程度要比往年更厉害。这些反常的气候变化是五大行星的相对位置所造成的，所以，我们就定出一个中运，以刻画五大行星所造成的气候变化。因此，我们应该记住中运是刻画反常气候的因素。当然除了气候的变化以外，我们还要考虑气的运动状态，以及其他可以说明阴阳气运变化的情况。有关气的运动状态，我们可以举一个例子，很多同志都跳过舞，大家说迪斯科的运动状态是一种什么运动状态呢？迪斯科的状态显然是一种火热的、炎热的运动态，是属于火运的状态，也是属于少阳的状态。如果我们跳交谊舞、跳慢三步，那么，这个状态就是比较柔和的运动状态，它可能与水与木的运动状态相类似，因此，是太阳或者厥阴的状态。我们老年人应该选用哪种气的运动状态呢？应该选交谊舞，应该选慢三步，这才合乎自然。道法自然，才能长久。这就是说气候变化只是气的运动状态的一种表现形式。因此，即使我们今年不出现反常的寒冷变化，也不见得就不会出现其他相关的反常运动状态，这种运动状态就是水运，这种水运的状态会在不该出现的时候出现，这种反常的状态会影响到人体相关的水属以及它所克制的火属，比如肾与心等。我们谈中运大概就是这个意思，而中运的变化怎么把握呢？《内经》的作者在观察天象的基础上已把中运的变化同天干作了联系，这一点我们在前一讲中作过介绍，即甲己年土运，乙庚金运，丙辛水运，丁壬木运，戊癸火运，五运用数码表示是土运126、金运28、水运39、木运410、火运115，再分太过、不及之年，阳干所配为太过，阴干所配为不及。今岁丙寅，故为水运太过之年。

四、司天在泉

有了主气与中运的概念，我们就来考虑最头痛的司天、在泉问题。司天、在泉确实是很别扭的概念，有人说，五运六气是在气象学的基础上产生的，或者说是吸收了天文学的成果，或者说是跟天文学结合后所产生的五运六气辨证论治方法。这种说法不大准确，我查阅了二十四史有关天文的部分，完全没有发现在天文史上出现过司天、在泉、主气、客气这些名词，更没有发现天文史上出现过三阴三阳的名字。所以，我不大同意运气学说是医学加上一个天文学的说法。为什么要强调这一点，因为这是关系到是天文学使中医发展了，还是中医使天文学发展了？是天文学浸透了我们中医，还是中医浸透了天文学的问题。我们知道，医学的产生免不了要跟天文学有关系，跟天文观测有关系，可是由于需要不同，在观察同样一种客体的情况下，就会发展出那么一种情况，客体是一样，得出的学说并不一样，所以我不能同意运气学说是天文学加医学。如果说司天、在泉这些东西也符合天文学需要的话，那么，只能说由于中医理论发展的需要，它也给天文学输出了有用的营养。我认为强调输出是很有好处的，特别在当今这个充满竞争的世界里，你这个民族如果没有输出，人家也就不会给你，你输出得多，得来的才多，你输出得少，得来的就少。我希望学中医的年轻人要立下雄心壮志，要大胆挖掘我们这个体系里面的有用东西，把它整理了，输出去，走向世界，面向未来！站在这个角度，我考察了五运六气，认为五运六气是在中医实践的、中医临床的、中医理论建立和发展需要的基础上，建立起来的一门新的天文学。当然，它不是原始意义上的，也不是现代意义上的天文学。

由于司天、在泉不是由天文学中借来的概念，因此，对它的理解就显得很别扭。我们是否可以作这样的思考，黄帝、岐伯是怎样在《内经》其他部分的基础上提出司天、在泉这些概念的，如果将你换成当年的岐伯，你又怎么根据你所掌握的这些知识，建立起司天、在泉的概念呢？我们知道，由于阴阳术数构系的需要，已经假定了六合是由气组成的，那么，是什么因素主宰着这个六合之中的气象变化呢？是什么因素主宰着六合之中的气运变化呢？这个主宰的力量是什么？这个问题的提出就很自然地要考虑到天地，因为万事万物都是由天地感应而产生的。那么，是谁主宰着天、是谁主宰着地呢？司天与在泉的概念便是在这样的情况下提出来的。这个道理并不复杂，因为他们可以通过当时的感知来建立这些概念，而这些感知在我们今天仍然可以感知得到。我们发现，太阳有周期的运动产生了四季，又发现行星的不同位置变化，产生了一些反常气候，那么，这完了没有呢？还没有完。我们还看到，在太阳和五大行星的背面还有很多很多恒星，面对这些恒星，我们还需不需要有了六气搞七气，有了七气搞八气，搞一百气，甚至一万气呢？不需要了。阴阳术数的原则规定，阴阳不以数推以象。因此，不是根据数的增加来计算这些复杂的因素，而是抽出这个数的象，你把握住了这个简单的象，就能够刻画整个天体运动所产生的不同气候变化。正是这个原因，所以提出了司天，司天产生了，在泉便是自然的事了。为什么这么说呢？因为有天就有地，在我们看到这个天文背景的时候，我们只看到天的一半，在地平线上的一半，那么，我们看不见的另一半呢？这另一半是不是也对气候产生影响呢？也产生影响，这个与司天相对的另一半就叫作在泉。由于整个天体都在不停地运动，那么，怎样来刻画这些不同的运动状态呢？还是老办法，用三阴三阳就行了。所以就有六种不同的司天和六种不同的在泉。司天、在泉的计算方法我们前面已经做过详细介绍，它是根据干支纪年的地支来确定每年的司天，即子午之岁少阴君火（115）司天，丑未之岁太阴湿土（126）司天，寅申之岁少阳相火（17）司天，卯酉之岁阳明燥金（28）司天，辰戌之岁太阳寒水（39）司天，巳亥之岁厥阴风木（410）司天。司天知道了，在泉就可以很容易地推出来，因为我们前面曾谈到，在泉刚好是看不见的另一半。刚好是与司天相对应的另一半。根据阴阳相对的原理，司天为阳，在泉必为阴，司天为阴，在泉必为阳。三阴三阳相对，所以少阳（一阳）司天，必定厥阴（一阴）在泉，厥阴司天，必定少阳在泉；阳明（二阳）司天，必定少阴（二阴）在泉，少阴司天，必定阳明在泉；太阳（三阳）司天，必定太阴（三阴）在泉，太阴司天，必定太阳在泉。这也是一种对化的关系。由于天道在不停地运转，每年都在变，因此，司天、在泉也在随年变化。这个对化关系，也是一种阴阳的对称关系，它有点像我们的东半球与西半球的关系，也有点像我们的北半球与南半球的关系，东半球是白天是阳，西半球就是黑夜是阴，而西半球是白天是阳的时候，就轮到东半球是黑夜是阴，这种情况是在不停地轮转变化之中。又比如南半球是夏天的时候，北半球就是冬天，而北半球是夏天的时候，南半球就是冬天，这种关系就是一种阴阳对化关系。

前面我们不停地在讲阴阳术数，这是一个方法论。学传统文化，学中医没有这个方法是不行的，方法不对头，你花再大的劲，也是白费。而这个方法中很重要的一个方面就是对"数"的认识，因为这个"数"与现在我们熟知的这个数理逻辑体系的数相差很远，我们讲"数"不能离开阴阳，不能离开象，因此，我们提出一个"数"的时候，也就意味着我们同时提出了一个阴阳、一个象。同样的过程，当我们得出一个阴阳、一个象的时候，也就意味着有一个"数"的存在。对这个阴阳象数之间的关系进行把握，进行运算，就叫作术，所以说是"阴阳术数"。我们在运用医学进行治病的过程，为什么又叫作医术呢？因为治病的过程同样也是对"阴阳象数"之间的关系进行把握和运算的过程。例如我们看到一位发热的病人，他给我们的象是什么呢？他给我们的是一个火热之象，一个少阳之象，这个少阳相火是从哪里来的呢？来源有很多，我们上面所讲的五运六气的五个层次都可以成为它的来源，除了这五个层次外，还有胜复的因素，以及灾变的因素等。那么，对于这个造成我们疾病的象，我们怎么来治疗呢？我们还是要根据上面的阴阳象数关系，这个关系的内部原则告诉我们，对于火热这样一个象，可以用寒象来进行对治，而作为寒的这个象，其含义是很广的。当然，我们对这个象最直接的感受就是冬天的寒冷，但是，是不是对一个具有火热证象的病人，就一定要把他搬到冬天治疗，如果我们这儿不是冬天，就设法把他运到南半球去呢？看来不是这样，对于造就寒象，古人有很多的方法，而我们最熟悉的就是药物与针灸的方法。在众多的药物中，哪些是具有寒象的属性，这在《神农本草经》中，在后世的《本草》书籍中都有详细记载，我们可以直接去查阅，利用这些药物所造就的寒冷属性就可以对治上述的火热。所以中医治病，实际上就是象的对治。先了解疾病的象，根据年运的变化、四诊的情况，得出一个有关疾病的象。这个象的标准，运气里面给我们提出了六个，即三阴三阳之象、六气之象。在这个象的基础上，我们再根据象与象之间的相互关系，利用药物或其他措施，找出一个对治的象来，而在具体应用这个对治的象的时候，以及在对上述这个病象的预后转归进行把握的时候，就要充分运用到数的关系，就要进行象数之间的转换运算，这个运算过程就叫作术。由于它是一个有关医的运算，所以叫作医术。

上面我们谈到运气所给出的象有六个，但作为论象的鼻祖，《周易》这个体系，它只谈四象，因此，有必要来认识一下这个发展变化的过程。在太极所摄持的这个阴阳体系里，有"冬至一阳生，夏至一阴生"。由冬至始，一阳生发，然后阳道日长，直至夏至，阳道隆盛而阳极生阴，《内经》也叫作"重阳必阴"，于是，夏至以后，一阴生发，阴道渐长，直至冬至，阴道隆盛而阴极生阳，《内经》也叫作"重阴必阳"。在上述的这个"生"的阶段，就称为"少"，而到达极盛的阶段时，就称为"老"或"太"，所以就有少阳、老阳、少阴、老阴之分。易系统里面说："易有太极，是生两仪，两仪生四象，四象生八卦，八卦定吉凶，吉凶生大业。"这个四象就是指上面的老少阴阳。很明显，这个阴阳四象是易卦的需要、卜筮的需要。这个阴阳四象进入医学以后，黄帝、岐伯就发现了，光有少、太还不能完全刻画人的疾病运动状态以及人的生命正常运动态，也不能与宇宙的各种象完全结合，只有把宇宙的象分成三阴三阳，再从人体找出对应的三阴三阳，这样才能刻画人的病态与不病态，然后，才能进行医学系列里的阴阳术数运算，才能进行医术实践。

所以，我们应该知道，在一定的历史时期内，阴阳术数构系也是处在一个不断发展的过程，就像西方的科学基础——数理逻辑体系一样。但是，这里我们有一个前提，就是一定的历史时期内的情况是这样。西方的情况却似乎处在持续的发展过程中，以几何学为例，最初产生的几何是欧几里德几何，在欧几里德几何体系里，三角形的内角和是180°，可是到以后发展起来的黎曼几何，却认为三角形的内角和不是180°。为什么这么说呢？因为在实际的空间里，由于引力的作用，光线肯定会受到引力场的作用而变得弯曲。在欧几里德几何体系里，内角和为180°的前提是：三角形的三条边是绝对的直线。可是现在情况不同了，由于引力的作用，光线会变弯曲，就像我们在一个很大的球面上画三角形，这个时候，你去量它的内角和，就肯定不等于180°。因为它不是在平面上作的三角形，它的三条边已经弯曲了。试想如果我们在所处的地球上画一个很大很大的三角形，由于每条边的弯曲，你从外部去量，内角和就大于180°，而你从地球内部去测量，内角和就小于180°，这就是黎曼几何。而我们的阴阳术数构系，同样也是在周易阴阳术数构系的基础上进了一步，这样才形成了医学体系的阴阳术数构系。明白这一点很重要，我们就可以主动地去研究那些具有神秘色彩的传统学问，看看这些学问里面有没有阴阳术数构系，看看这些阴阳术数构系与原有的构系有些什么差别，有了哪些发展，把这些发展提取出来，组建新的阴阳术数构系，我们可以尝试将现代科学所发现的经验，放在这个体系里，这就完全有可能产生一门新的科学！

那么，由二阴二阳的易学体系怎么过渡到医学的三阴三阳体系呢？这个过渡主要是因为阳明和厥阴的设置，就是在少阴、少阳，太阴、太阳的基础上再加一个厥阴、阳明，这就构成了三阴三阳体系。由于医学要考虑寒暑往来，要考虑气机的升降出入，因此，厥阴、阳明的加设也就变得十分自然和十分必然。阳气由少到太，是一个不断增益的过程，为什么它不会不断地增益下去，而是由阳转阴呢？阳明的加设便体现在这个节骨眼上，是阳明关闭了这个阳道的不断增益，从而实现了由阳转阴的过程。《内经》将阳明的功用精炼成一个"合"字，其实就是很好的说明。同样，阴气由少到太，也是一个不断增益的过程，而为什么不会继续无止境地增益下去，而是要由阴转阳呢？这个节骨眼上的作用也是因为厥阴的加设而实现的，是厥阴关闭了阴的持续增益，从而实现了由阴转阳的过程。《内经》同样也将厥阴的功用精炼成一个"合"字。一合阴，一合阳，所以又说：两阳相合为阳明，两阴交尽为厥阴。如果没有阳明、厥阴的加设，也就没有寒暑往来和气机升降的过程，要么它会一直的寒下去，要么它会一直的暑下去，寒暑不往来，也就没有生化可言。因此，厥阴、阳明的加设非常重要，它是医学系统的阴阳术数构系区别于其他阴阳术数构系的一个重要的标志。

　　运气学说还有一个很重要，也是一个很难理解的内容，就是标本中气问题。《素问·至真要大论》云："帝曰：六气标本，所从不同奈何？岐伯曰：气有从本者，有从标者，有不从标本者也。帝曰：愿卒闻之。岐伯曰：少阳、太阴从本，少阴、太阳从本从标，阳明、厥阴，不从标本从乎中也。故从本者化生于本，从标本者有标本之化，从中者以中气为化也。"六气的标本与《素问·标本病传论》中所指的标本，意义有所区别，大家不要搞混淆。在《素问·六微旨大论》里，对这个标本有比较明确的划定。什么是标呢？三阴三阳就是标，太阳、阳明、少阳，太阴、少阴、厥阴，这些就是标；什么是本呢？六气为本，就是风寒暑湿燥火为本。什么是中气呢？中气就是中见之气。这个中见，与经络学上的表里关系是一致的。比如太阳、少阴为表里，太阴、阳明为表里，少阳、厥阴为表里，这些表里关系也就是互为中见关系，即太阳中见少阴，少阴中见太阳，太阴中见阳明，阳明中见太阴，少阳中见厥阴，厥阴中见少阳。少阳、太阴从本，少阳属阳而化火，太阴属阴而化湿，标本同性，所以，少阳、太阴可以从本。太阳、少阴从本从标，太阳属阳而化寒，少阴属阴而化热。标本之性截然不同，所以，只能从本从标。而厥阴、阳明呢？为什么不从标本从乎中？这个问题的确不容易解决。有的同志看到了这个问题的关键性和严重性，提出如果这个问题弄清了，中医的许多问题都会弄清，对这个问题我也似乎有同感。我们能不能联系阳明、厥阴的上述作用来思考这个问题呢？所谓"从乎中"，实际上就是以阳从阴，以阴从阳；阳明从中，就是从太阴，厥阴从中，就是从少阳。而根据我们上面对阳明、厥阴功用的分析，阳明虽属阳，可是它所行的事却是实现由阳转阴的过程，所以，它是以阳从阴，阳行阴事。而厥阴虽属阴，可是它的行事却为实现由阴转阳的过程，所以，它是以阴从阳，阴行阳事。这个联系是否正确？希望大家一起来思考。

五、客气系统

前面我们曾经谈到，在一定的历史时期内，阴阳术数构系得到不断地丰富和发展，但是，到了一定的历史时期，也不可避免地掺进了一些不利于我们研究传统文化的因素。比如，"天人合一"或者说"宇宙社会观"的提出，就是一个例子。"天人合一"是西汉董仲舒在其所著的《春秋繁露》中提出来的，这个观念为什么我们把它称为"宇宙社会观"呢？就是他将天的因素与社会的发展变化拉扯到一块，这就自然地要造成一个意识形态领域的误区，使现代人对传统文化有一个不好的印象。因此，我们研究中医，研究人天的关系，首先就要破除这些不利的因素。钱学森同志考虑到这一点，所以，他不提"天人合一"，他提出一个"人天观"。钱老的"人天观"当然有别于董仲舒的"天人合一"，但是，这个"人天观"还是容易使人混淆，因为人不是纯生物的因素，还包括了社会因素。因此，"天人合一"也好，"人天观"也好，就不可避免地包含了两个层次的东西，一个层次就是天与社会的层次，一个就是天与生物的层次。我们中医研究的层次，也是传统文化自然科学这一门类所关心的层次，主要是生物这个层次。而天当然是指宇宙的运动变化状态，因此，我在这里大胆地提出一个"宇宙生物观"，以区别于《春秋繁露》中所提的"天人合一"。并且也给钱老所提的"人天观"划出一个明确的界限，钱老的"人天观"就是"宇宙生物观"，它不同于"天人合一"的宇宙社会观。

为什么说中医研究的是宇宙生物的层次？大家看一看前面讨论的宇宙神系就会很清楚。宇宙神系就是揭示宇宙运动与生物变化的密切关系，它赋予了生物宇宙的属性，从而使生物成为宇宙不可分割的一分子。宇宙生物的运动变化状态有六种，即三阴三阳，即风寒暑湿燥火，而这六种运动变化状态主要来自五方面的因素影响，这五方面的影响是：中运、司天、在泉、主气、客气。在这五方面的影响中，前四方面的影响已经谈到过，现在让我们来看看客气的影响。客气是一个相对于主气的概念。主气虽分六步，三阴三阳而周一年，但每步气所主的区间都是恒定的，年年如此，因此，它是常住之气。常住之气在于刻画年这个周期内的阶段性恒定气运变化，而在每个阶段内，既然有一个恒定性的气，就必然有一个变动的气。这是常变观，这是辩证唯物主义。上述这个变动的气候就是客气，因此，客气是客住之气。它虽然也分六步，但是，每步气所主的区间都是年年变换的。是不是年年变换就不可知晓呢？不是的，它的变中还是有常，客气的这个变中之常便是由司天、在泉来决定的。在讨论司天、在泉的时候，我们曾经说过，司天、在泉每年都不一样，每年都在变化，这个变化的规律，就在干支纪年的地支之中。司天，《内经》的作者又把它叫作天；在泉，《内经》的作者又把它叫作地。由于天地的运动存在一种天左旋地右转的规律，因此，司天、在泉并非永远站在这个位置上不走，它经常地退居二线、三线、四线、五线、六线，然后，再回到一线上来。在这个变动过程中，就会显现出一些有规律的波动性气候变化，或者更严格地说，是显现一些变动性的气的运动状态。而这个变动性的气，就是客气。因而，客气主要是司天、在泉的转换运动造成的。

既然司天、在泉的转换变化造成了客气的变化，因此，客气的推算便是以司天、在泉作为依据。现在我们就来具体地看一看客气的推算方法。客气的推算有两条原则：第一，客气的排列是以三阴三阳的次第为序，首尾相接，如环无端。什么叫作三阴三阳的次第呢？就是一阴二阴三阴，一阳二阳三阳，一阴为厥阴，二阴为少阴，三阴为太阴，一阳为少阳，二阳为阳明，三阳为太阳。阴后接阳，阳后接阴，所以说如环无端。在这里，它与主气的排列有一个明显的区别，主气的排列是一阴、二阴之后不是三阴，而是一阳，一阳之后再接三阴，三阴之后再接二阳、三阳，这是主客气在排列次第上的差别。第二，掌握了客气的排列次第，就要注重另一条原则，这条原则是，每年的第三个客气，或者说第三步客气，始终都与司天相同；每年的第六个客气，或者说每年的终之客气，始终都与在泉相同。因此，客气的推算步骤是，首先根据年支确定司天与在泉。司天与在泉确定了，便等于同时确定了客气的第三气与第六气，然后，再根据客气六步的排列次第，或顺推，或逆推，便可得出其他四步客气。以今岁丙寅为例，地支为寅，前面已经介绍过，凡属寅申之岁，都是少阳司天、厥阴在泉。因此，今年的第三个客气是少阳（一阳），第六个客气是厥阴（一阴），若从三之客气逆推，第二个客气便应是一阳之前的三阴，第一个客气便是三阴之前的二阴，而从第三气顺推，第四气为二阳，第五气为三阳，因而这一年的客气六步应是：初之气少阴君火（二阴），二之气太阴湿土（三阴），三之气少阳相火（一阳），四之气阳明燥金（二阳），五之气太阳寒水（三阳），六之气厥阴风木（一阴）。这就是今年的客气变化，而客气每一步所管的区间还是四个节气，从大寒节始，到小寒节终，这一点与主气没有区别。我们只要根据上面这两个原则来反复练习，多拿一些年来推算，很快就会掌握客气的运算方法。

六、简单性与统一性

阴阳术数构系中一个很重要的原则，就是"阴阳不以数推以象"，因此，图像就成为表述阴阳的一个非常重要的因素。前面在谈河图的时候，我们曾学过如何用数字来进行表示，数字的表示方法虽然很简单，可是还不符合阴阳以象推的原则。有感于此，在这个原则的思想指导下，我构思了一种图像，用这种图像来表达我们中医里面的一些基础性问题。这个图像我们可以把它叫作：脏腑气立神机本气位原式图。如图7所示：

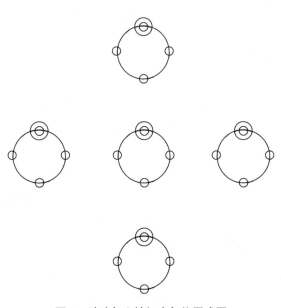

图7　脏腑气立神机本气位原式图

　　脏腑的概念我们不用解释，气立、神机前面已经讨论过，现在我们来看本气位。"本"指的是天，天有本原之气，化成三阴三阳六种状态，这六种状态支配着我们所能看见的象。三阴三阳我们无法看见，我们只能通过所见的象感觉它的存在，这六种所见的象就是风寒暑湿燥火，所以讲本就是指的天文现象，天文背景上的风寒暑湿燥火。位的意思是什么呢？位就是东南西北中，是方位，是地。那么，"气"又指的是什么呢？气是天气下降、地气上升，气交之中为人所处，所以气指的是人。上述这个本气位，在《素问·气交变大论》中有明确记载，《素问》在这一篇中，引用了《上经》的一段话："夫道者，上知天文，下知地理，中知人事，可以长久。"《上经》这部经我们已经无从查考，但是，《上经》这段话的内容在《内经》的许多篇章中都能见到。黄帝对这段话发了问："何谓也？"岐伯回答说："本气位也。位天者，天文也。位地者，地理也。通于人气之变化者，人事也。"道指的医道，为什么它能长久地流传下去呢？因为这个道谈了本气位，谈了木火土金水，谈了东西南北中，谈了风寒暑湿燥火，医道就是把人放在这样一种气交变化中来讨论的。如果开句玩笑，中医是"本位主义"。中医讲人、讲病、讲生、讲死、讲七情都跟本与位有关。因为是本位的气的升降构成了人，由于中医是放在那么一个广阔的天地里，放在科学的三个前沿阵地上来讨论问题，所以中医的这个道是可以长久的。当然，也许由于人为的因素，中医暂时被淘汰了，或者形式上没有被淘汰，而实质上被淘汰了，但是，随着科学文明的不断发展，作为本位所产生的人，肯定会重新来考虑我们中医的思想。而这个思想最杰出的体现，就是五运六气。因为五运六气这个阴阳术数构系很完整、很优美、很协调、很统一，同时也很简单，是完全符合爱因斯坦的简单性和统一性原则的医学体系。因此，我们应该很好地重视它，认真地学习它。简单性，是说一门理论、一门学问的基本原理以及构造这个基本原理的基本结构是简单的。而统一性则在于说明这个简单的原理、简单的结构具有广泛的包容性，能够用来说明和解决众多的、复杂的问题。中医的基本原理，以及这个基本原理的基本结构是阴阳、五行。再分一分，也不过三阴三阳，可是天地、万物、生杀、变化却都已在它的包含之中，难道这不是简单性和统一性的充分体现吗？爱因斯坦常常用这样的原则来作为科学美的标志，如果用爱因斯坦的这个原则来衡量中医，中医确实是一门具有美学性质的医学。

上面这个图的构造，实际上也充分体现了简单性和统一性的原则，如果我们能够很好地把握住这个图，就可以利用它来进行医术上的运算。我们先来看这个图的第一个层次，就是位于东南西北中的这五个圆圈，这五个圈所代表的是位。大家可以先找一找自己的位在哪里。在东南西北中这五个位上，每个位都跟本发生关系，每个位都有春夏秋冬，都有风寒暑湿燥火，这一点在古人那里有很明确的说法，就是五行之中有五行，六气之中有六气，阴阳之中有阴阳。这个说法我们比较容易理解，前面我们曾经谈到过五方五位与四时六气的配属关系，东方属春属风，南方属夏属暑属火，西方属秋属燥，北方属冬属寒，中央属湿。这是大方位内的配属。而再落实到我们每一个具体的方位内，这样的配属仍然存在，比如我们属南方，而南方这个圈内，我们又可以作东南西北中，作春夏秋冬，作风寒暑湿燥火的划分，并不是说南方就是南方，南方的人都得过夏天。这就是五行之中有五行，六气之中有六气，阴阳之中有阴阳。

虽然在每一个圈内都可以再作东南西北中的划分，但是，圈与圈之间的差异还是明显存在的。我们处在北半球，当太阳升起来的时候，大家都感觉到它的光明，北京和南宁虽然一个在南端一个在北头，可是我们感觉到的太阳光明是一样的。从上午七、八点，到下午四、五点，大家不开灯就可以看书，这个明亮度是一样的。可是大家想过没有，如果同在一天，比如像现在的深秋季节，我们这儿可以穿衬衣，可是北京行吗？不行的，北京至少得穿毛衣了。因此，北方永远是要比南方冷，东部总是比西部温。这是一定不易之理。我们在不同的方位区域内，所感受到的明亮度可以是一样的，可是感受到的温度却不一样。对这个问题，黄帝似乎也弄不清楚，因此，他问了岐伯，岐伯对他回答说："君火以明，相火以位。"这句话很重要，可是有的《内经》选读本并没有选它，为什么呢？大概因为不好懂。我们先来分清什么是君火，什么是相火。君火，指的是明亮的东西，可是并没有产生温热的感觉。相火呢？它是产生热能，能煮熟东西，烧着东西，能有热的感觉。君火以明，相火以位。以，是根据的意思。君火以明，说明君火是根据星体的明亮度来判断的。相火是温热的东西，同样的明亮度，是不是就会产生同样的温度呢？不是的，大家所看见的君火都是那么明亮，大家所看到的太阳都是那么明亮，可是由于位置不同，感觉的温热度就不一样。相火以位，相火的温热，是根据东南西北中的不同地理位置决定的，就是那么个意思。

　　现在我们来看三阴三阳，六气标本怎样体现在上述这个图上。根据我们已经涉及过的这些原理，我们可以很容易地定出，厥阴风木应该在东方这个圈的东边，少阴君火应该在南方这个圈的南边，少阳相火呢？同样也是在南方这个圈的南边，阳明燥金应该放在西方这个圈的西边，太阳寒水应该放在北方这个圈的北边，太阴湿土应该放在中央这个圈的中央。完成上述这个表述之后，我们同样可以在任何一个圈的上下左右中，标出厥阴风木、少阴君火、少阳相火、阳明燥金、太阳寒水、太阴湿土。

　　三阴三阳、六气标本的图像表述完成后，我们现在可以来看脏腑、经络的表述。根据宇宙神系所定出的"东方生风，风生木，木生酸，酸生肝……南方生热，热生火，火生苦，苦生心……中央生湿，湿生土，土生甘，甘生脾……西方生燥，燥生金，金生辛、辛生肺……北方生寒，寒生水，水生咸，咸生肾"原则，肝自然应该在东方的位置，心在南方的位置，脾在中央的位置，肺在西方的位置，肾在北方的位置。十二经络的表述，一方面根据它们的表里关系，另一方面也根据它们的三阴三阳属性以及所属脏腑的属性。足厥阴肝、足少阳胆是表里关系，这对表里肯定应该在东方的这个圈，可是由于肝经属厥阴，胆经属少阳，因此，足厥阴肝应该位于东方圈的左侧，而足少阳胆应该位于东方圈的上方。手厥阴心包与手少阳三焦是一对表里关系，这对表里应该在南方这个圈，可是由于心包经属厥阴，三焦经属少阳，因此，厥阴心包经应该位于南方圈的左侧，少阳三焦应该位于南方圈的上方。足少阴肾与足太阳膀胱是一对表里关系，这对表里关系应该在北方的这个圈内，由于肾经属少阴，膀胱经属太阳，因此，少阴肾应该位于北方圈的上方，太阳膀胱应该位于北方圈的下方。手少阴心与手太阳小肠是一对表里关系，这对表里关系应该在南方这个圈内，由于心经属少阴，小肠经属太阳，因此，少阴心应该位于南方圈的上方，太阳小肠应该位于南方圈的下方。足太阴脾与足阳明胃是一对表里关系，由于胃经属阳明，脾经属太阴，因此，太阴脾应该位于中央圈的中央，而阳明胃应该位于中央圈的右侧，也就是中央的西方，因为阳明位西。手太阴肺与手阳明大肠是一对表里关系，由于肺经属太阴，大肠经属阳明，因此，阳明大肠应该位于西方圈的右侧，而太阴肺应该位于西方圈内的中央，因为太阴属中央。

　　我们曾经讲过，人体有一套密码，这套密码叫作气立。人体的这套气立跟外在的四时阴阳、风寒暑湿燥火发生联系，而与气立发生联系的这些因素又与候与气有关。候是五天一候，气是三候一气，在这个基础上再形成季节的变化。而这些方面的联系也是可以从上述的图像中得到反映的。比如说，现在是秋天了，与秋天相联系的就是肺的那套气立，所以说秋气通于肺。那么春天呢？与春天发生联系的是厥阴肝的这套气立，所以说春气通于肝。以此类推，夏气通于心，冬气通于肾，长夏之气通于脾。也就是说在每一个特定的时期内，都有一个相应的气立在起主要作用。而调节这些气立的则主要是肺的作用，因为我们最外层的就是皮，而肺主皮毛。《素问·六节藏象论》中有这么一个意思，就是"肺主气"。对于这个问题，黄帝还是感觉不太清楚，于是问了岐伯："愿闻何谓气？"岐伯回答说："五日谓之候，三候谓之气。"这样一来，才使我们弄清了一个十分糊涂的问题。原来"肺主气"，或者"肺者，气之本"是指肺是调节气立的主要脏器，或者说人体对气立的调节主要是通过肺来实现的。明白了这个问题，对于《素问·灵兰秘典论》的"肺主治节"就容易理解了，其实这个"肺主治节"与"肺主气"是一回事，"节"就是节令的节。一节就是一气，一气就是一节，都是三候，因此，一年就有二十四节气。

　　气立由肺来调节，气立又与神机发生联系，神机是什么呢？神机就是经络，就是脏腑，就是使人产生生长壮老已这个过程的东西。神一去了，生命体就毁灭了。所以说："根于中者，命曰神机，神去则机息。根于外者，命曰气立，气止则化绝。"现在我们又回过头来问一个问题，我们每个人的气立系统是在什么时候开始工作的？我们的气立是在娘胎里面就建立起来了，可是它并没有马上就使用，因为这个时候母亲代劳，母亲身体的气立调节着胎儿跟气的关系。可是一旦"哇"的一声下地，天地的感应就打开了人的气立，而首先所使用的气立就是当时由天道决定的气立。打个比方，现在是丙寅年五之气，中运是水太过，司天是少阳相火，在泉是厥阴风木，主气是阳明燥金，客气是太阳寒水。在五之气生下来的孩子，他的气立便马上开动，以使机体跟宇宙的共振规律相协调。那么，气立有这么多，是哪个气立最先启动呢？就是五之气这个时相框架内的气立最先启动。首先是水运的气立打开，以便与中运发生联系；然后，少阳相火的气立打开，跟司天发生联系；厥阴的气立打开，跟在泉发生联系；阳明的气立打开，跟主气发生联系；太阳的气立打开，跟客气发生联系。这个孩子的初始状态，或者严格地说，他作为运动宇宙的一分子，他首先使用了这种运动方式，而这个初始的运动方式，就在一定程度上影响着他的生命进程，他的生长壮老已，他的疾病、个性乃至寿命都会受到这个初始运动状态的影响。出生时的初始态，是否对生命的整个过程发生影响，这是科学的前沿问题，也是现代科学的生物学、遗传学、医学最关切的问题之一。古人在这方面已经给我们作出了很好的榜样，已经为我们提供了许多极具价值的宝贵材料，我们应当好好地加以利用。

第四讲　规矩之道

一、经方的药病统一模式

前几讲我们讨论了运气学说的一些基本概念，也探讨了传统文化的一些基本思想，但是，如果我们进一步地深入运气，就会发现运气七篇虽然讲了许多病证，可是并没有谈到具体的方药，这也是《内经》著述的一大特点。由于《内经》的这一特点，由于《内经》只有十三方，因此，现在搞中医的人普遍都认为《内经》时期是理论时期，这一时期的临床研究还不成熟，对于方剂的应用还没有总结出很好的经验。而到了后世，特别是金元以后，临床研究日臻完善，其中一个突出的标志，就是方剂的日益丰富，方剂已从《内经》的十三方，张仲景的 112 方，发展到明清的多少千方、多少万方。方剂越来越多了，这究竟是中医发展的标志呢，还是中医没落的标志？我在这里作一个大胆的结论，这是中医没落的标志！为什么这么说呢？我们只要看一看《皇汉医学丛书》中的"医诫"就能明白这个问题，这里的医诫有数则，其中一则是关于上工与下工的评定，其曰："医有上工，有下工。对病欲愈，执方欲加者，谓之下工。临诊察机，使药要和者，谓之上工。夫察机要和者，似迂而反捷，此贤者之所得、愚者之所失也。"对照这则医诫，我们可以看一看，后世的方剂越来越多了，简直到了目不暇接的地步，而学医的人也只是越来越关心用什么方治什么病，对于临诊察机，怎么察机，甚至什么是"机"都不甚了了，这样的"发展"不是导人入下工之途，又是什么呢？这是一个危险的信号啊，应该引起我们深入的思考。更不能认为《内经》不谈方剂，就是临床研究的不成熟，这实在是一个天大的误会，不纠正这个误会，我们就难以真正从经典中获取无尽的宝藏。

《内经》重谈理论，强调规矩之道，而张仲景首次将理论、规矩如何具体运用到临床上，作了一个示范。注意这只是一个示范，而目的是要我们能够

"见病知源"，是要我们能够根据这个示范把握规矩的运用，是要我们因指而见月。如果我们反过来将这个示范执持为一个不变的东西，那就有违仲景作书的初衷了。读示范是为了运用理论、运用规矩，如果读示范，到头来反而忘了理论、忘了规矩，那又岂是仲景之所望。后世医家走的路子，后世的方剂发展得如此之快，多少说明了这个问题。

　　张仲景的《伤寒论》主要谈方剂的应用，而它的示范作用就在于每个方剂的使用都体现了阴阳术数构系的理论。以桂枝汤为例，桂枝汤治疗的症状有发热、汗出、恶风、恶寒等。我们曾经讲过，人体有两套密码，一套是气立，一套是神机。气立专门对外，负责与宇宙的气候变化，与宇宙的运动形式发生联系，这种运动形式有六种，就是三阴三阳。一旦某一个气立出现了故障，这个故障可能是气立的阀门开得过大，或者气立的阀门开得过小，也就是太过或不及都会导致不正常状态的发生，这种状态我们就把它叫作病态。现在让我们来考虑一下桂枝汤中所出现的这几个病态，看其是由哪些因素造成的。首先我们看发热，桂枝汤所治的发热，显然不是由南方的火热所致，因为我们一看条文就知道了，它是"中风"，是由风邪引起的。而风生于东方，因此，这个发热我们可以看作是风邪打开了东方这个区域内的某个气立，当然，这个气立是受热的气立，是我们曾在图7中描述的东方圆圈内上方的那个气立被打开，所以病人就出现了发热的状态。现在我们再来看恶风、恶寒，恶风寒是表恶风寒，是皮毛恶风寒，而肺主皮毛，因此，我们可以把恶风寒看作是肺的某个气立受到影响，或者说是西方圈内的某个气立受到影响的结果。当然，这个受影响的气立一定是肺这个系统内管寒的这个气立，而管寒的这个气立应该在西方这个圈的下方。另外，再看汗出一证，汗出的机理，《内经》里面讲得很清楚，就是"阳加于阴谓之汗"，因此，我们看到夏天的时候出汗最多。前面我们谈到桂枝汤是治疗中风的，而这个发热也是由风引起，所以我们在考虑发热这个症状的图像表示时，建议将它放在东方区域内的南方，那么，现在这个汗出的症状也应该放在这里。除此之外，桂枝汤所治的中风里面，还有鼻鸣、干呕的症状。肺开窍于鼻，而鼻鸣又是由风寒引起，因此，鼻鸣这个症状就应该归到西方这个区域内的北方，与恶风寒放在一起。干呕属胃气上逆，胃居中央，而干呕也是由风寒所致，因此，干呕这个症状应该放在中央这个区域内的北方。这样一来，我们便构置了一幅桂枝汤所治症状的阴阳术数图像，但是，这只是第一步，而更重要的一步是桂枝汤是怎么对治这些症状的，是怎样从上述这个理想的图案中将这些症状一一拿掉。对于这样一个表述病证的阴阳术数图案，我们可以把它叫作"病图"，而一个用方药来对治它的相应图案，就可以叫作"药图"。下面就让我们来看一看桂枝汤的这个药图。

　　桂枝汤由五味药组成，五味药若从君臣佐使分可以分三组，桂枝为君，芍药为臣，姜、草、枣为佐使。若从气味来分也可以分做三组，一个是辛温的，有桂枝、生姜，一个是酸苦寒的，有芍药，另一个是甘平的，就是甘草、大枣。当然用气味来划分还存在一个兼味与兼性的问题，如桂枝从气上讲，是温热药，但从味上讲，则兼具辛甘两味。我们首先来看对治恶风寒的是什么药物，前几讲中曾谈到药物的数码表示与图像表示，而图像表示主要是根据气味的方位属性，其中味为阴，气为阳，因此，气味的图像表示上，是首先以味定位，就是以五味属性定出大的方位，在这个大方位确定的基础上，再来看气的布置。根据这个原则，我们就可以看到，桂枝汤中，桂枝、生姜味皆辛，应该放到西方位，但由于桂枝、生姜的药性都是温热性质，因此，西方位中又应置于南方，这是桂枝、生姜的药图结构，而这样一个药图结构正好与上面所描述的病图中的恶风寒、鼻鸣症状相对，从而可以对治恶风寒、鼻鸣这些症状，可以消除这些症状。再看芍药，芍药味酸，可以置于东方，而芍药之性寒凉，应该置于东方位之北方，这个药图结构又正好与上述病图中的发热、汗出相对，从而能够对治发热、汗出这些症状，使之得到消除。至此，桂枝汤中的主要症状已经得到了对治，但是，由于寒热以及汗出这些反应，在一定程度上损害了营卫之气，应该予以补充，而中央土又是营卫化生之地，所以，方药中用了炙甘草、大枣，这两味药都是甘平，正好是正中央的药，正好起到了上述的补充作用。另外还有一个干呕症状，干呕是由胃受寒气所致，而桂枝之味除辛的一面外，还有甘的一面，因此也可以填在中央土的南方，以对治由寒引起的干呕。此外，生姜味虽辛，但它善于散寒温胃止呕，因此，可以从功用的特殊角度出发，将生姜也填在中央土的南方。综上所述，发热、汗出可以被看作是东方，或者肝的热开关开得太大，而用芍药的目的，就是将肝的冷气阀门打开，冷热有互相克制的作用，这个打开了，那边的开关就自然会关小。其实这就是对称性原理的应用，桂枝汤中其他药物的应用，都是根据这个原理，寒与热的对称、升与降的对称，太寒了要用热来治，太热了要用寒来治，升太过要用降来治，降太过要用升来治。因此，中医治病的原理，就是药病对称的原理。我们把上述桂枝汤所治的病图与桂枝汤的药图结合起来，就构成了下面的"桂枝汤药病统一图"，如图 8 所示：

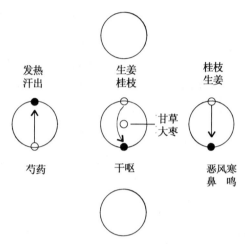

图 8　桂枝汤药病统一图

当然，上述的这个统一图只是我们研究过程中所提出的一个思路，一种思考方法，也许它还不够严谨，有待进一步完善，但它也揭示了张仲景辨证施治的一个模式。透过这个模式，我们看到了仲景处方用药对治疾病的一个基本方法，透过这个模式，我们也看到了仲景方所体现的阴阳术数构系思想。利用这个思路，利用这个基本方法，我将《伤寒论》的一百多条方都一一进行了药与病的图像表达，这个方法虽然不是研究《伤寒论》的唯一方法，但是，它是一个很有趣的方法。通过这个方法的训练，我们不但能够加深对《伤寒论》的理解，而更重要的是熟习了阴阳术数这样一个基本的思想方法，这样一个思想方法，对于中医的学习是必不可少的。

为什么学习《伤寒论》要用上面这样的方法呢？这是因为在我学习《伤寒论》的过程中确实碰到过许多的问题，比如像五苓散，这个方中只有茯苓、猪苓，加起来是二苓，为什么它要叫五苓散呢？我查遍了我所能找到的书，没有发现其他的三味药还有"苓"的称谓，泽泻、白术、桂枝明明都不叫作苓，为什么还叫五苓散呢？我们知道《内经》的整个思想是建筑在天人合一的基础上，是在宇宙生物观的基础上产生的，而在这个观念的指导下，又充分运用了阴阳术数的方法，我们能不能用这个观念，这个方法来探讨五苓散呢？根据这样的思路，我首先运用了声韵训诂的方法，将苓训为令。苓训为令，也并非是我的发明，清代的陈灵石在解释五苓散的时候，同样也做了这样的训诂，陈氏说："苓者，令也，化气而通行津液，号令之主也。"陈氏将苓释为令，这是可取的，只可惜他没有用阴阳术数的方法做进一步的探讨说明。我们说苓与令在声训上互通，这是一方面，另一方面，在意义上也是互相联系的。令是节令，加一个草头，是说明植物的生长与节令密切相关，因此，苓不离令。明白了这层意思后，我们猛地想过来，一年之中，春夏秋冬长夏，也刚好是五令，这个五令又跟东南西北中，寒热温凉湿相关，因此，五苓散应该是与此相关的一个方剂。我们先看白术、桂枝、茯苓这三味药，白术性温、桂枝性热、茯苓性平，温者东方春令之气，热者南方夏令之气，平者中央长夏之气，这里已经解决了三令，或曰三苓，还有猪苓、泽泻怎么解决呢？按照五令五方五行的配属，北方冬令水属，水属若与动物相配，则正好与猪属相配，因此，猪苓在这里显然应该配属北方冬令之气。剩下一个泽泻当然是配西方，泽泻配西方秋令，有没有根据呢？当然有。我们看一看后天八卦的配属，就可以从中找到根据。后天八卦，坎离巽震艮兑乾坤而配水火风雷山泽天地，其中坎水位北，离火位南，巽风位东南，震雷位东，艮山位东北，兑泽位西，乾天位西北，坤地位西南。这里兑泽位西，刚好与泽泻相对应。泽是什么意思呢？泽有两种解释，一是山上之水称为泽，二是湖泽，即与江河不流通之平地湖泽。总之，泽是与水相关的名词，而泽泻这味药的功用又正好在泻水的方面，因此，将它置于西方兑泽的位置，是当之不愧的。

上面我们对五苓散作了五令的解释，又将五苓散中的五味药分别排了座次，但从功用的角度来说，五苓散的主要作用还是通利水湿，而且它是分利东南西北中之湿。我们还是考虑用前面所提到的对称性原理，我们知道北方是寒的，当北方肾的气立出了问题而出现湿时，就应该用南方的桂枝去对治；当南方心的气立出了问题而出现湿时，就应该用北方的猪苓去对治。同理，西方出现的凉湿，应该用东方的白术去对治；而东方出现的温湿，则应该用西方的泽泻去对治；中央则自用茯苓。这似乎是一个很明确的道理，如果我的这个推测没有错的话，那么，我们就应该去思考，为什么张仲景的东西这么严谨，它已经就像我们在演算数学题目、物理题目一样。既然张仲景的东西那么严谨，这就使我找到了一个更有效的研究方法，我把《伤寒论》的药、方、证全部放到阴阳术数构系的理论上，将其用图像来进行表示。当我把这项工作进行完以后，我没有找出它们之间有相互矛盾的地方，至少目前还没有找到。经过这项工作，更使我加深了对《伤寒论》的认识，这是一个严密的体系，有了这个严密的体系，就能够进行严密的运算。当然，这个运算要应用我们的特有方法，要应用阴阳术数构系的方法，要应用"阴阳不以数推以象"的方法。

谈到运算，就有这么一个问题，大家都经过高考，高考时发了许多卷，有许多的问题要大家计算，其中有工程问题，甚至还有火箭的问题。其实大家都没搞过工程，也没有见过火箭，就是给大家出题目的老师也不见得就搞过工程，更没有坐过火箭了，可是通过一些基本的法则，通过严密的运算，运算的结果确实能够反映工程的问题、火箭的问题。这就给我们提供了一个很有价值的东西，这个价值在于促使我们去弄清中医究竟有没有一个严密的体系，如果有，这个严密体系的结构是什么？

其实，我们这次讲座的整个内容都是围绕上述这个问题，我们也找到了这个严密体系的结构就是阴阳术数。也许我们的这个体系、这个结构已经将现代科学体系包融进去了，现代科学属于圈内的东西，既然是圈内的东西，当然也就无法去解释圈外的东西了。这个问题大家可以认真地思考，现在中医界都在考虑中医现代化的问题，我们也在经常地讨论这个问题，作为个人，我对这个问题的态度，就是上面的这个表述。

通过上面的计算问题，也使我们解开了那么一个谜，为什么从古到今的那么多医家，都强调要学《伤寒论》，为什么呢？还是回到刚刚的问题，如果你去高考，小学老师没教过你算术，初中老师没教过你代数，高中老师没教过你立体几何、解析几何，什么都不教，你能去参加高考吗？碰到这个数学题目你就做不出来。可是，如果老师教了你一套逻辑体系以后，你懂得了运算的法则以后，只要老师出的题目没有超出这个逻辑体系的范围，那你就能够回答。这等于说张仲景的《伤寒论》就是一个严密的"逻辑"体系，而它的运算法则是通过象来显示的，症状是一个象，药物也是一个象，还有时间、方位等。如果你认真地学习了《伤寒论》，就等于你掌握了高考所需要的那套数理逻辑体系。这就是前人为什么那么强调学好《伤寒论》的根本原因。

在我们中医，谁掌握了阴阳术数的构造体系，谁懂得这些体系更多的演化，更多的变化，他就可以成为中医的佼佼者。对于张仲景这么一位神秘人物，由于正史中没有记载，因而有各种不同的说法，其中一种说法很特别，就是认为张仲景没有看过病，或者只看过很少的病，对于这个说法，我认为还是有意义的。张仲景不看病，不等于他不伟大。要是伟大事业的理论提出者，又要参加这个伟大事业的实践，那是很可悲的。理论的建设者永远是与实际的操作队伍分开的，我们不能叫一个工人来搞高等数学，来搞陈景润的工作，我们也不能叫陈景润去开机器，这是我的一个强烈观点。我认为，由这个观点走下去的话，中医有可能走出一条好的路子来。

二、病机说什么

上面我们简要地谈到了张仲景的阴阳术数构系，这个构系除了直接吸收了《周易》的体系以外，还吸收了一些什么体系呢？通过这几次的讨论，大家应该可以明显地感受到。我们说五运六气存在着一个严密的、高级的阴阳术数构系，我们只要找出它的运算关系，将这个体系抽取出来，进行思考，进行研究，进行训练，我相信我们也能够写出不朽的文章来。

在五运六气知识体系的构建过程中，为了使这个体系更易于把握，为了使这个体系更有效地切合于临床，《内经》的作者提出了一个更重要的概念，这个概念的重要在于只要你把握了它，你就把握了运气的运用技巧，因为它是涵盖了经验与理论的概念，这个概念就叫作"病机"。病机这个概念出现在《素问·至真要大论》里面，整部《内经》也就是在《至真要大论》里谈到病机。现在我们有的同志不主张学《内经》，不主张学五运六气，不学《内经》，不学五运六气，病机的概念怎么来？不学《内经》，中医的基础建筑在哪里？我们现在所学的中医基础，是不是真正的中医基础？为什么这么问呢？因为我们现在的教材还没有把作为中医基础的阴阳术数构系端出来给大家，我们还没有那么一本书叫作"中医基础的基础"，也就是说在我们这个东方文明里面，还端不出一本《欧几里德几何》。在端不出的情况下，我们就不学《内经》，那我们怎么能够保证我们所做的这些工作完全反映了中医的基础，完全反映了整个阴阳术数构系？所以这是一个很大的难题。

另外，我们虽然不谈五运六气，但是，我们的《中医基础理论》中却有一大章"病机学"，我们要问这个"病机"是怎么来的？显然，不讲五运六气，这个病机是讨论不清楚的。而更可怕的，我们的一些同志在没有很好地研究中医的情况下，又受到西方医学的影响，因而提出了一个体用方面的问题。有的主张西学为体、中学为用，有的主张中学为体、西学为用。在这样的思想支配下，一些现代医学的概念被引进了中医的领域，用以替代中医的某些概念，或说明中医的某些问题。生理病理概念的引进就是一个例子。这种过早的引进有没有好处呢？大家可以来思考，大家都知道像生理病理这样一些现代医学的概念，都具有十分确切的含义，而一旦将它引进了中医，用它来说明中医的"生理病理"，就会出现很多问题。我们一时很难说清楚什么是中医的"生理病理"，如果勉强地说，一方面不能真实反映，另一方面也容易给搞现代医学的人造成误会，原来他们十分熟悉的生理病理在中医就是这么一些东西，这就容易形成偏见。因此，过早的引进、盲目的引进，往往会有弊而无利。

为什么这么说呢？我们可以来实际地看一看病机这个问题，病机是不是就等于病理呢？病机是怎么一回事呢？中医有没有病理？对于"理"中医有专门的说法，就是天文地理，理是指地理因素。我们还有一个词，叫作"道理"，它同样有专指，"道"指天体运动，"理"指的还是地理，是有关地的因素。因此，如果我们用现代这个"原理"的意义去探讨古代的那个"理"，去划定古代这个"理"的内涵，那无疑我们将失去古代这个"理"的真实意义。现在我们不少同志不注意这个问题，而国外的一些人更加没有意识到这一点，他们以为中医的概念、名称就像张三李四一样，只不过是一个代词而已，可以随便地更换。因此，法国人提出了另外一套穴位名称来取代我们原有的名称，并且美其名曰是为了科学，实际是不是那么回事呢？完全不是。我们每个穴位的名称实际上都有很深的内涵，都能够很好地说明穴位的功用及治疗原理，都有道理可寻，比如一个"足三里"，三不仅是三寸，它还有一个道，一个"天三生木"之道，里也不是几里路，里者理也，是地的意思，是土的意思，因此，"三里"这个穴名，就含有脾胃生病，土气不疏，要以木疏土的意思，扎此穴位就有这样的功用。可见每个概念、每个名称都有一定的道理，都有特定的内涵，是不可以随便更换取代的。

现在继续来谈病机，岐伯在论述病机的时候一共举了十九条，其中有五条谈脏的病机，有九条谈火热病机，有三条分别谈风湿寒病机，有两条分别谈上下病机。我们先来看第一条病机，叫作"诸风掉眩，皆属于肝"。这条病机的确切位置在哪里，也就是说它确切的本、气、位在哪里？我们前面曾经说过，要讲五运六气，肯定要讲天文、地理、人事，那么，天叫作本，地叫作位，气交之中就是人。我们讨论病机，实际上就是要把病机的每个字落实到本、气、位上，落实到阴阳术数构系的基础上。这是一个原则。这个原则大家应该比较容易明白，因为我们可以很容易地想到，黄帝、岐伯的五运六气，并不是经过千千万万的病例统计后，才提出来的一个学说。他们肯定是用解剖麻雀的方法，由一点点经验感知，然后，再借助于阴阳术数构系。阴阳术数构系既来源于客体在大脑的反映，更主要的也是我们人的理性思维的结果。人是万物之灵，人离开了理性，就不是人了！那么，理性之所以决定了人，人又之所以那么伟大，这就肯定了理性是至高无上的。

当然，理性不能离开主客体的运动，不能离开实践，可是如果说实践都是我们想象的那种机械实践，那我们需要死多少人才能爬到月球上去呢？美国在1969年底登月成功以后，给我们人类思想提出了一个极具解放和挑战意义的问题，这个问题就是，实践是什么？实践真是"你要知道梨子的味道，就是要亲口尝一尝"吗？如果真是这样的话，那大家就去爬月球吧，看你们什么时候能够爬上月球？其实，实践并不完全是这么回事情，世界上很多味道我们都没有尝过，但是，我们可以在一定的经验基础上，通过知识去把握它们。登月的实践，是模拟的成功，模拟之所以有效果，是因为他们找到了一个很重要的体系，这个体系就是严密的逻辑数字体系。把这个体系输到电脑里面，将登月所需的一系列条件摆出来，然后在这些条件下进行模拟实验，这样我们就不需要去做冒险的盲动了。理性支配着美国人成功地登上了月球，他行，我们行不行？难道我们中国人就特别愚笨吗？他行，我们也要行，甚至他不行，我们也能行。为什么这么说呢？因为事实很清楚，在我们传统文化的氛围里，不是闪烁着更多的理性光辉吗？

好，现在我们还是来谈病机，还是来看"诸风掉眩皆属于肝"。这里用的"诸"字含义应该很广，所谓"诸风"，就是包括各种各样的风，东南西北的风，五脏六腑的风。这些地方管风的开关打开了，就会出现"风"的病变，就会使你掉眩，就会使你产生症状。当然，尽管是"诸风"，是各个地方的风，是不同性质的风，但它们毕竟都与肝有密切关系，所以，这里用了一个"诸"、一个"皆"，这里的"风"是气立，"肝"是神机。因此很显然，病机是与气立、神机相关联的概念。

有的同学问我，你讲的神机究竟是什么？神机是什么？我们可以先看看《素问·五常政大论》的一句话："神去则机息。"机息，这个机不动了，这个人体就完了，人体就是一个机。那神是什么呢？我们前面已经用很大的篇幅讨论过宇宙神系这个专题，东方生风，风生木，木生酸，酸生肝，神在天为风，在地为木，在脏为肝，在体为筋，这些因素都是由神来贯穿的。由于人体里面有神，宇宙间又有神，由于神的联系，才产生了生命这个现象，才产生了生命这样一个"机"的运转不息，所以要把它们合起来称作"神机"。而神与机的联系往往与气有密不可分的关系，所以《内经》讨论神机的时候，又同时提出了气立这个概念，只是有一个内外之别罢了。为了大家学习病机的方便，我们设计了一种图像表达方式，十九病机就用十九个图像来表示，使大家能够一目了然。但为了制作这些图，必须首先有一个基本的图式，这个图式就是"五行脏腑气立神机统一图"，如图9所示：

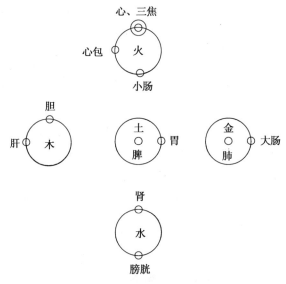

图9　五行脏腑气立神机统一图

　　上面这个图的内涵还可以不断地扩延，它基本上包括了我们前面几讲所谈的东西，只是由于图像不便于用过多的文字，我们这里只提出了五行、脏腑、气立、神机这些内容，剩下的内涵，剩下的联系，希望大家自己去思考，自己去完成。总之，这是一个基本图，这是一个统一图，可以将很多的东西统在里面，病机当然也不例外，下面我们就来看第一个病机图，如图10所示：

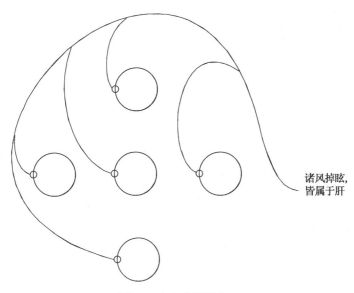

诸风掉眩，
皆属于肝

图 10　十九病机图之一

上面这个病机图很简单，因此，必须与前面的统一图联系起来看。"诸风"显然就不是单一的风，虽然运气七篇只谈"东方生风"，可是这句"东方生风"的含义仍然很广，推而言之，东方是东方，我们南方何尝没有东方，西方何尝没有东方，所以古人说了五行之中有五行，五方之内有五方，五脏之中有五脏。所以《灵枢·九宫八风》中，不是论一风，而是论八风，是八面来风。但是，尽管它是八面风，尽管它是各种不同的风，可是风的来源究竟还是离不开"东方"，而从脏腑的角度还是离不开肝。所以，"诸风掉眩"这个病机图的起点皆起自金木水火土这五个圈的东方，将这五方的五个起点连接起来，就很能体现每个病机中的一个"诸"字、一个"皆"字。大家可以细细地去体会这个图，然后再根据这个原则自己作出另外的十八个病机图。

上面我们在谈到神机的问题时，有关于"神"的问题，有的同志似乎还有疑问。神是什么？神在哪里？在《内经》的有些篇章中曾谈到神与血的密切联系，神在血中，血即是神。血是不是神？当然，这个问题不好说，但是，人体要生长发育是离不开神的，而这个过程又必定有血的参与，因而，血之与神肯定是密不可分的。《内经》里面还有另外一段话，叫作"神乎神，客在门"，搞针灸的同志应该经常碰到这句话。再加上前面曾讲到的"阴阳不测谓之神，神用无方谓之圣"，这些有关"神"的概念似乎都不好解释，都挺别扭。这些天的讲座有各方面的老师参加，有搞《内经》的，也有其他方面的专家，老师和专家们都会发现，我的心里也很明白，在许多概念的看法上，我跟他们有出入，和现今的教材也很不一样。而这些老师每天晚上都能听我讲，这说明他们对我很宽容，可是我站在讲台上讲课，也就像搞创作一样，免不了要情绪激动。要创造就一定要有激情，激情是创造的源泉，可是激情又是人与人之间关系的祸害。当我在这里趾高气扬，充满激情的时候，大家不要以为我是针对的哪个人，我是在创造，我是在进行精神领域里面的思维，我很想突破前人，所以，大家不要以为我是狂妄自大，我不愿意狂妄自大。我已经请人给做了一块匾，上写"隐谦书斋"，正准备挂在我的住处。我很想隐起来做学问，这次的讲座完全是为了刘力红老师，这个讲座本该是由他来讲的，可是他现在到成都去深造了，只好由我来代他完成，这是勉为其难，而非我的初衷。

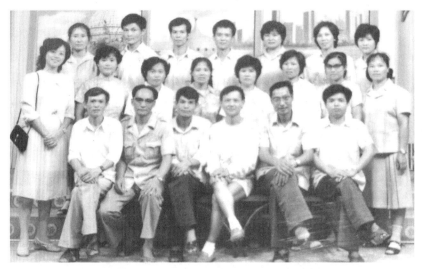

这次的讲座完全是为了刘力红老师，这个讲座本该是由他来讲的，可是他现在到成都去深造了，只好由我来代他完成，这是勉为其难，而非我的初衷。

现在我们还是来看"神乎神，客在门"，运气篇中还有另外一句话，"物生谓之化，物极谓之变"，物的生长过程，就叫作化的过程，物老了，生长到了极限，快完蛋了，就叫作变。用现在话说，变就是秩序的混乱，而生化则正好相反，生化是有秩序的，变是无秩序的，无秩序的就意味着完蛋。我们现在谈恋爱都提倡忠于感情，都提倡从一而终，可是神并不是这样，这就像是一个浪荡的公子，对谁都是三心二意的，它永远都像是过往的客人一样，今天到了你家，明天又走了，如果它到你这里就永远不走了，那你就长生不老了。因为神去则机息嘛，它不去的话，你不就长生了。可是神不是这样，它对谁都不留恋，总是要分开，所以神是什么呢？"客在门"，就像客人过往门户一样。正因为神就像过往门户的客人一样，不会老停在那里，让你去测定它，所以说"阴阳不测谓之神"。那"神用无方"呢？什么是神用呢？用指的是什么？用就是指的变化。神的这个作用体现在化与变上，神来了，就产生物的生长，这就是化的作用；神去了，物的生长停止了，即所谓的"机息"，这就是变的作用。而变化的这个作用又充分说明了神用是"无方"的。上面这些概念虽然有很密切的联系，可是它们却分别在很远的章节里，所以说学习《内经》的难度相当大，有时指东讲西，有时指西讲东，因此，要想得到比较好的认识，就要全面地来看《内经》。

我们对十九病机的学习理解也是这样，病机指的是什么？或者是气立产生的病，或者是神机产生的病，或者是由于气立危及了神机。作为人体它就是一个机，它之所以产生机的病变，是由于气立不调而引起的。该冷的它不冷，该热的它不热，或者冷热不调等因素都会导致机的病变。所以运气七篇在谈到病机的时候，要强调"审察病机，勿失气宜"，这就是说在分析病机的过程中，在治疗疾病过程中，一定不能丢失气立。要顺着天的阴阳来治疗，这是我对病机的一些看法。

另外，在谈到十九病机的时候，还应注意一个问题，《内经》里充满了阴阳术数的内容。在这个问题上，后世的刘河间老先生没有太注意，他给十九病机增加了一条，于是变成了病机二十条。我很认真地统计了《黄帝内经》的每一个数字，比如说一天呼吸一万三千六百息，这些数字是什么意思呢？我发现都不是乱来的，这些数字都很有特征，它们从表面看起来虽然不大符合实际，不大符合一些硬性指标，可是它们确实可以指导解决实际的问题，因为这些数都是从阴阳术数构系里面提出来的。

五运六气讲了病机十九条，五运六气又是谈天文的。大家应该注意，在天文学中有一个很重要的数字，这个数字就是十九，十九岁为一章。十九岁为一章，这是天文观察的结果，我们的这个结果比巴比伦人的还要早。在我们这个地球的周围，绕着太阳转的有金木水火土五大行星，这五大行星虽然都是绕着太阳转动，可是它们的各自周期并不一样。比如说，我们现在有五个运动员在绕着同一圆心跑步，他们的跑道并不相同，这时会出现什么情况呢？在这一瞬间，他们的相对位置是这样，再过一会儿，他们的相对位置又变成另一个样。那么星体的相对位置呢？它们也是这样，在某个不同的时间，它们与太阳、地球的相对位置都不一样，可是有一点是一样的，就是每过十九年，行星的相对位置又回到原来的点上，又回到原来的起跑线上。我们的祖先和巴比伦人大约早在四千年前就发现了这个现象，发现了十九年的周期，天文学上把这个周期叫做章，一章就是十九年。

前面我们还谈到标本的问题，这个问题有助于我们解决为什么十九病机不谈燥。少阳、太阴从本，也就是从火从湿；少阴、太阳从本从标，也就是从火从寒；剩下阳明、厥阴不从标本从乎中，既然阳明不从标本，那么，燥就可以省略了。可是你们一定会问，既然阳明、厥阴都不从标本，那为什么《内经》只把阳明的燥省掉了，却不省掉厥阴的风呢？其实这个问题好解决，因为在《内经》的多处都作了明文规定，"百病皆生于风"，因此，风是不能省略的。我们再来看庄子的一句话："野马也，尘埃也，生物之以息相吹。"这句话出自《庄子·齐物论》，野马指的是狂风，狂风怒吼。尘埃当然都知道，是由狂风吹起的一种状态。为什么又是野马、又是尘埃、又是以息相吹？这个道理很显然，因为万物虽然是神的联系，可是没有风的驾驭，神是来不了的。所以运气在谈病机的时候只省略了燥，而不省略风，这样也刚好回到了十九岁一章的基础上来。从刘河间补充燥的这一点，我就怀疑刘河间没有认真地考虑过阴阳术数构系这个问题，他只是从临床的经验出发，没有考虑这种临床的经验完全可以回归到更深的层次上去应用它，这是刘河间的不足。所以我们这个体系，不掌握阴阳术数构系，只掌握那个刻板的逻辑数理构系，是难以理解我们这样一个灵活多变的体系的。另外，还由于我们提不出一个定量、搞不出一个公式，有的就说我们中医没有一个统一的标准，于是他们就想搞一个统一的标准出来。这个标准怎么搞呢？中医里面又没有肺炎这个词，你怎么要求它都用青霉素呢？所以这有一个体系的问题，应该作一个很好的区分。

明白了病机以后，又明白了气立、神机是怎么回事，又明白了每个症状，我们把它的每个症状都称作是一种病态，而这些病态都可以还原到本、气、位上，根据本、气、位，我们就可以找出这个气的运动状态。现在这个人出现冷，我们知道他处于太阳寒水的状态。现在这个人出现高热，我们知道就有几种可能，一种是少阳状态，一种是少阴状态，一种是太阳的状态，更有可能是阳明或者厥阴之中，因为阳明、厥阴不从标本从乎中，所以一个症状，要是我们要给它确定的时候，还是有附加条件的。中医不是说公说公有理，婆说婆有理的。如果大家心平气和，拿到阴阳术数构系里面一个个地来提条件的话，任何一个症状都有标准，是这个就是这个，这个衡量标准的尺度就是本、气、位。从这个角度来看，中医是严谨的学问。

三、时相与疾病

下面让我们一起来讨论一些实际病例，这些病例都是刘老师诊治的，讨论这些病例，不在于治疗的过程，而在于看看出生时间与禀赋究竟有没有关系。

先看第一例，这是一例胃病病人，出生时间是丙寅年四月初二寅时，看病时间是 1984 年 6 月 16 日。丙寅年是 1926 年，到今年刚好是一个甲子。四月初二讲的是农历，若要推算到阳历，大约往后推一个月左右，也就是说病人大约是 1926 年 5 月 2 日左右出生的，当然，如果要做到十分准确，那还是去查日历的好。得出了上述的出生年月日，我们便可以确定病人的出生时相，病人的中运是太阳寒水，是水运太过，司天是少阳相火，在泉是厥阴风木，5 月 2 号是二之气，二之气主气是少阴君火，客气的二之气就是司天退回一步的气，既然司天是少阳，那退回一步的二之客气就肯定是太阴湿土。现在我们再来看一看刘老师对这例病人的记载：胃脘疼痛半年余，酉时为剧，舌红，苔根微黄腻。这里我们不准备就这个病的症状机理做过多的阐述，当然，我也会讲讲我的一些看法，但主要的是揭示一个人的出生年月日是否跟禀赋有关系。至于出生年月日跟疾病的关系，我们查表就可以知道了，运气七篇用大量的篇幅专门谈到这个问题，我将这些内容抽捡出来，附列成表，大家可以慢慢地查找。我们这里主要解决禀赋，禀赋就是寒热虚实等，禀赋就是风寒暑湿燥火，而风寒暑湿燥火也就是气立的问题。你风的气立开得太过，你就会出现风的症状，你少阳的气立开得太大，你就会出现火热的症状。我们现在讨论的病人是胃脘疼痛，是中土的病，是中央这个圈的病。这个病人的禀赋如何？他生下来时的气立如何？哪些气立打开了？哪些气立没打开？我们一看他的出生时相就知道了，他的中运打开的是水运，司天打开的是少阳，在泉打开的是厥阴，主气打开的是少阴，客气打开的是太阴。如果我们将六气的禀赋当作六种力量，那么，这六种力量又分作五个层次，这五个层次我们暂时这么分，其实还不止这些，还有主客运的层次，但是，讲多了，大家会更弄不清楚。上述这五个层次，第一个层次是中运，第二个层次是司天，第三个层次是在泉，第四个层次是主气，第五个层次是客气。这五个层次的力量对比，哪个力量大，哪个就对禀赋起决定的作用。但是，在这个力量对比中，还分两个方面：其一，是层次的对比，在层次的对比中，中运、司天、在泉这三个层次比较高，主气次之，客气更次之；其二，是综合对比，看哪个力量的重复因素多。比如上述这例病人，在这五个层次中，有五种力量的参与，一是水运，二是少阳火，三是厥阴风，四是少阴火，五是太阴湿。少阳、少阴虽然是一个相火一个君火，但毕竟都是火，因此，从综合对比的角度说，火热是占据绝对优势的。那么，如果我们从六气来决定这个人的禀赋，这个人的禀赋当然是偏于火热的，实际是不是这么回事呢？我们看刘老师的病例记载：舌红，苔根微黄腻。舌红与苔的黄腻都是火热之象，说明我们根据出生时间所作的这个禀赋判断与实际情况相符合。另外，刘老师的这个病人是1984年看的，而我们现在是1986年，这里面也就不存在什么其他的主观因素。

接下来我们看第二例，病例的记载是：胃脘疼痛，舌淡。病人的出生年月日是1934年六月初六，1934年为甲戌年，太阴湿土主运，且为土运太过，太阳寒水司天，太阴湿土在泉，六月初六应该是三之气，三之气的主气是少阳相火，客气是太阳寒水。综合出生时相的六气因素，寒湿还是占主导地位，而病人的舌质淡，质淡也是寒的表现，因此，病人的出生禀赋与实际情况还是相符。说明病人的胃脘疼痛属于寒湿所致。在这里我还是要再作一个强调，这些病例都是从刘老师两年前诊治的病例中，随意挑拣部分胃痛及咳嗽的病例，完全不是刻意挑选出来的。另外，我们只选择了舌象作为观察对象，而把脉象省略掉了。这里不是因为脉象不重要，而是因为脉象这门学问确实不容易把握，容易形成主观的偏差，相比之下，舌象还是比较容易观察，而且也比较容易做到客观。根据我们的观察结果，出生年月日是跟禀赋有密切的关系，如果这个人的出生时相框架中，是火热为多的话，这个人的舌质是偏红的，或者还有其他的火热征象。如果这个人的出生时相框架中，是寒湿多于火热，那么这个人的舌质多淡，或者有其他的寒湿征象。如果是湿的成分多，那这个人的舌苔多腻，这些大家都可以去慢慢地观察。总之，出生的时相肯定与禀赋有关系，而这一关系的确定，可以给我们的治疗带来很大方便。尤其出生的时相是一个很客观的参数，它不受主观因素的影响，因此，也是我们比较容易把握的一个便利条件。

下面我们接着看几个咳嗽的病例。上面所举的病例中，我们只谈到出生的禀赋，其实，光讲禀赋还不够，还必须结合发病的时相。一个出生的禀赋，一个发病的时相，这就比较全面了。当然，对于慢性疾病，由于病程比较长，在治疗的时候，我们还要考虑到治疗时的时相，另外就是望闻问切的结合，这些我们以后要慢慢谈到。这里的出生禀赋和发病时相，刚好构成了占卜学上的本卦和之卦，由这两个卦综合考虑，就会变化出我们需要的参数。但是，一谈到卦，大家就会提出一个问题，《周易》的卦都是六爻，是六个因素构成一个卦，而我们刚才所谈到的只是五个，是由年月日这三个参数变化出来的中运、司天、在泉、主气、客气。这里还少一个什么呢？还少了一个时辰没有考虑。运气七篇中没有谈到时辰问题，时辰是什么呢？时辰就是指一天 24 小时里的子丑寅卯辰巳午未申酉戌亥这几个时辰，把时与辰结合在一起的日夜节律，这才叫时辰，其他的不叫时辰。五运六气只考虑到年月日，而没有考虑一日里面的时辰，这一点伟大的张仲景对它做了补充，在《伤寒论》里，有六条条文专门讨论六经病与时辰的关系，根据对称原理以及运气的一些思想，就刚好补充了上面的这个时辰问题，这里暂时不作详细讨论。

我们上面为什么提出本卦、之卦呢？这是由于占卜的时候需要这两个卦，卜出一个本卦后，再卜一个之卦，占卦的人就本卦与之卦的关系，来解答你所提出的问题。我就是根据占卜上的这个原理，搞出一个禀赋属于本卦，发病或诊断的时间属于之卦，本卦也是静卦，之卦也是动卦，静卦为常，动卦为变，动静常变，这是符合辩证法的。由于卦有六爻，当我们借助张仲景的思想，补充了发病时辰以后，就正好完善了六爻。而经这么一完善，就含有一个出生八字的问题，也就是说我们现在看病应该考虑八字问题。应不应该考虑这个问题呢？我昨天曾经强调，根据八字推断一个人的个性、疾病、寿夭等，是现代科学的前沿，外国人在搞，我们也应该搞。我们有过很多沉痛的教训，或者说很多笑话，就是等别人搞出来了，我们的老先生才说"我们古已有之"，那为什么在人家还没弄出来的时候，我们不将老祖宗的东西放出来呢？我们现在已经是被动了，我们应该争取主动。

我们怎么保证我们的子孙在我们的土地上也做出成绩来，也拿到诺贝尔奖？所以我提出，青年人要有这个信心，要向斯德哥尔摩进军！

我们这里要谈的咳嗽病例有 8 个，而且这些咳嗽都是慢性咳嗽，时间都比较长，这些病例我们不打算像上面这些病例一样来讨论，我们只谈一个综合的结果，就是在这 8 例咳嗽病人的出生时相中，都不约而同地有 28 这个参数。我们知道 28 就是阳明燥金，是肺与大肠。也就是说这些病人有一个共同的特点，大家一生下来就都打开了自己的阳明，阳明是管肺的，负责气的调节，阳明太过，或者阳明不及，都会出现肺的病变，而咳嗽是肺病的一个特征。我们明白了这一点，就知道这些病例的讨论揭示了这么一个问题，人体的一些病变，特别是一些好发的病种，是跟出生时所坐落的时相框架有关联的。结合出生禀赋的关联，实际上我们已经可以从中得出很多有趣的东西，大家应该好好地去思考。至于具体的办法，五运六气中已有统计的常数，统计的公式，我们根据这些去查找就是了。当然，黄帝、岐伯虽然都搞得那么系统了，搞得那么简单了，但是，也不见得一点脑筋不用动就能够掌握，我看一点都不动脑就能掌握的东西，大概也不是好东西。所以大家还应该翻翻原文，对于不懂的字句还应查查，然后再熟悉我讲的技术方法，就可以解决问题了。

四、上工知未病

上面我们着重谈了出生时相与禀赋及发病的关系，其实这只是一个方面，而不是唯一的方面。有的同志会问，如果我不知道病人的出生时间，是不是就不知道他的禀赋，是不是就不知道他的三阴三阳的开关情况呢？我们说中医还有很多的方法可以了知上面的情况，最熟悉的就是望闻问切。这四诊的经验到位了，就可以知道我们身体处在一个什么状态，比如说是太阳太过了，还是少阳太过了，这些情况都可以通过四诊获得。我们以切脉为例，现在我们常切的部位是寸关尺，两边的寸关尺加起来，刚好是六个部位，正好反映三阴三阳的情况，三阴三阳哪个太过，哪个不及，都可以从脉象上反映出来，只看你的功夫到家没有。后世医家将脉象分成很多种，多的有 36 种，显得很繁杂。而运气的脉很简单，一共只有六种，不过越是简单的东西越是难练。大家都看过走钢丝，拿脚在一条线上走确实很简单，可是你要能在上面走，能够表演，就得费一番功夫，动作虽说简单，要掌握就不那么简单了。

现在我讲一个早几年看的病例，这个病例就是中医学院的一位西医老师，当时我并不是专门看她，而且当时也不认识这位老师，只是晃眼地看过一下后，我就跟认识的老师说，这位西医老师肯定要生一场大病，如果现在未患，以后肯定会患。这位熟悉的老师就问我，如果患病会是什么病？我当时只能说：要是患病肯定是肺与大肠的病。这位老师为了证实一下，就去问了那位西医老师，西医老师非常开明，马上就找到我对证，说她现在什么病都没有，我当时还是重复上面的意见，说她这个病一定会得，而且是肺与大肠的病，她就反问我，要是得这个病，会在哪一年，我说应该是火热司令的年份，而最近的一年就是 1986 年。1986 年是丙寅年，少阳相火司天，厥阴风木在泉，这一年的可能性大。结果是这位老师 1986 年先得了一场严重的痔疾，然后接着而来的就是胸膜炎，还到中医学院二附院住院不少时间。痔疮应该算是大肠的病，而胸膜炎的表现在中医看来，完全符合肺病，因此，我的这个马前炮诊断，最后还是被事实证实了。

这例病人我为什么能够做出这样大胆的诊断呢？其实道理很简单，这位老师左眼的眼白充满红线，尤其集中于眼轮的肺部。红是火，说明她本身的少阳开得太过，白属金属肺，红线布于眼白，且多布于肺位，说明这肯定是克金克肺，肺要产生病变是必然的。而肺与大肠又相表里，因此，断定她是肺与大肠的病。那么，这个肺与大肠的病会在哪一年发作呢？这一定要等到老天的火热开关打得很大的时候，这个时候内外合邪，也可以说里应外合，她不发病就奇怪了。今年（1986 年）是丙寅年，少阳相火司天，火热的开关开得很大，因此，她就选在今年发病。

另外一例病，是我老师的爱人，咳嗽好些年了，一咳就是几十天，1981 年看她咳我不出声，1982 年我也不出声，1983 年我还是不出声，到 1984 年还是这样咳，我就只好班门弄斧，管管闲事。大家注意这例咳嗽不是连续地咳几年，而是每年到了这个时候她都咳，时间很固定。以后大家碰到这类病，你们可以大胆地帮他治，而且可以告诉病人，你能够知道什么时候好。这个不是欺骗人，《灵枢经》中有那么一段关于巫医的话，黄帝问岐伯，为什么巫医可祝而已，为什么他讲病人什么时候好，病人就什么时候好？后来岐伯揭开了这个谜，因为巫医都懂得五气所胜，懂得五胜，五胜是什么呢？很简单，就是他懂得你的病是哪个气立引起的，懂得了这个气立，再抓住气立的运行规律、生克关系，他就能比较准确地判断疾病的愈期。打个比方，如果你这个病是少阳火太过引起的，不管你表现的症状是什么，是咳嗽也好，是发烧也好，只要他看你是气立的病，不是神机的病，或者用现在的话说，是功能性的病，不是器质性的病，是器质性的病就比较难办。他一看你是气立产生的病变，而且你现在来看病的日子是 11 月 15 日，那他就可以跟你说，你的病不要紧，再过几天，也就是 11 月 21 号就会好的。结果到时候病真好了，那你当然要说他神奇了。其实神不神奇呢？也神奇，也不神奇。说不神奇的一面，是他并没有使病几天就好的能力，只是他掌握了天道气立的运行情况，由于是少阳火热引起的病变，少阳火热怕什么呢？当然是怕太阳寒水的克制，11 月 21 号一过，就是太阳寒水主气，所以他要说这个时候病会好。实际上不是他使病好，而是老天的力量使病好了。所以说这是不神奇的一面。而神奇的一面呢？神奇的一面就是他起码能够知道病变的性质，是气立的病还是神机的病，这是需要实际本事的。病可祝由而已，祝由治病的部分秘密就在这里。所以说，我们的医学是先巫所传的。为什么这么说呢？因为你要预测疾病，要算什么，这些都是先巫创造的。因此，究竟是医源于巫，医源于圣，还是医源于劳动，请大家重新考虑。圣人都是当时掌握知识的人，由他们来创造医学是最有可能的途径。

好，现在我们言归正传，因为我发现这位咳嗽的病人每次都是在秋天发作，更准确地说，都是在五之气发作。五之气就是每年的 9 月 22 日到 11 月 22 日之间，这个时候的咳嗽往往属于秋燥，医生往往喜欢用桑杏汤、杏苏散这类润燥的方剂，可是用了几年，为什么都不行呢？因此，我就不光是考虑这个燥的问题了，我就问了她的出生年月日，结果她是 1946 年九月初九重阳节生的。1946 年是丙戌年，九月初九大概是阳历的 10 月上中旬，坐落在五之气。那么，她的出生时相就是：水运太过，司天是太阳寒水，在泉是太阴湿土，主气是阳明燥金，客气是少阴君火。总起来看她的出生禀赋，是寒凉占主导地位，而她每次发病的时间又是秋凉以后，说明禀赋与发病的时间是吻合的。由于病属寒凉所致，因此，用温寒、宣肺的方法应该没有错。我就给她开了麻黄、细辛、五味、党参、大枣这些药，因为五之气的客气是少阴君火，稍稍夹了一点热，因此，加了少量的黄芩，当时我开了三副药，药拣回来后，只吃了一副，咳嗽就停止了，剩下的两副再也没吃。

五运六气很重视一个问题，就是病有中外，把病划分成中与外，中指的是神机的病，外指的是气立的病。而《素问·至真要大论》里又提出，外病可以外治，中病可以内治。因此，我认为外用药还是值得我们高度重视的。我们前面曾谈到，要想使植物在它不开花结果的时候开花结果，那么，必须要想方设法地调动它开花结果的那套密码，只要你能够打开这套密码，它就能在不开花结果的时候开花结果。其实，农业上常用的温室效应，就是一个例子。那么，对人体的这套密码，我们怎么去调动呢？我想有时候我们可以通过外治的方法。外治法包括针与灸，也可以用内服药来外洗。现在我举一个例：这例病人是南宁市中医院的医生，去年在听我讲五运六气课的时候，正好在咳嗽，于是他请求我为他开处方，当时我讲课的时候正好是1985年的终之气。1985年是乙丑年，中运是金不及，司天是太阴湿土，在泉是太阳寒水，终之气，主气是太阳寒水，客气也是太阳寒水。尽管这个人平常是热的，可是碰上这个时候，三个寒水当令，就会寒邪袭肺，肺失宣降。治疗这个病就只有一个办法，寒者温之，把三个寒水对抗下去，咳嗽就自然会好。因此，我就给他开了个小青龙汤加味，加的是黄芪、党参、艾叶、益母草。这副汤药不内服，而是熬水洗澡。等到下次来听课的时候，他告诉我，回去以后，按照我说的方法，洗了一个热热的药澡，睡觉的时候还稍咳了一下，等到半夜以后就不再咳了，他的咳嗽也就这么好了。这个是气立引起的疾病，也就是说是非器质性的病，而气立引起的病，尤其是寒邪引起的病，我的感觉比较好治，而热邪引起的病往往时间较长，比较难治。这些病我们都可以用外洗方、外治法来进行治疗。

我从《内经》里面抽出来的这些东西，特别是这些表、这些圈，大家只要按照自己的出生年月去填写，就可以得出很多与自己相关的数据，包括你的饮食习惯，好吃酸甜苦辣，等等。我们从《内经》里面看到的有六种状态，这六种状态就是风寒暑湿燥火，也可以说是三阴三阳，而火有两个，一个是少阳相火，一个是少阴君火。所以风寒暑湿燥火这六气，主要转换成五种运动状态，因此这个五我们经常把它叫作五行。五行就是运动时的五种运动状态，如果把它们合起来，就是一个气的问题。气是构成宇宙的本源，那么，气之所以构成万物，是由于阴阳之气的交感所产生，宇宙的演变也是这种交感的延续。那么，这个气的运动状态有多少种呢？有六种，就是三阴三阳，三阴三阳里面又把火归纳起来，就是五种。五运六气指的就是考虑作为气的六种状态的五种运动形式，以及它们与人的生长壮老的关系，不完全都是讲疾病，当然病也是一种状态，是一种不正常的运动状态而已。

作为人，我们是宇宙气的一部分，因此，我们要想摆脱宇宙对我们的影响是不可能的。不管我们是宇宙的哪一部分气组成，我们都早在出生的时候就跟宇宙气的运动有所联系，并由这种联系的相续，影响我们这个气的运动状态。那么，宇宙气是怎样影响我们的呢？也就是说上面所讲的几种状态是如何作用于我们人体的？这方面《内经》有大量的篇幅做过专题讨论，如《素问·五运行大论》就谈到这个问题。黄帝问："寒暑燥湿风火，在人合之奈何？其于万物何以生化？"岐伯回答："东方生风，风生木，木生酸，酸生肝，肝生筋，筋生心。其在天为玄，在人为道，在地为化。化生五味，道生智，玄生神，化生气。神在天为风，在地为木，在体为筋，在气为柔，在脏为肝。其性为暄，其德为和，其用为动……其志为怒……"这里谈到厥阴风的这种状态，对人体、对自然万物有些什么影响，其气柔，其性暄，其德和，其用动，其志怒，等等，这些既表达了厥阴风对自然万物的影响，同时亦反映在对我们人的影响上。如果一个人的出生时间正逢厥阴风木的主令，那么，这个柔和之气也同样赋予我们这个人，使这个人的气质比较柔和，其性暄，这个人往往比较外向，爱说话，喜交往，其用动，有这个禀赋的人往往都是好动、屁股坐不住，其志为怒，这类人一旦有七情过激的现象，一般都不会表现为沉闷悲观，而是往往怒形于表。我们每个人的性格喜好往往都不同，有的内向趋静，不爱言语，有的外向好动，性躁多言。这些种种不同的脾性，虽然与父母的遗传有一定关系，但很大程度上与出生的禀赋相关。而有关禀赋方面的一些要素，《素问·五运行大论》谈得很详细，大家可以根据自己出生的时相框架，做一次好好的联系，看看自己的性格以及各方面的喜好，符不符合《内经》的标准，大家也可以对你周边熟悉的人做个研究，这样可以加深对经典内涵的理解。有的人的性格有多向性，或者表现为双重性格，这是为什么呢？道理很简单，因为天地有六种状态影响我们，所以，我们在分析一个人时，要看哪种气对我们的影响偏大，要多做联系，不要孤立死板地看问题。

《素问》的这一个篇章牵涉的问题很多，学好了用处非常大，不仅仅限于治病的问题，甚至连各种特殊的专业选拔人才，都可以借鉴《素问》给我们提供的这些数据。比如我们选机要人员，那么，我们肯定要选出生时相中含太阳较多的人，这样的人往往会守口如瓶，如果我们选上少阳或者厥阴较多的人，那难保他不泄密。我这里再举两个大家熟悉的例子，一个就是刘方医生，他是1959 年 9 月中旬出生的，中运是土运，司天是厥阴风木，在泉是少阳相火。由于土运的关系，这个人能化，能思考问题；由于司天的关系，这个人特别喜欢动；由于在泉是相火，这个人还是很乐观，但是有点毛躁，总的来说是外向、好动、善思维。春夏用事，因此，有一派兴旺景象，想干大事业，但是，由于风火皆主动，因此，静的方面稍显不足，我对他的观察是，他很难静静地坐在家里三天，如果坐到三天，那他无论如何也熬不住，非到书店逛逛不行，这是为什么呢？禀赋使然。另外说一位就是唐农老师，他的中运是木，在泉是厥阴，因此，此人柔和，善言谈，也好动，也喜欢做学问，当然也好发怒，喜欢思考一些哲学问题。以上两位的出生时相，特别是司天在泉很相近，而他们的性格志向也很相似，这就说明出生时相与各方面的禀赋都是有关联的，值得认真地研究。

第五讲 更进一步的思考与探索

一、形态发生场

最高的智慧只有一种科学，解释天地万物和人在其中地位的科学。这是苏联作家列夫·托尔斯泰所表述的一种观点。在西方文明中，对宇宙与人的追求已有其一段历史过程，而我们东方文明对宇宙与人的追求也走过了我们的一段历程。这几天，我给大家谈的五运六气，主要强调了我们古人在天地人之间，怎样考察天地对人的影响。这是一种最高的智慧活动，而这种活动在两千多年前就已经完备了。西方在这一方面的思想活动，在最近的一段时间里显得相当激烈。他们提出了种种的假说，不过在这个问题上，我的看法是，也许我们的前人比西洋人走得更深更远。为了说明这个问题，今天我要在东西方文明的背景上进行进一步的探讨。有关西方文明，我只是讲它的前沿部分，讲它与五运六气有关的学术思想。而这些学术与思想在西方引起的震动是很大的，这几年里，它们相继被介绍到我们这个文明古国里。有不少学者的研究表明，我们古代的文明是可以与西方文明的这些前沿进行联结的。

我现在手头拿的这部书，叫作《动物的生长与发育》，这是美国的一本生物学教材。这本书在美国是 1962 年出版的，在我们国家是 1966 年翻译出版的，近几年又再版了一次，我手上的这一本，是 1966 年出的那一版。这部书我在上高中的时候就念过一次，后来学医了，又重新阅读了它。我感觉这本书很有价值，"形态发生场"这个概念，我就是在这本书中发现的。关于"形态发生场"这个概念，是 20 世纪 50 年代开始提出的，提出"形态发生场"这个概念，是想解释胚胎的发育过程，打个比方，我们在胚胎阶段，为什么鼻子一定要长在正中？为什么两只眼睛一定要长在这儿？为什么两个耳朵一定要长在两侧？为什么手要长在肩上、腿要长在胯上？为什么我们只有一个舌头？而为什么我们的耳朵在发育过程中它不永远地长下去，长到一定程度就不长了。我们一个人的高度也是这样，长到一定的程度它就不再长了，这是为什么呢？如果按照细胞分裂这个方法去解释的话，它应该永远分裂下去，为什么它会有一个极限，而且会有一个形态呢？我们搞工程建设，比如搞个水泥制板，我们不可能把水泥浆往空地上泼，我们肯定要事先做好一个模型，然后把水泥倒进模型里去，模型就自然决定了你所需要的水泥板的形状，而这个形状是根据你设计的需要来决定的。那么，又是谁控制了生物的形态发展呢？当时的生物学家就只好借助了"场"的概念。"场"是看不见、摸不着的，电场、磁场我们都看不见，可是我们能够用仪器来测定它。那控制我们人的生长发育等因素的这个场，是在我们体内呢，还是在我们体外？当时这本书的作者认为是在我们人体内，在神经系统里面。关于这个问题，也有一些严肃的科学家做了实验，做出来的结果表明，它们支持了拉马克的观点，不支持孟德尔的观点。拉马克和孟德尔就获得性遗传的问题，曾经有过一场很激烈的争论，我们的学习有没有遗传，父亲学过的东西，儿子能不能接受？爷爷学了的东西，孙子能不能接受？孟德尔的观点认为没有获得性遗传，个体的学习经验不能通过遗传从前辈那里获得，而必须在特定的环境里，通过学习才能获得。可是，拉马克的观点不是这样，他认为遗传是可以获得的，在他还没有出生的时候，就可以获得这种遗传。

　　后来，由于"形态发生场"的提出，他们又重新考虑了拉马克和孟德尔的争论。1922年开始，美国的一个科学家进行了一项有关的课题研究，他们对小白鼠进行了32代的繁殖培养，培养到后来，出现了那么一个奇怪现象，就是后来的小白鼠大都出现了获得性遗传现象。上述这个试验的大体过程是这样，饲养一群小白鼠，让它们经过两个通道，一个通道是白色的，一个通道是黑色的。白色的通道里面安有一个电刺激装置，凡是经过的小白鼠，都会受到电刺激，而这样的电刺激对于小白鼠来说，当然不是一件高兴的事情；黑色的通道里没有这个装置，小白鼠可以畅通无阻地通过，而在通道的另一端，都是可供美餐的食物。开始的时候，两边的通道都有小白鼠走，而渐渐地所有的小白鼠都不再走白色通道，而是全部经过黑色通道去吃食物。原先的小白鼠在经过电刺激后，获得了这个经验，尝到了这个滋味，它们不再走白洞，而全走黑洞，这个现象容易理解，这是通过学习、实践获得的经验。可是到了后来，经过一代代的繁殖，后面的小白鼠天生下来就不走白洞而走黑洞的数量慢慢地增多，而到了32代，小白鼠一生下来就都知道不走白洞而走黑洞了。那么，小白鼠为什么不用在它生下来以后自己去体验一下电的滋味，为什么不经过这种刺激、这种"学习"，它就能自动避开这种滋味的东西，而走一条它认为更加舒适的道路呢？这个时候他们就提出了"形态发生场"不在小鼠身上，而在小鼠的外部。为什么这样说呢？因为后来发现了一个更为奇怪的现象，作为对照组的小白鼠，虽然也是这样一代代的繁殖，可是它们并没有参加这个实验，但是，随着实验组小白鼠上述经验的积累，这些没有参加任何实验的小白鼠也逐渐获得了这个经验。这一事实就更加足以说明，在小白鼠的外部存在着一个形态发生场，而这个形态发生场不仅支配着小白鼠的形态，同时也支配着它们的行动。

1982 年，我国航天工业研究所的陈信与梅磊教授，前往剑桥大学参加了国际超级心理学年会。利用这次会议之便，向提出"形态发生场"这个生命新观点的作者要了原著，回来以后，就在我国进行传播。控制形态的发生以及个体行为的东西不是在生命体内而是在生命体外，这样的理论可以使我们能够很方便地解释许多奇怪的现象。

形态发生场理论也是科学发展的产物，当然它还不一定很完备，还有待进一步的验证。目前，对这一理论的评价，概括起来有三种，而这三种评价总的来说都是好的。第一种评价认为，这一理论表述的观点摧毁了整个现代科学的理念，因为它与我们原有的观念大相径庭，如果这一理论正确的话，那就意味着我们原来的所学是错误的；第二种评价认为，它是生物研究史上及生物科学史上的一场重大革命；第三种评价认为，要等着瞧，不发表过激的评价。那么，作为我们搞中医的人，能否也对这个问题进行思考呢？我认为是可以进行思考的。我们这几天所讨论的问题不也是很奇怪吗？控制我们生命体的种种运行状态的这个五运六气，并不局限在我们生命体的内部，而且这个存在于生命体之外的运气，有它严密的五、六运行机制及结构，难道我们不可以认为，我们的这个"形态发生场"要比上面的那个"形态发生场"更完备、更有规律吗？这是完全可以考虑和研究的问题。如果这个研究成立，那么，五运六气将会有它更大的科学价值。

二、临界相变

这些天来，除了向大家汇报我的学习及工作情况，还就如何在科学前沿及古代文明之间进行思考与探索的问题，与大家谈了我的一些看法，我认为进行这种思考与探索是我们中医的一条出路。不管怎么样，中医总要找出路，而要找出路，就一定要进行思考，就一定要进行探索。国内的很多同志都在进行这方面的思考与探索，我们也在进行这方面的工作，具体地说，五运六气学说应该在什么基础上进行研究？它又应该在什么基础上建立它的新起点？等等，这些都是我们应该思考的问题。

上面我们谈到了"形态发生场"这个理论，也许它会有助于我们探讨运气。我们在研究传统文化的时候，常常要谈到一些现代的理论，其实，谈现代的目的并不是急着要给传统补充些什么，或者急着为传统找一个证明，而是因为我们这个时代的人太多的唯现代论了。所以，在探讨传统文化的时候，如果不结合一点现代的东西，那是不足"以壮行色"的。

下面我们要结合的一个现代问题，就是"临界相变"。这个问题与我们中医对疾病的认识似乎很有关联，就这个问题，我与刘力红老师专门作了书信讨论，现将信中的部分内容摘录出来，并作一些补充讨论。

"当今科学界，特别是物理学界，十分注重研究临界状态的相变现象。人们已经认识到，旧有物质的不同组合，会产生新的功能系统。而这种新的功能系统的产生，必然伴随着一个相变过程。这一过程中的一切现象，包括环境、数据等，就叫作临界状态。临界状态的结局亦即相变的结局，无非是两种可能：一种是转化为更有序的状态；一种是转化为更混乱的无序状态。转化为更有序的状态，表明新生与新的功能的获得；转为无序的混乱状态，表明功能的丧失而渐趋死亡。关键的问题是，如何造就与控制临界状态，使原有的结构转向更有序的结构而获得新的功能。人体这个系统是经常出现相变的，可惜的是，目前的医学，还没能充分正确认识人体的相变现象，把不少有可能转化为新的功能的相变现象，作为一般的疾病处理，使不少人错过了一个良好机会。"这是我与刘力红老师通信中的一个段落。在这里我们谈到了现代物理学的相变问题，相变问题是现代物理学的一个前沿，可是在我们《内经》运气七篇的《五常政大论》中，已经讨论了类似的问题。《内经》这篇大论的有关原文是："气始而生化，气散而有形，气布而蕃育，气终而象变，其致一也。"现代谈相变，传统谈象变，只是一字之差，可是这个一字的差别，却反映了现代科学与传统文化的千差万别中一个最根本的差别。为什么这么说呢？因为相与象在内涵上的差别决定了这个问题。我对相与象的理解是，形之可见，有器可凭者为相；形之可见，无器可凭者为象。一个强调有器，一个强调无器，这个根本的区别也就这样形成了。

从某个方面来讲，中国的文化可以分做三个层次，就是形、道、器这三个层次。古人说了："形而上者谓之道，形而下者谓之器。"若按这个上中下的层次分，道是最上的层次，形是中间的层次，器是最下的层次。我们传统中医所涉及的范围，主要属于中间这个层次，而现代科学所涉及的，主要是下面这个层次。形、器虽然有联系，但毕竟有区别，水中之月虽然有形，但却无器，如果一定要用器去衡量它、打捞它，那就难免一场之空。所以用现代科学去探讨传统文化，既要看到联系的一面，又要看到区别的一面。这个问题希望大家能够好好地去思考，这里不再占用大家的时间。

现在我们还是继续谈"相变"的问题，这里提请大家注意，这个相变是打引号的"相变"。也就是说，我们讨论这个问题，主要是从阴阳术数的角度讨论，而不完全限于现代物理学的范围。我们从前面的《五常政大论》中可以看到，我们所看到的种种不同的自然现象，只是由于气的不同状态所致。而由气的一种状态，过渡到另外一种状态，这种状态的改变，其本身就是一个"相变"过程。比如春夏秋冬的变化过程，而这个变化过程又同时伴随着新的功能系统的产生。春是生的，夏是长的，由春的生，过渡到夏的长，这个过程就是一个"相变"的过程，同时也是一个功能变化的过程。我们曾经讲过，物生谓之化，物极谓之变，生生化化，是一个相续不断的过程，因此，"相变"也是一个不断的过程，而只有变才能产生新的功能。在上面的信中，我们曾谈到，相变无非有两种，一种趋于新生，一种转向死亡。而从物理学的角度说，获得生命的是转为更有序的状态，而丧失生命的是转化为更无序的状态。

"对《内经》来说，生命的现象，无非是合与开的相互交替、相互变换的过程。这种开与合的交替变换，是靠相变来取得的。这种相变是受控于被称做枢的系统。这个被称做枢的系统，叫作少阳少阴系统。所以人体在出现相变的时候，就会出现少阳、少阴的症状。人体少阳少阴系统是控制临界状态的系统，但是这个系统是受控于宇宙的五运六气坐标系统的。只要将你的命图、病图与时图进行联系比较，你便会得出你的病机所在。如果再结合六十四卦象来考虑，那就会觉得更有趣了。从这种观点出发，利用药物来参预相变，这就成为了一门新的学问。"

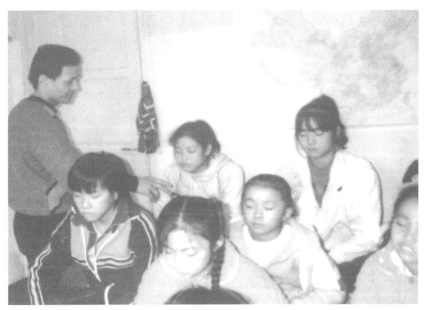

　　催眠的机制如何？它究竟作用在我们人体的哪个部位？这个问题我们通过《伤寒论》就可以得到比较好的解释。

　　我们前面曾经谈过三阴三阳的开阖枢，太阳、太阴为开，阳明、厥阴为阖，少阳、少阴为枢。根据《内经》的这些内容，以及相变的有关理论，我们完全可以进行传统的相关研究。我所从事的人体科学训练实践，其法宝就是运用了《内经》的这个理论。而具体的操作就是首先把受训者引进睡眠状态，就是首先进行催眠。为什么要首先进行催眠呢？催眠的机制如何？它究竟作用在我们人体的哪个部位？这个问题我们通过《伤寒论》就可以得到比较好的解释。《伤寒论》的少阴提纲条文说："少阴之为病，脉微细，但欲寐。"我们催眠过程中所出现的睡眠态，就很像这个"但欲寐"。但是，这个睡眠又跟正常的睡眠不一样，你拿针去扎他，他不痛，可是你跟他说话，他又能跟你对话。为什么会出现这个奇怪的现象呢？《素问·至真要大论》的十九病机其中有一条就是"诸痛痒疮，皆属于心"，说明我们人体的痛觉完全是由心来把握的，或者说完全由少阴心来传导。现在通过催眠的诱导，你的痛觉消失了，说明我控制了你的这个"心"，说明我暂时切断了你的少阴，说明通过催眠所诱发出的睡眠态、但欲寐态，是人为造成的一种少阴"病"态。这就证实了我们催眠所作用的部位，是人体的少阴部位。而前面信中我们曾谈到过，人体相变的临界状态是受控于被称作枢的系统，其中少阴就是它的两个枢系统之一。催眠作用于少阴，实际上就是控制人体的某个相变，使它沿着我们设计的方向进行，从而通过这个相变，产生我们所需的特殊功能。这是我对催眠现象所提出的中医理论的解释。大家不要以为这个解释好像很轻松，有关催眠的机理，仍然还是现代医学的一大难题，是一大谜。国外虽然也有催眠，他们也就催眠的机理提出了种种学说，可是都还难以自圆其说。在这种情况下，所以我就有必要按照中医理论，按照阴阳术数构系，提出我对这种现象的解释。

一个人生活在运气的坐标系统里，就必然会受到这个坐标系统的影响与控制。如果抓住了他出生的那个时间，这个时间就构成了我们的一个时相框架，再把这个时相框架转成图，这个能够反映我们禀赋的图，就叫作命图。而与发病时候相关的这个图，叫作病图。还有一个就是我们看病时所构成的这个图，叫时图。将这些图弄清楚了，就可以对疾病进行很好的病机分析。我上面的信件中，还谈到了结合六十四卦的问题，这次的讲座没有办法谈六十四卦了，但是，我们应该知道，一个人的疾病是与六十四卦象是有关联的，也就是说可以用卦象来刻画人的岁数与疾病的关系。

另外一个值得关注的问题，就是我提出的用药物来干预相变的问题。如果这个构想真能实现，那么，我们就可以通过服用某种药物，像扁鹊一样在三十日之间，或者更短的时间内获得特殊功能。这个构想不是不可能，因为我用药控制你的少阳、少阴系统，使你产生一种很奇特的相变现象，并用药巩固下来。这是我们的设想，有了这个设想以后，我们完全可以根据理论本身的需要，设计实验的过程。虽然我们目前还没有开展这方面的实验研究，但是古人已经有先例，这是《史记》中明确记载的。

另外一个问题，就是抗衰老的问题。我们能否返老还童？我们能否把老阳的相转回少阳的相？我们能否把老阴的相转回少阴的相？如果能的话，我们就能返老还童。但昨天我们又讲过"神乎神，客在门"，神不是永远属于你的，你想你的生命没完没了，这是不可能的。不过，延缓这种相变的过程，还是完全可以的。或者由于疾病的因素，使人很快地由少阳的相转到老阳的相，那么，这个转变不是人本身所固有的过程，而是疾病这种偶然的因素造成的，如果我们能够用某种方法，或是某种药物，使它回到原来相的发展过程中来，那么，这还是很有意义的。

三、传统文化的断层

学习和研究传统文化，首先要解放思想、破除迷信。破除迷信有多方面的含义，但有两方面是非常重要的：其一，不要将科学视为终极裁判，科学也处在一个不断发展的过程，不要从封建迷信转到科学迷信；其二，不要将迷信这顶帽子乱戴，这也迷信，那也迷信，传统的东西就所剩无几了。以相学为例，这是一个非常敏感的领域，这个领域几乎成了封建迷信的代名词，以至这个领域所包含的一切东西，都被列入无形的禁区。但是这些年，国外的许多研究者都在研究这个领域，尤其是研究与医学相关的一些问题。诸如面相、手相与疾病的关系，甚至还研究了脚相与疾病的关系。有关相学的一些领域，国外的人都在进行研究，而作为我们搞中医的，如果不肩负起这个责任，那就有些说不过去了。

本来望诊是我们中医最擅长的地方，在望闻问切这四诊中，望诊是最高也是最难的层次，望而知之谓之神，这是作为中医所必须训练的一个基本功。那么，在整理望诊的时候，一定会牵涉到相学方面的书籍，这是许多同志不敢碰，也不愿去碰的问题。有感于此，我大胆地涉及了这方面的书籍，我涉及这些资料的目的是，想从中提取对中医的诊断、对心理学、对人体个性等有用的部分，至于它的吉凶祸福，我们不去讨论它。相学的具体内容，要分十二宫，这些具体的步骤，我们暂时不作讨论。我们只是想强调一下，在我们传统文化里面，是否存在着阴阳术数构系？如果真的有这种构系的话，把这种构系提取出来，就变成一门专门的学问，即阴阳术数构系学问。这门学问就是一种基础，我们进行这方面的计算多了，训练多了，那么，我们就能对传统文化的其他部分进行解答。就像我们做数理化方面的题目一样，老师给我们出的题目那么多，问题那么多，可是我们解题所需要的，就是那些很有限的数理逻辑体系。我们就是要它那些公式呀、定理呀，等等。而作为传统文化，它里面是否也存在着那么一些诸如公理、公式之类的东西呢？如果有，那我们只要抓住了这个东西，进行这方面的训练，在我们碰到实际的问题时，就能够作出解答。而且不光是这样，要是真的能找到这样的东西，我们就能更好地与现代科学结合。所以我是专门在医、卜、星、相这四个体系里面寻找，要找出阴阳术数构系，找出来以后，提出它的运算法则，找出它的转换关系，想建立那么一门阴阳术数学，这是我做传统学问的一个根本动机。

这些天所讨论的传统文化，是我们传统文化里面自然科学的那一部分。我们传统的文化虽然很丰富，但归纳起来，只是四类，就是经、史、子、集。《四库全书》所收纳的，也就是这四大类，《四部丛刊》也是如此，《四部备要》也是如此。经，就是儒家的经典，《诗经》《书经》《春秋》等，这些都属经；史，就是二十四史，加上《清史稿》是二十五史，如果再编一个《民国史》，就是二十六史；那么，子指的是什么呢？天文、历法、医、农，以及相学、命学这些属于自然科学的东西，都属于子部的范畴；集，是杂记，杂七杂八的，如盖房子、做手艺、烹调、绘画、刺绣等，这些都属于集部范围。中国的文化就是分为这四大类。

《黄帝内经》大约成书于两千四百年前，我们现在是否可以考虑这样一个问题，当黄帝、岐伯写下这本《黄帝内经》以后，这部书的境遇如何呢？我们看看历史就知道，春秋战国以后，经秦皇的统一，到了汉朝就基本走上了正轨。这个时候国家教育部门所强调的学问，叫作官学。官学是谈五经的，就是儒家的经典，《诗》《书》《礼》《乐》《春秋》。那么，对于属于自然科学的子学部分，有没有设立的专门讲学堂呢？根本没有。所以，像《内经》这一类的属于子部的东西，在它诞生以后不久，也就是在两千年前就失传了。如果我们还有疑问，我们可以看看《内经》是什么时候才有注释，现在我们所能查到的最早的注释本，也就是杨上善的，再下来就是王冰的了。杨上善何许人？隋朝人也，他是否真正通究了作为自然科学基础的阴阳术数呢？看来未必。为什么这么说呢？这是因为当时的社会历史条件决定的，当时的社会，注重的只是经史，学文的人要想有出路，就必须走进经史这个圈子，否则前途无望。那么，有没有人搞子学呢？有没有人研究自然科学呢？还是有。但，只限于那些练道的人。这里就提出了一个传统文化的断层问题，两千年前就曾经出现过明显的文化断层。只注重经与史，不注重自然科学，只注重宇宙社会观，而放弃了宇宙自然观、宇宙生物观。变成什么问题都是用经史的观点来处理了。可是，大家想一想，用经史的观点处理经史，用经史的观点处理自然科学，会不会出偏差呢？历史证明了，这是一个错误的、灾难性的经历。两千多年前，只注重经史，用经史取代其他，子学会不会因此而受到阻碍，受到扼杀呢？这个问题大家可以考虑。

《周易》是两千多年前的东西，为什么还会有如此大的潜力和延伸力呢？在最近出版的一本《易学十讲》上，曾谈到科学伟人爱因斯坦与《周易》的一段关系。爱因斯坦在发明相对论时，运用了十一个计算公式，以推算时空的相对增长数，他经过许多的分析考虑后，发现河洛数理对他很有启发。爱因斯坦将河图洛书与他的相对论的数学基础进行了对比，然后进行演算，发现河图洛书的数学体系很不得了。也就是说，我们的河图洛书，我们的阴阳术数构系本来就存在一个严密的运算体系，只是后来失传了。有关这个方面，我们可以找到很多证据，其中李约瑟博士的《中国科学技术史》的第三卷中，就谈到这个问题，他说作为内算的这个数学系统已经失传了。而陈九朝在他的数学书里也谈到这个问题，中国的数学原来有三十三个体系，而不仅仅是我们现在小学生用的算术，可是到了后来，这三十三个体系大都失传了。在这些体系中，包括了太一壬甲。太一壬甲就是根据天地人之间的关系，建立它们的相关性，其实就是我们所讲的阴阳术数构系，而这些都属于内算的范围。内算这门学问十分深广，可计算的东西很多，其中包括人的寿命、疾病等。但是，这些算法大都失传了。

《旧唐书》的方伎列传，曾记载了唐代伟大数学家、天文学家一行大师求访大衍算法的故事，现摘录如下："初，一行求访师资，以穷大衍。至天台山国清寺，见一院，古松十数，门有流水。一行立于门屏间，闻院僧于庭布算声，而谓其徒曰：'今日当有弟子自远求吾算法，已合到门，岂无人导达也？'即除一算。又谓曰：'门前水当却西流，弟子亦至。'一行承其言而趋入，稽首请法，尽受其术焉，而门前水果却西流。"一行求师的这段故事，《明皇杂录》里也有记载。这段一行求法的事，看起来似乎神秘莫测，可是李约瑟并不把它作为神秘不可理解的东西，而是作为一个很严肃的事例提出来，以证明中国有那么一种算法的存在。而我们现在的不少同志，一看见这类东西，就认为是"封建、迷信、伪科学"，不屑一顾。这样的一些认识水平，与西方的一些严肃科学家的认识，是多么鲜明的对比。

唐一行是我国唐代著名的内外算学专家，他的事迹正史中有专门记载，像他这样一位确凿人物的成就，外国人相信了并且加以研究，而我们自己却偏偏不相信，这说明了什么问题呢？只能说还是思想的问题、认识的问题。我们为什么要反复强调这些问题呢？因为作为我们搞医的，应该考虑我们医的基础在哪里？我想最起码应该在子学这个体系里。如果是在子学这个体系里，那我们对子学的各门学科，就应该重新研究，应该从里面吸取我们医所需要的营养，从里面发现我们可能失传了的东西。我就是本着这样的精神，才敢大胆地探讨子部里的医、卜、星、相。

现在很多人对相学与为什么要学相学很不理解。这主要是对传统文化以及对现代科学的发展前沿缺少认识所造成的。当代的一些重大理论，特别是玻姆的隐秩序理论以及超弦理论，对决定论是一种有力的支持。最近发展起来的超弦理论，是将量子力学与相对论的引力理论结合起来的一门最有前途的大统一理论。人们称这种理论是包罗一切的理论，英文缩写是 TOE。这种理论预言：宇宙除了可见的行星、恒星和银河外，还可能包含一个与我们所拥有的完全不同的影子世界，在这个世界里，存在着人们不可能见到的行星、恒星和银河系，但是，这个影子世界只通过极弱的引力与我们的世界相互作用。

这种超弦理论，以及玻姆的隐秩序理论并没有超出我们的太极图理论。对于太极图的阴鱼来说，阳鱼就是阴鱼的影子世界；同样亦可以说，对于阴鱼来说，阳鱼就是阴鱼的隐秩序。总之，从阴可以决定阳，从阳也可以决定阴。中国人还有两对重要的概念，它们是虚与实，素与质。从相位、相变的角度来说，当时当位的相，称为实相，属实的范畴。其他三相以虚相的形式隐藏起来了，如果它们以实相的形式出现，就叫作贼相。某一相当位当时的时候，其他三相到哪里去了呢？它们与实相的关系如何呢？在传统文化里都论述得很详细。用超弦理论及隐秩序理论的观点来看，这三种相都隐起来了，但是依然与实相发生着作用，并影响着实相。反过来，实相亦作用并影响着那些虚相。未来的事件是一种虚相，目前的事件是一种实相。只要我们能找出虚实两相的关系，那么，我们便可以根据目前事件预测未来事件。"素"的含义是虚空的意思，"质"的含义是实体的意思。"素问"，实际上是"问素"，是通过质来了解素，从中建立素与质的关系式。中医的最大特点就是决定性、可预测性。不谈决定论，就不可能谈中医。因此学医的人只懂病因、脉证、药性还不行，还应懂天候。除此外，还应能测知疾病的预后转归，这才能称得上完整的中医。学习相学是学习医学的一个必不可少的环节，通过这样的全面学习，我们可以进一步了解东方文化的内容实质。整个东方文化都是建立在简单优美协调统一的基础上的，这个基础就是宇宙形成发展的基础，就是太极图基础。

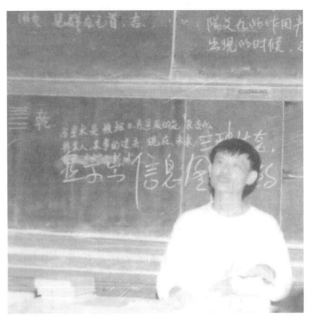

中医的最大特点就是决定性、可预测性。不谈决定论，就不可能谈中医。因此学医的人只懂病因、脉证、药性还不行，还应懂天候。除此外，还应能测知疾病的预后转归，这才能称得上完整的中医。

明朝医家彭用光在他的《太素脉诀》里留下了《指掌图歌》："命宫心部小肠迁，官禄肝经胆福全，肾上寿元膀胱疾，肺为父母夫妻连，脾宫田宅胃财帛，兄弟命门焦仆绵，十二宫中皆有定，要看太素在心专。"

太素是什么意思呢？素是虚空的意思，那么，太素就是产生虚空的决定来源。太素脉主要谈如何根据脉象来判定人的穷通寿夭。人的穷通寿夭分为十二类，这十二类的内容与在面部的诊察分属，前面已经谈论了。彭用光在这里谈的是，十二宫在寸关尺的分布。左寸配属心与小肠，诊察命宫与迁移的情况；左关配属肝与胆，诊察官禄与福禄的情况；左尺配属肾与膀胱，诊察寿元与疾厄的情况。右寸配属肺与大肠，诊察父母夫妻的情况；右关配属脾与胃，诊察田宅与财帛的情况；右尺配属命门与三焦，诊察兄弟与奴仆的情况。

我将麻衣的面相十二宫与太素的脉位十二宫做了一些综合处理，得出了十二经脏腑在面部的分布。这样我们不谈从面相诊察人的穷通吉凶，只关注诊察人的病证、病源。这种分布是，两眉中的命宫，诊察心脏；两额角的迁移宫，诊察小肠腑；鼻梁的官禄宫，诊察肝脏；两鬓的福禄宫，诊察胆腑；印堂下的疾厄宫，诊察膀胱腑；两眼角的夫妻宫，诊察肺脏；田宅宫眼，诊察脾脏；财帛宫鼻，诊察胃腑；眼眉兄弟宫，诊察命门、肾；下巴地阁奴仆宫，诊察三焦腑。

上述这封信的大体内容，已摘录完给大家。另外，我对相学的理解还有一个歌诀，现在一并写给大家，亦可看作是对相学的一个总论：

宇宙在乎手，万化生乎身，《阴符经》赞《易》之谓。

乾玄春夏秋冬有象，

人道吉凶休咎可知；

坤化生长收藏有期，

天命穷通寿夭可知。

乾坤虚冲激荡，寒热温凉交替，

天地人气震撼，喜怒哀乐变幻。

相火居乎位，君火昭乎明，

相位不同，相变则异。

壮乎哉，气象万千，气唯象观，

妙乎哉，象形于外，气动于中，

真情因象形于外，身手宇宙气相关。

察宇宙，通晓人体一身，

凭一手，明了天人情份。

原夫神由玄生，味从化来，智由道增。

手相、位相、时相，相中有相，

人道、地道、天道，道中有道。

这次应83级的邀请，在中医学院作了连续几个晚上的讲座，最后这个晚上，我们重点提出了三个问题，一是传统文化的断层问题；二是相学的学习问题；三是现代科学前沿的结合问题。对于传统文化的学习研究，我想这三个问题是比较有代表性的，也是值得我们去认真思考的。理解文化的断层，有助于我们认识传统文化的本来面目，有助于我们真正地去做好继承整理工作。对于传统文化的研究，继承是基础，继承是关键，没有很好的继承，其他的研究都是空谈。提出相学的学习有着多方面的意义，而最重要的一个意义，就是层次的问题，我们想在中医领域达到比较高的层次，就必须学习相学，这个问题早在孙思邈《千金方》的"大医习业"中就做了硬性规定，大家可以去查一查。中医要继承也要有发展，发展是一个大的趋势，而要发展，就牵涉到一个与现代科学文化的结合问题。与现代科学文化的结合，我们的眼光应该放远一些，应该重点放在现代科学的前沿。我们这次所举的形态发生场、临界相变、超弦理论、隐秩序等就是一个例子，先做理论上的交融渗透，先把握好结合的方向，而不要急于去做什么实验验证，要充分认识到这个结合是一项长远的工作，是真正跨世纪的工作，不要急于求成。国家兴亡，匹夫有责，而传统文化的兴衰，中医的兴衰，对于我们这些从事中医工作的人，就更是责任。前路光明，任重道远，希望我们共同努力。

 **附录一**

 # 运气提要

一、五运太过病候时相模式

摘自《素问·气交变大论》

410∧
民病飧泄食减，体重烦冤，肠鸣腹支满。甚则忽忽善怒，眩冒颠疾。反胁痛而吐甚。

115∧
民病疟，少气咳喘，血溢血泄注下，嗌燥耳聋，中热肩背热。甚则胸中痛，胁支满胁痛，膺背肩胛间痛，两臂内痛，身热骨痛而浸淫。谵妄狂越，咳喘息鸣，下甚血溢泄不已。

126∧
民病腹痛，清厥意不乐，体重烦冤。甚则肌肉萎，足痿不收，行善瘛，脚下痛，饮发中满食减，四肢不举。病腹满溏泄肠鸣，反下甚。

28∧
民病两胁下少腹痛，目赤痛眦疡，耳无所闻。体重烦冤，胸痛引背，两胁满且痛引少腹。甚则喘咳逆气，肩背痛，尻阴股膝髀腨胻足皆病。暴痛，胠胁不可反侧，咳逆甚而血溢。

39∧
民病身热烦心躁悸，阴厥上下中寒，谵妄心痛，甚则腹大胫肿，喘咳，寝汗出憎风。腹满肠鸣，溏泄食不化，渴而妄冒。

二、五运不及病候时相模式

摘自《素问·气交变大论》

| 410 V | 民病中清，胠胁痛，少腹痛，肠鸣溏泄。病寒热疮疡痱胗痈痤。咳而鼽。 |

| 115 V | 民病胸中痛，胁支满，两胁痛，膺背肩胛间及两臂内痛，郁冒朦昧，心痛暴痦，胸腹大，胁下与腰背相引而痛，甚则屈不能伸，髋髀如别。病鹜溏腹满，食饮不下，寒中肠鸣，泄注腹痛，暴挛痿痹，足不任身。 |

| 126 V | 民病飧泄霍乱，体重腹痛，筋骨繇复，肌肉瞤酸，善怒。寒中，胸胁暴痛，下引少腹，善太息，民食少失味。 |

| 28 V | 民病肩背瞀重，鼽嚏血便注下。头脑户痛，延及囟顶发热。民病口疮，甚则心痛。 |

| 39 V | 民病腹满身重，濡泄寒疡流水，腰股痛发，腘腨股膝不便，烦冤足痿清厥，脚下痛，甚则胕肿。寒疾于下，甚则腹满浮肿。面色时变，筋骨并辟，肉瞤瘛，目视䀮䀮，物疏璺，肌肉胗发，气并膈中，痛于心腹。 |

三、四时不及病候时相模式

摘自《素问·气交变大论》

| 410 V | 其眚东，其脏肝，其病内舍胠胁，外在关节。 |

| 115 V | 其眚南，其脏心，其病内舍膺胁，外在经络。 |

| 126 V | 其眚四维，其脏脾，其病内舍心腹，外在肌肉四肢。 |

| 28 V | 其眚西，其脏肺，其病内舍膺胁肩背，外在皮毛。 |

| 39 V | 其眚北，其脏肾，其病内舍腰脊骨髓，外在溪谷踹膝。 |

四、三气之纪病候时相模式

摘自《素问·五常政大论》

| 410 | 其病里急支满，其数八。 |

| 115 | 其病，其数七。 |

| 126 | 其病否，其数五。 |

| 28 | 其病咳，其数九。 |

| 39 | 其病厥，其数六。 |

| 410 V | 其动缓庆拘缓，其发惊骇，其脏肝。其病摇动注恐。其病支废痈肿疮疡。邪伤肝也。眚于三。 |

| 115 V | 其动彰伏变易，其发痛，其脏心。其病昏惑悲忘。邪伤心也，眚于九。 |

| 126 V | 其动疡涌分溃痈肿，其发濡滞，其脏脾。其病留满否塞。其病飧泄，邪伤脾也，其眚四维。 |

| 28 ∨ | 其动铿禁瞀厥，其发咳喘，其脏肺。其病嚏咳鼽衄。邪伤肺也，眚于七。 |

| 39 ∨ | 其动坚止，其发燥槁，其脏肾。其病痿厥坚下。其病癃闷。邪伤肾也，其眚一。 |

| 410 ∧ | 其动掉眩颠疾。其经足厥阴少阳，其脏肝脾。其病怒。其病吐利。 |

| 115 ∧ | 其动炎灼妄扰。其经手少阴太阳，手厥阴少阳，其脏心肺。其病笑疟疮疡血流狂妄目赤。其病痓。 |

| 126 ∧ | 其动濡积并稸。其经足太阴阳明，其脏脾肾。其病腹满四支不举。 |

| 28 ∧ | 其动暴折疡疰。其经手太阴阳明，其脏肺肝。其病喘喝胸凭仰息。其病咳。 |

| 39 ∧ | 其动漂泄沃涌。其经足少阴太阳，其脏心肾。其病胀。 |

五、天气下临，脏气上从病候时相模式

摘自《素问·五常政大论》

| 17 | 咳嚏鼽衄鼻室，疮疡，寒热胕肿。心痛胃脘痛，厥逆膈不通，其主暴速。 |

| 28 | 胁痛目赤，掉振鼓栗，筋痿不能久立。小便变，寒热如疟，甚则心痛。 |

| 39 | 心烦热，嗌干善渴，鼽嚏，善悲数欠。善忘、甚则心痛。水饮内蓄，中满不食，皮痛肉苛，筋脉不利，甚则胕肿身后痛。 |

$\dfrac{410}{\overline{}}$　体重肌肉痿，食减口爽。目转耳鸣。赤沃下。其发机速。

$\dfrac{115}{\overline{}}$　喘呕寒热，嚏鼽衄鼻窒。甚则疮疡燔灼，胁痛善太息。

$\dfrac{126}{\overline{}}$　胸中不利，阴痿气大衰而不起不用。腰椎痛，动转不便也，厥逆。心下否痛，少腹痛，时害于食。

六、六气临御、五运病候时相模式

摘自《素问·六元正纪大论》

1. 太阳之政

$\dfrac{39}{\dfrac{410\wedge}{126}}$　其病眩掉目瞑。

$\dfrac{39}{\dfrac{115\wedge}{126}}$　其病热郁。

$\dfrac{39}{\dfrac{126\wedge}{126}}$　其病湿下重。

$\dfrac{39}{\dfrac{28\wedge}{126}}$　其病燥背瞀胸满。

$\dfrac{39}{\dfrac{39\wedge}{126}}$　其病大寒留于溪谷。

$$\frac{39}{126}$$ 民病寒湿，发肌肉痿，足痿不收，濡泻血溢。

$$\frac{\begin{array}{c}39\\17\end{array}}{\begin{array}{c}410\\126\end{array}}$$ 民乃厉，温病乃作，身热头痛呕吐，肌腠疮疡。

$$\frac{\begin{array}{c}39\\28\end{array}}{\begin{array}{c}115\\126\end{array}}$$ 民病气郁中满。

$$\frac{\begin{array}{c}39\\39\end{array}}{\begin{array}{c}17\\126\end{array}}$$ 民病寒，反热中，痈疽注下，心热瞀闷，不治者死。

$$\frac{\begin{array}{c}39\\410\end{array}}{\begin{array}{c}126\\126\end{array}}$$ 民病大热少气，肌肉萎足痿，注下赤白。

$$\frac{\begin{array}{c}39\\115\end{array}}{\begin{array}{c}28\\126\end{array}}$$ 民乃舒。

$$\frac{\begin{array}{c}39\\126\end{array}}{\begin{array}{c}39\\126\end{array}}$$ 民乃惨凄。

2. 阳明之政

$$\frac{28}{115}$$ 民病咳嗌塞，寒热发，暴振栗癃闷。

$$\frac{\begin{array}{c}28\\126\end{array}}{\begin{array}{c}410\\115\end{array}}$$ 其病中热胀，面目浮肿，善眠，鼽衄嚏欠呕，小便黄赤，甚则淋。

$$\frac{\begin{array}{c}28\\17\end{array}}{\begin{array}{c}115\\115\end{array}}$$ 厉大至，民善暴死。

$$\frac{\begin{array}{c}28\\28\end{array}}{\begin{array}{c}17\\115\end{array}}$$ 民病寒热。

$$\frac{\begin{array}{c}28\\39\end{array}}{\begin{array}{c}126\\115\end{array}}$$ 病暴仆，振栗谵妄，少气嗌干引饮，及为心痛痈肿疮疡疟寒之疾，骨痿血便。

$$\frac{\begin{array}{c}28\\410\end{array}}{\begin{array}{c}28\\115\end{array}}$$ 民气和。

$$\frac{\begin{array}{c}28\\115\end{array}}{\begin{array}{c}39\\115\end{array}}$$ 其病温。

3. 少阳之政

$$\frac{\begin{array}{c}17\\410\wedge\end{array}}{410}$$ 其病掉眩支胁惊骇。

$$\frac{\begin{array}{c}17\\115\wedge\end{array}}{410}$$ 其病上热郁血溢血泄心痛。

$$\frac{\begin{array}{c}17\\126\wedge\end{array}}{410}$$ 其病体重胕肿痞饮。

$$\frac{\begin{array}{c}17\\28\land\end{array}}{410}$$ 其病肩背胸中。

$$\frac{\begin{array}{c}17\\39\land\end{array}}{410}$$ 其病寒浮肿。

$$\frac{17}{410}$$ 民病寒中，外发疮疡，内为泄满。民病寒热疟泄，聋瞑呕吐，上怫肿色变。

$$\frac{\begin{array}{c}17\\115\end{array}}{\begin{array}{c}410\\410\end{array}}$$ 温病乃起，其病气怫于上，血溢目赤，咳逆头痛，血崩胁满，肤腠中疮。

$$\frac{\begin{array}{c}17\\126\end{array}}{\begin{array}{c}115\\410\end{array}}$$ 其病热郁于上，咳逆呕吐，疮发于中，胸嗌不利，头痛身热，昏愦脓疮。

$$\frac{\begin{array}{c}17\\17\end{array}}{\begin{array}{c}17\\410\end{array}}$$ 民病热中，聋瞑血溢，脓疮咳呕，衄衊渴嚏欠，喉痹目赤，善暴死。

$$\frac{\begin{array}{c}17\\28\end{array}}{\begin{array}{c}126\\410\end{array}}$$ 其病满身肿。

$$\frac{\begin{array}{c}17\\39\end{array}}{\begin{array}{c}28\\410\end{array}}$$ 民避寒邪，君子周密。

$$\frac{\frac{17}{410}}{\frac{39}{410}}$$ 其病关闭不禁，心痛，阳气不藏而咳。

4. 太阴之政

$$\frac{126}{39}$$ 民病寒湿，腹满身膜愤胕肿，痞逆寒厥拘急。

$$\frac{\frac{126}{410}}{\frac{410}{39}}$$ 民病血溢，筋络拘强，关节不利，身重筋痿。

$$\frac{\frac{126}{115}}{\frac{115}{39}}$$ 其病温厉大行，远近咸若。

$$\frac{\frac{126}{126}}{\frac{17}{39}}$$ 民病身重胕肿，胸腹满。

$$\frac{\frac{126}{17}}{\frac{126}{39}}$$ 民病腠理热，血暴溢疟，心腹满热胪胀，甚则胕肿。

$$\frac{\frac{126}{28}}{\frac{28}{39}}$$ 民病皮腠。

$$\frac{\frac{126}{39}}{\frac{39}{39}}$$ 病人关节禁固，腰椎痛，寒湿推于气交而为疾也。

5. 少阴之政

$$\frac{115}{\underset{28}{410 \wedge}}$$ 其病支满。

$$\frac{115}{\underset{28}{115 \wedge}}$$ 其病上热血溢。

$$\frac{115}{\underset{28}{126 \wedge}}$$ 其病中满身重。

$$\frac{115}{\underset{28}{28 \wedge}}$$ 其病下清。

$$\frac{115}{\underset{28}{39 \wedge}}$$ 其病寒下。

$$\frac{115}{28}$$ 民病咳喘，血溢血泄衄嚏，目赤眦疡，寒厥入胃。心痛腰痛，腹大嗌干肿上。

$$\frac{115}{\frac{39}{\frac{410}{28}}}$$ 关节禁固，腰椎痛。中外疮疡。

$$\frac{115}{\frac{410}{\frac{115}{28}}}$$ 其病淋，目瞑目赤，气郁于上而热。

$$\frac{115}{\frac{115}{\frac{17}{28}}}$$ 民病气厥心痛，寒热更作，咳喘目赤。

$$\frac{\frac{115}{126}}{\frac{126}{28}}$$ 民病寒热，嗌干黄瘅，鼽衄饮发。

$$\frac{\frac{115}{17}}{\frac{28}{28}}$$ 其病温。

$$\frac{\frac{115}{28}}{\frac{39}{28}}$$ 肿于上，咳喘，甚则血溢。

6. 厥阴之政

$$\frac{\dfrac{410}{}}{17}$$ 热病行于下，风病行于上，风燥胜复形于中。

$$\frac{\frac{410}{28}}{\frac{410}{17}}$$ 民病寒于右之下。

$$\frac{\frac{410}{39}}{\frac{115}{17}}$$ 民病热于中。

$$\frac{\frac{410}{410}}{\frac{17}{17}}$$ 民病泣出耳鸣掉眩。

$$\frac{\frac{410}{115}}{\frac{126}{17}}$$ 民病黄瘅而为胕肿。

$$\frac{\begin{array}{c}410\\126\end{array}}{\begin{array}{c}28\\17\end{array}}$$ 寒气及体。

$$\frac{\begin{array}{c}410\\17\end{array}}{\begin{array}{c}39\\17\end{array}}$$ 其病温厉。

七、五运气行主岁之纪常数时相模式

摘自《素问·六元正纪大论》

$$\frac{\begin{array}{c}115\\126\wedge\end{array}}{28}$$ 热化二，雨化五，燥化四。

$$\frac{\begin{array}{c}126\\28\vee\end{array}}{39}$$ 灾七宫。湿化五，清化四，寒化六。

$$\frac{\begin{array}{c}17\\39\wedge\end{array}}{410}$$ 火化二，寒化六，风化三。

$$\frac{\begin{array}{c}28\\410\vee\end{array}}{115}$$ 灾三宫。燥化九，风化三，热化七。

$$\frac{\begin{array}{c}39\\115\wedge\end{array}}{126}$$ 寒化六，热化七，湿化五。

$$\frac{\begin{array}{c}410\\126\vee\end{array}}{17}$$ 灾五宫。风化三，湿化五，火化七。

$\dfrac{115}{28\wedge}$ 28　热化七，清化九，燥化九。

$\dfrac{126}{39\vee}$ 39　灾一宫。雨化五，寒化一。

$\dfrac{17}{410\wedge}$ 410　火化二，风化八。

$\dfrac{28}{115\vee}$ 115　灾九宫。燥化九，热化二。

$\dfrac{39}{126\wedge}$ 126　寒化六，湿化五。

$\dfrac{410}{28\vee}$ 17　灾七宫。风化八，清化四，火化二。

$\dfrac{115}{39\wedge}$ 28　热化二，寒化六，清化四。

$\dfrac{126}{410\vee}$ 39　灾三宫。雨化五，风化三，寒化一。

$\dfrac{17}{115\wedge}$ 410　火化七，风化三。

$\dfrac{28}{126\vee}$ 115　灾五宫。清化九，雨化五，热化七。

$\dfrac{39}{\underset{126}{28\,\wedge}}$ 寒化一，清化九，雨化五。

$\dfrac{410}{\underset{17}{39\,\vee}}$ 灾一宫。风化三，寒化一，火化七。

$\dfrac{115}{\underset{28}{410\,\wedge}}$ 热化二，风化八，清化四。

$\dfrac{126}{\underset{39}{115\,\vee}}$ 灾九宫。雨化五，火化二，寒化一。

$\dfrac{17}{\underset{410}{126\,\wedge}}$ 火化二，雨化五，风化八。

$\dfrac{28}{\underset{115}{28\,\vee}}$ 灾七宫。燥化四，清化四，热化二。

$\dfrac{39}{\underset{126}{39\,\wedge}}$ 寒化六，雨化五。

$\dfrac{410}{\underset{17}{410\,\vee}}$ 灾三宫。风化三，火化七。

$\dfrac{115}{\underset{28}{115\,\wedge}}$ 热化七，清化九。

$\dfrac{126}{\underset{39}{126\,\vee}}$ 灾五宫。雨化五，寒化一。

$$\frac{17}{\underset{410}{28\wedge}}$$ 火化七，清化九，风化三。

$$\frac{28}{\underset{115}{39\vee}}$$ 灾一宫。清化九，寒化一，热化七。

$$\frac{39}{\underset{126}{410\wedge}}$$ 寒化六，风化八，雨化五。

$$\frac{410}{\underset{17}{115\vee}}$$ 灾九宫。风化八，火化二。

八、五运之气郁极复岁病候时相模式

摘自《素问·六元正纪大论》

$$\frac{}{126\wedge\vee}$$ 民病心腹胀，肠鸣而为数后，甚则心痛胁膜，呕吐霍乱，饮发注下，胕肿身重。其乃发也，以其四气。

$$\frac{}{28\wedge\vee}$$ 民病咳逆，心胁满引少腹，善暴痛，不可反侧，嗌干面尘色恶。怫乃发也，其气五。

$$\frac{}{39\wedge\vee}$$ 民病寒客心痛，腰椎痛，大关节不利，屈伸不便，善厥逆，痞坚腹满，而乃发也，其气二火前后。

$$\frac{}{410\wedge\vee}$$ 民病胃脘当心而痛，上支两胁，膈咽不通，食饮不下，甚则耳鸣眩转，目不识人，善暴僵仆。而乃发也，其气无常。

$$\frac{}{115\wedge\vee}$$ 民病少气，疮疡痈肿，胁腹胸背，面首四支，膜愤胪胀，疡痱呕逆，瘛疭骨痛，节乃有动，注下温疟，腹中暴痛，血溢流注，精液乃少，目赤心热，甚则瞀闷懊恼，善暴死。其乃发也，其气四。

九、六气所至病候时相模式

摘自《素问·六元正纪大论》

410

里急。支痛。緛戾。胁痛呕泄。

115

疡胕身热。惊惑恶寒战慄谵妄。悲妄衄衊。语笑。

126

积饮否。稸满。中满霍乱吐下。重胕肿。

17

嚏呕，疮疡。惊躁瞀昧暴痛。喉痹耳鸣呕涌。暴注𥆧瘛暴死。

28

浮虚。尻阴股膝髀腨胻足病。瞤揭。尻嚏。

39

屈伸不利。腰痛。寝汗痉。流泄禁止。

十、岁气在泉淫胜病候时相模式

摘自《素问·至真要大论》

410

民病洒洒振寒，善伸数欠，心痛支满，两胁里急，饮食不下，膈咽不通，食则呕，腹胀善噫，得后与气，则快然如衰，身体皆重。

115

民病腹中常鸣，气上冲胸，喘不能久立，寒热皮肤痛，目瞑齿痛颇肿，恶寒发热如疟，少腹中痛腹大，蛰虫不藏。

126	民病饮积，心痛，耳聋浑浑焞焞，嗌肿喉痹，阴病血见，少腹痛肿，不得小便，病冲头痛，目似脱，项似拔，腰似折，髀不可以回，腘如结，腨如别。
17	民病注泄赤白，少腹痛溺赤，甚则血便。
28	民病喜呕，呕有苦，善太息，心胁痛不能反侧，甚则嗌干面尘，身无膏泽，足外反热。
39	民病少腹控睾，引腰脊，上冲心痛，血见，嗌痛颔肿。

十一、岁气司天淫胜病候时相模式

摘自《素问·至真要大论》

410	民病胃脘当心而痛，上支两胁，膈咽不通，饮食不下，舌本强，食则呕，冷泄腹胀，溏泄瘕水闭，蛰虫不去，病本于脾。
115	民病胸中烦热，嗌干，右胠满，皮肤痛，寒热咳喘，唾血血泄，鼽衄嚏呕，溺色变，甚则疮疡胕肿，肩背臂臑及缺盆中痛，心痛肺膜，腹大满，膨膨而喘咳，病本于肺。
126	胕肿骨痛阴痹，阴痹者按之不得，腰脊头项痛，时眩，大便难，阴气不用，饥不欲食，咳唾则有血，心如悬，病本于肾。
17	民病头痛，发热恶寒而疟，热上皮肤痛，色变黄赤，传而为水，身面胕肿，腹满仰息，泄注赤白，疮疡咳唾血，烦心胸中热，甚则鼽衄，病本于肺。
28	民病左胠胁痛，寒清于中，感而疟。咳，腹中鸣，注泄鹜溏。心胁暴痛，不可反侧，嗌干面尘腰痛，丈夫癞疝，妇人少腹痛，目昧眦，疡疮痤痈，病本于肝。

39 血变于中，发为痛疡，民病厥心痛，呕血血泄鼽衄，善悲时眩仆。胸腹满，手热肘挛掖肿，心澹澹大动，胸胁胃脘不安，面赤目黄，善噫嗌干，甚则色炲，渴而欲饮，病本于心。

十二、六气相胜病候时相模式

摘自《素问·至真要大论》

410 ∧　耳鸣头眩，愦愦欲吐，胃膈如寒。胠胁气并，化而为热，小便黄赤，胃脘当心而痛，上支两胁，肠鸣飧泄，少腹痛，注下赤白，甚则呕吐，膈咽不通。

115 ∧　心下热善饥，脐下反动，气游三焦。呕逆躁烦，腹满痛溏泄，传为赤沃。

126 ∧　火气内郁，疮疡于中，流散于外，病在胠胁，甚则心痛热格，头痛喉痹项强。痛留顶，互引眉间，胃满。少腹满，腰椎重强，内不便，善注泄，足下温，头重足胫胕肿，饮发于中，胕肿于上。

17 ∧　热客于胃，烦心心痛，目赤欲呕，呕酸善饥，耳痛溺赤，善惊谵妄，暴热消烁。少腹痛，下沃赤白。

28 ∧　左胠胁痛溏泄，内为嗌塞，外发癫疝。胸中不便，嗌塞而咳。

39 ∧　痔疟发，寒厥入胃，则内生心痛，阴中乃疡，隐曲不利，互引阴股，筋肉拘苛，血脉凝泣，络满色变，或为血泄，皮肤否肿，腹满食减，热反上行，头项囟顶脑户中痛，目如脱，寒入下焦，传为濡泻。

十三、六气之复病候时相模式

摘自《素问·至真要大论》

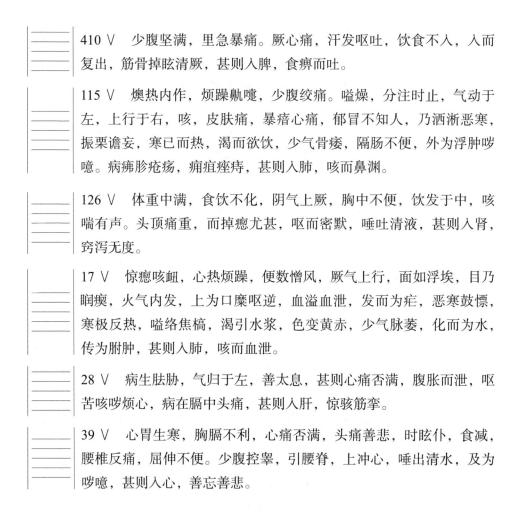

410 ∨　少腹坚满，里急暴痛。厥心痛，汗发呕吐，饮食不入，入而复出，筋骨掉眩清厥，甚则入脾，食痹而吐。

115 ∨　燠热内作，烦躁鼽嚏，少腹绞痛。嗌燥，分注时止，气动于左，上行于右，咳，皮肤痛，暴瘖心痛，郁冒不知人，乃洒淅恶寒，振栗谵妄，寒已而热，渴而欲饮，少气骨痿，隔肠不便，外为浮肿哕噫。病痱胕疮疡，痈疽痤痔，甚则入肺，咳而鼻渊。

126 ∨　体重中满，食饮不化，阴气上厥，胸中不便，饮发于中，咳喘有声。头顶痛重，而掉瘛尤甚，呕而密默，唾吐清液，甚则入肾，窍泻无度。

17 ∨　惊瘛咳衄，心热烦躁，便数憎风，厥气上行，面如浮埃，目乃瞤瘛，火气内发，上为口糜呕逆，血溢血泄，发而为疟，恶寒鼓慄，寒极反热，嗌络焦槁，渴引水浆，色变黄赤，少气脉萎，化而为水，传为胕肿，甚则入肺，咳而血泄。

28 ∨　病生胠胁，气归于左，善太息，甚则心痛否满，腹胀而泄，呕苦咳哕烦心，病在膈中头痛，甚则入肝，惊骇筋挛。

39 ∨　心胃生寒，胸膈不利，心痛否满，头痛善悲，时眩仆，食减，腰椎反痛，屈伸不便。少腹控睾，引腰脊，上冲心，唾出清水，及为哕噫，甚则入心，善忘善悲。

十四、六气司天，客主之胜病候时相模式

摘自《素问·至真要大论》

$\dfrac{410}{410 \wedge}$　耳鸣掉眩，甚则咳。

$\dfrac{410}{410 \wedge}$　胸胁痛，舌难以言。

$\dfrac{115}{115 \wedge}$　鼽嚏颈项强，肩背瞀热，头痛少气，发热耳聋目瞑，甚则胕肿血溢，疮疡咳喘。

$\dfrac{115}{115 \wedge}$　心热烦躁，甚则胁痛支满。

$\dfrac{126}{126 \wedge}$　首面胕肿，呼吸气喘。

$\dfrac{126}{126 \wedge}$　胸腹满，食已而瞀。

$\dfrac{17}{17 \wedge}$　丹胗外发，及为丹熛疮疡，呕逆喉痹，头痛嗌肿，耳聋血溢，内为瘛疭。

$\dfrac{17}{17 \wedge}$　胸满咳仰息，甚而有血，手热。

$\dfrac{28}{}$　清复内余，咳衄嗌塞，心膈中热，咳不止而白血出者死。

39
39 ∧

胸中不利，出清涕，感寒则咳。

39
39 ∧

喉嗌中鸣。

十五、六气在泉，客主之胜病候时相模式

摘自《素问·至真要大论》

410 ∧
410

大关节不利，内为痓强拘瘛，外为不便。

410 ∧
410

筋骨繇并，腰腹时痛。

115 ∧
115

腰痛，尻股膝髀腨胻足病，瞀热以酸，胕肿不能久立，溲便变。

115 ∧
115

厥气上行，心痛发热，膈中，众痹皆作，发于胠胁，魄汗不藏，四逆而起。

126 ∧
126

足痿下重，便溲不时，湿客下焦，发而濡泻，及为肿隐曲之疾。

126 ∧
126

寒气逆满，食饮不下，甚则为疝。

17 ∧
17

腰腹痛而反恶寒，甚则下白溺白。

17 ∧ 17	热反上行而客于心，心痛发热，格中而呕。
28 ∧ 28	清气动下，少腹坚满而数便泻。
28 ∧ 28	腰重腹痛，少腹生寒，下为鹜溏，则寒厥于肠，上冲胸中，甚则喘不能久立。
39	寒复内余，腰尻痛，屈伸不利，股胫足膝中痛。

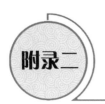

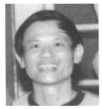 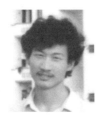 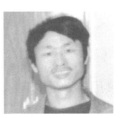 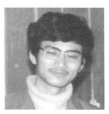

李阳波（八卦）　　刘方（理占）　　刘力红（象数）　　唐农（道玄）

象数：

新的知识、新的观念是从老的知识、老的观念里来的。可是，要创造新的东西，得下一番苦功夫。20世纪50年代，中央曾经提出对中医要系统学习，全面掌握，整理提高。我学医的时候，就是根据这个指示而进行的。十多年来我才逐渐懂得系统学习是怎么回事。

中国的传统文化分成四大门类，它们是经、史、子、集。两千四百年来，中国的文化是由经与史占统治地位的。经与史是什么呢？说到底，就是社会政治观，以及社会政治知识，而我们的中医不属于经、史的范畴，只属于子的范畴。人们对中医的研究采取了一种纯经、史的方法，这一方法是不可能了解中医的真正面目的。正是由于这种历史史观的限制，两千四百年来，除了张仲景等少数人真懂中医外，其他人很难完全了解中医的真正奥秘。这种沉痛的历史教训，虽然也使一些有志的人能有所领受，可是，如何恢复中医的本来面目，他们还没找到有效的方法。

也许我是在做着一件前人没有做过的事，这件事是以宇宙生物观作为认识论，在这种认识论的指导下，我提出了一系列传统概念的新的解释，由此提出了时相这个新的概念。

中医理论的突破需要有产生这种突破的知识准备。前面已经说过，中医是属于子部的范畴，而两千多年来，不但是以经、史的观点来研究中医，而且一直是以经、史的观点来研究子部的东西。我们应该看到问题的严重性，这个问题的严重性表现在作为中医理论突破的知识，早在两千多年前就已经出现了断层。所以，我们不可能从传统的著作里寻找突破中医理论的基础知识，我们面前是一条艰巨的路。要突破中医理论，首先得恢复中医的本来面目，要恢复中医的本来面目，首先就得恢复《老子》《周易》的本来面目。我们是没有什么资料可借鉴的，因为这些资料充满了前人的经、史方面的社会政治观点。所以，我真切地希望你能够成为一代子学大师。只有产生了新的子学大师以后，才有可能带来中医理论的新的突破。牛顿、爱因斯坦在物理上的突破，他们都有连续的知识为依据，所以，他们在理论上的突破要比中医在理论上的突破容易得千百万倍。

子学包括哪类内容呢？按清朝乾隆钦定的《四库全书》，子学包括下列各类：儒家类、兵家类、法家类、农家类、医家类、天文算法类、术数类、艺术类、谱录类、杂家类、小说家类、释家类、道家类。

医家类只是子学里众类的一类，要学医，当然要读医家类的书，但是，要精通医学，只读医家类的书是不够的，还应该旁通子学各类。我还要指出，传统的子学分类法没有把易归于子学，而归于经学，这种做法是错误的。我们应该在子学里加上一大类，这便是易类。

在庞大的子学里，是否有重点呢？我个人认为还是有的，这重点便是易类、道家类、医家类、天文算法类、术数类。而易类的代表作品是《周易》；道家类的代表作品是《老子》；医家类的代表作品是《内经》；天文算法类的代表作品是《周髀算经》，术数类的代表作品是什么呢？这就不可以一概全了。因为我认为术数类是子学里重点的重点。为什么要那么说呢？这得从术数的定义谈起。关于术数的定义，前人没有给出完整的定义，在研究术数学说过程中，我曾对术数做了如下一种注释：数，指的是依据宇宙空间一切物象生、长、衰、亡相互转换、变化的现象，求出它们的时空关系量，这就是古人所说的"物生有象，象生有数"；术，指的是根据时空关系量，推出宇宙空间一切物象的生、长、衰、亡相互转换变化的根源，这就是古人所说的"乘除推阐，务究造化之源"。

那么，在传统术数类里，术数包括哪些内容？以及它们的代表作品又是什么呢？在传统术数里，包括算法、占候、易占、六壬、杂占、堪舆、命相、遁甲、杂术、阴阳五行等术。它们的代表作品是：《太玄经》《潜虚》《皇极经世》

《星经》《焦氏易林》《六壬大全》《灵棋经》《罗经秘窍》《李虚中命书》《星命溯源》《太清神鉴》《奇门遁甲》《梦书》《邹子》《元经》等。

　　另外，我们还要清楚地知道，在术与数之间还有一个"道"字，这个道字不但在术与数之间，同时还在术与数之外。道是术与数的主宰，是术与数之间转换与变化的妖。所以，要真的弄清这个道字，那是不得了的。要认识和掌握道字，当然要学习道家著作，道家著作全部收辑在《道藏》一书里。最近，征订《道藏辑要》一书，定价两千元，我已经应征预订了。日后出版《道藏全书》，我也会购买的。但是，只从书本上阅读是无法认识道字的，更谈不上掌握道字了。要认识与掌握道字，除了通读道家著述外，还必须具备六通能力，也就是说，要具备人体超级能力。这种超级能力的训练与培养，就要进行修炼。古人所说的修道，正是包括了这两个方面。要真正地做到修炼得道，那就要做到二者不可缺一。

　　在传统文化里，与"道"字并列的概念是"太极"一词。太极存在于易学里，也就是说，与道字并列的是一个"易"字。易也是既存在于术与数之间，亦存在于术与数之外。易与道都谈到象，象也就是相。不过，道是偏重于术与数，易是偏重于象与数罢了。可是，由易与道所产生的医却充分地谈论了术、数、象这三方面。医是什么呢？一句话，医是研究天、地、人之间的术数转换变化关系的一门学问，这种转换变化的过程是以一种象来表达的。也就是说，医是道字在人体上的学问，也是易字在人体上的学问。

　　人们要真正的了解医，就得真正的了解易与道，要真正的了解易与道，那么，就得真正的了解术、数、象。

　　在长期的对易、道、医相关概念的研究过程中，我发现了"宇宙生物观"这一基本观念。在这种基本观念的指导下，我对太极、河图、洛书作出了一种还原性的解释，我认为这种还原性的解释更符合古人的思维方式。而这种思维方式，与现代科学的思维方式有着质的区别。这种思维方式的价值，还有待往后相当长的一段历史时期的验证与肯定。在对三图的解释中，产生了时相这一新的概念，并认为中医是一门时相医学，而时相医学的深入发展，必定能取代西医。时相这一概念，包容了传统文化里的相关概念，也包容了现代科学里的一个基本思想，这个思想是：一个守恒量是跟一个相位因子不变性密切相关的。

　　现代科学的发展史，是一部不断提出"异端邪说"，并确立这些"异端邪说"的历史。在庞大、精深的中国传统文化里存在着发展现代科学的一系列的"异端邪说",而这一"异端邪说"是在传统文化的子学里。子学是最深奥的部分,也是最神秘的部分。数千年来,它基本是一块处女地,而对于现代科学,它更是一块处女地。可以预言,它将是产生未来科学的圣母。对这样的一块处女地,需要开拓者的耕耘,而这些开拓者,必须具备天赋、毅力与勇气。

满载着东方传统文化的航船就要起航了,用不了多久,大洋彼岸的人们就会看见航船上的桅杆,看清这桅杆上的引航明珠,相信在观看的人群中会发出不断的欢叫。但,我们还得通知他们,请耐心地等待吧!因为,我们还需要做一番努力,团结更多的水手。真诚地希望更多的人能参加这次伟大的远航。

李八卦

1986 年 4 月 9 号

理占：

　　近日学习进展以及健康如何，甚为挂念。昨日给医古文进修班的学员讲相学的时候，对"松形鹤骨，出家有成"这句话，我把你作为实例进行讲解。所谓出家者有三：拜师学艺、修炼一也；辞职攻读二也；出国游学三也。这三条你都已经办了，成就是指日可待的。

　　练功夫，分外三合与内三合，外三合是肩胯、肘膝、手足三合；内三合是心、气、神三合。六合共修才称得上上乘功夫。我们的事业同样需要外三合与内三合兼修，我、你、象数配合是外三合，理想、意志、精力是内三合。

　　我已经接受桂林市有关部门的邀请，准备四月底、五月初赴桂林讲学，届时我将拜候你的双亲，并谈谈青年人的想法。

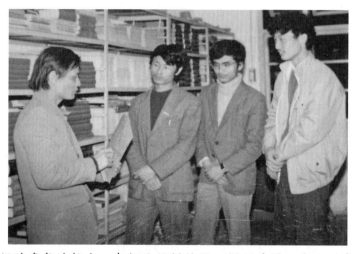

　　经过多年的努力，我们已经描绘了一幅经典的、令人兴奋的图景。这幅图景包括了我们对传统文化三大代表著作：《周易》《老子》《内经》的全新的、正统的解释，这幅图景的设计思想是"宇宙生物观"。

　　经过多年的努力，我们已经描绘了一幅经典的、令人兴奋的图景。这幅图景包括了我们对传统文化三大代表著作：《周易》《老子》《内经》的全新的、正统的解释，这幅图景的设计思想是"宇宙生物观"。在这幅图景里，贯穿着时相与时相相关的概念，提出了我们对一批重大概念如：道、太极、河图、洛书、阴阳、五行、术数、气立、神机、司天、在泉、客气、主气、病机、病候、四门神功等的解释。它们既体现了古人的天才光辉，也体现了我们的艰辛劳动结晶。在这幅图景里，出现了我们所提创的命图、病图、药图、神子、虚子、太极工作原理等新的概念。这些概念显示了我们的才干，也显示了传统科学文化在新的科学时代里所具有的延伸能力。面对这幅图景，既使我们兴奋，也使我们焦虑。但是，我们应该清楚，我们用不着担心出售不了这样一幅如此壮观的图画，更不用担心，人们不会理解这幅图景。我们倒应该将精力集中到这幅图景的数学基础在哪里，这幅图景更精辟的原理解说是什么的种种焦虑上。

我与象数讨论了彻底描述这幅图景的战略目标、战役层次、战术方法。内容是：一个战略目标、三个战役层次、多种战术方法。战略目标是：从传统文化里提出重大的观念并与现代科学的重大观念结合，由此产生新的理论、新的方法，建立一门全新的学问。战役任务是：第一战役是取得对传统文化及西方文化的感性认识；第二战役是严肃认真地掌握传统文化，并提出它的重大观念；第三战役是掌握数学、物理的观念、方法、技巧，以及现代科学的重大观念。战术方法是你出国，象数出省，我在家。

此致
祝安！

八卦

1986 年 3 月 16 日

于力兄鉴：

　　从成都回来，刚拜读了你的来信，出国之事，暂行停议，勿怪。

　　我已接受广西中医学院的邀请，给 83 级学生讲述题为《运气学导论》的专题讲座。时间：十月三号至七号的每个晚上。地点：学院西梯教室。

　　运气学说是中医理论里的最高级的一个层次。两千四百年来，对这一层次研究并能做出伟大贡献的，除了东汉的张仲景外，再没有别的人了。张仲景的研究成果，可从他的《伤寒杂病论》一书显示出来。对这一层次进行探索的医家，历代不乏其人，可是他们均被运气学说的阴阳术数构造体系的魔变性所吞没了。清初医家叶霖所作的"运气之学，白首难穷"的惊叹是有代表性的。

　　爱因斯坦对科学的划时代的伟大贡献是广义相对论。广义相对论是建筑在引力场方程上的，在引力场方程的成功鼓舞下，爱氏将自己的后半生完全投入到了统一场论的建立工作中去，企图为宇宙找出一个物理上的各种力的统一基础。可惜没能成功。

　　运气学说理论深度的内涵性，普适度的包容性，都远远超出了爱因斯坦的广义相对论的引力场方程。如果日后爱因斯坦的伟大梦想——统一场论方程真的确立了，那么，这一理论也还是难与五运六气学说的理论相伯仲。

　　我相信爱因斯坦在世的时候，如果能接触到运气学说，那么，他必将为这一理论的统一性、简单性、相对性、对称性、几何性等优美的结构而惊叹，并且他将放弃物理学转而改行研究运气学说。

　　真诚地希望你能来到现场批评赐教。

　　匆此

祝安！

八卦　拜敬

1986 年 9 月 25 日于隐谦书屋

象数：

我作为你的师傅，很少谈论的学问，看来是不行了。你也知道，我与我的父母也曾产生过误会，现在这种误会是消除了，但我的内心还像是有什么内疚似的。

十多年前，读徐大椿医书，很是佩服他的学问。他的关于医学的有关论述，对我的影响是很深远的。他的最大论点是要复古，这十多年来，我确实是按他所说的去做了，并且亦深深地影响着你们。虽然我们走的或许比他还要深、还要远，然而影响的作用是不能磨灭的。

他的诗词歌赋写得很好，特别是《洄溪道情》。徐大椿在《洄溪道情》的自序里说，道情之唱，由来最古。其声则飞驶地表，游览太虚，俯视八纮，志在冲漠之上，寄傲宇宙之间，慨古感今，有乐道徜徉之情，故曰道情。其说相传如此，乃曲礼之至高、至妙者也。迨今久失其传。

不过，据近人考证，道情只属清朝的一些民俗歌谣。从徐大椿乐于写道情看来，此老还是具备深入民众的优良气质。初读道情之"劝孝歌"，只觉宜应如此，但不解其深意。十数年后，亦将为人父母，其感触似深入一层。今日觉得，他日为人父母，当劝孩儿如斯。

五伦中，孝最先。两个爹娘，又是残年。便百顺千依，也容易周旋，为何不好好地随他愿。譬如你诈人的财物，到来生也要做猪变犬。你想身从何来，即使捐生报答，也只当欠债还钱。哪里有动不动，将他变面。你道他做事糊涂，说话欹偏，要晓得老年人的性情，倒像了个婴年，定然颠颠倒倒，倒倒颠颠。想当初，你也曾将哭作笑，将笑作哭，做爹娘的为什么不把你轻抛轻贱。也只为爱极生怜，到今朝换你个千埋百怨。想到其间，便铁石心肠，怕你不心回意转？

八卦

丙寅夏月

理占：

来信收阅。翌日即去古旧书店订购《清史稿》，这样二十四史可望全璧了。在中国历史上，汉族以外的民族统治中国，除了清朝，还有元朝（金朝不算）。为什么会出现这种局面，值得研究。这工作当然主要由政史家们来办。应引起注意的是，清朝废除了祝由科，致使医学十四科变成了医学十三科。我思考了很长的一段时间，真希望能从《清史稿》里找到答案。

"祝由科"显然属于宇宙心身医学的东西，属传统医学的一个重要科目，少了这一科目，传统医学的价值是会下降的。目前，国外兴起了一门精神心理免疫学，这门学科便像祝由科。因此，国外的有关专家，对传统医学里的心理疗法很感兴趣。可惜有数千年历史的祝由科，早被清朝政府断送了，这可以说是清政府的一大罪过。现在要研究祝由科很困难，其一是缺乏资料；其二是缺乏传人。尽管有这样的因难，我们还是决心研究这一科目。而研究祝由科，《道藏》是最有价值的，很可惜这套书现在还未见再版。前些日子，我只征订了《道藏辑要》，遗憾的是，《道藏辑要》与《道藏》的份量相差不止十倍。《古今图书集成》也出了征订通知，国内外学者非常推崇此书，《中国科学技术史》的作者李约瑟，更是推崇此书。像我们这号人，本也应该人手一套，只可惜手头银两短少，只好作叹。时至今日，我才深深感到，手头银两是做学问的一大关键。大抵，学人同道均有如斯感受。

传统文化的价值，正在一日一日地被人们重视。从钱学森先生最近的一些谈论，更能体现得出来。我一直认为，研究中医就得研究整个传统文化，而传统文化的重大价值，存在于子学部分。因此，我们首先应该注重子学的研究。历史上，很少有几个子学大师，唐朝的孙思邈可以算得上一位。但观《千金要方》里的大医习业："凡欲为大医者，必须谙《素问》《甲乙》《黄帝针经》《明堂流注》《十二经脉》、三部九候、五脏六腑、表里孔穴、本草药对、张仲景、王叔和、阮河南、范东阳、张苗、荆邵诸部经方，又须妙解阴阳禄命、诸家相法及灼龟五兆、周易六壬并须精熟，如此乃得为大医。若不尔者，如无目夜游，动致颠殒。次须熟读此方，寻思妙理，留意钻研，始可与言于医道者矣。又须涉猎群书，何者？若不读五经，不知有仁义之道；不读三史，不知有古今之事；不读诸子，见事则不能默而认之；不读内经，则不知有慈悲喜舍之德；不读庄老，不能应真体运，则吉凶拘忌触涂而生。至于五行休王、七曜天文，并须探赜。若能具而学之，则于医道无所滞碍，尽善尽美矣。"真可谓称得上慧眼独识，气势非凡，足可启迪后学者也。孙思邈确实已经将医、卜、星、相、风水、地理置于一炉，而这些囊括了整个子学。但是，后人很少能从子学的角度给孙思邈作出应有的评价。孙思邈的寿数也是世界上医家之首，1983年开了一次纪念孙思邈诞辰一千三百年的纪念会，有一个教授提出他的最新考证，说孙思邈活了整整一百四十二岁。根据这一岁数，以及纵观他的作品，可以肯定他是我们历史上少有的几个真得修道真谛的人。无怪乎孙思邈赢得了"孙真人"的雅号。后辈的学者在子学上的成就，很少有人能超过他了。基于这种认识，我希望你能透彻地研究孙思邈，当然，要真正谈得上透彻，除了研究《千金方》《千金翼方》还是不够的。《隋书》《唐书》要看，子学里的重要著作要看，也就是将孙思邈放在医、卜、星、相、风水、地理的知识体系里进行研究。实际上，也就是把孙思邈放在整个传统文化的体系里进行一番刻苦的、认真的研究。你对孙思邈的研究透彻之日，也就是你对传统文化有一个真正认识之时。这样，在我们的文化史上，又可以多产生了一位子学大师。值得一再提醒的是，看书只是必须的一部分，练功是绝对少不了的。

我现在正着手写《气功导论》，这部书虽然谈论气功，实际也谈论了《周易》《老子》《内经》，所以，也可以把它看成是《周易导论》《老子导论》《内经导论》。我们每个人都要写书，但是，我们应该反对滥写，应该厌恶那种写书的人还没死，而他的书就失去了价值的唯名利是务的行径。我们应该时刻不忘追崇、效法那些著述了千秋不衰的作品的先圣。只有这样，我们才能踏踏实实地做学问，才能写出有分量的文章。《气功导论》正是这样的一种尝试，它希望人们在阅读这本书以后，能够第一次恍惚地感觉气功是什么，中医是什么，《内经》是什么，《老子》是什么，《周易》是什么，子学是什么，传统文化里有价值的东西是什么。甚至，更希望读者在阅读本书以后，能够提出如下的大胆思考：哲学究竟是什么？

在这部书里，我当然要详细谈论我对太极、河图、洛书的研究，也要谈论我对四门神功的整理与应用。另外，将详细谈论《周易》《老子》《内经》里的一批与气功有关的共同概念。给气功、人体科学作出一个宇宙生物观的、古典的理论解释。这批概念包括玄、道、气、神、名、形、精、象、根、命、鬼、等等。

这本著作有我的心血，也有你们的功劳。等我执笔完成后，再复印数份让你们提意修改。

谨祝：健康、如意！

八卦

86 年 5 月 10 日

象数：

这次妙贞带来了你的一些与身体有关的消息，从她的言谈里透出了她对你的关心与忧虑。不过，我还是劝她放心，病对我们这号人只能促进我们的斗志，绝不可能磨灭我们的信心。此正是孟夫子所说的天降大任必折磨斯人的道理。对疾病所应该采取的战略战术是：细心体察，认真对待，听之任之。绝对相信刘伯承的那句话：雄图未竟天不收。这样做了，病魔对我们便会敬畏而退之。《医方类聚》第九卷第422页的中和汤与保和丸很好，希望你能参照服用。

上次约理占来邕，本想跟他畅谈一番，可惜忙于整理中医手相，抽不出灵感与他细谈，真是对不起他了。在整理相学过程中，还是产生了不少有价值的想法，目前我还在继续这一工作。关于相学方面的书，除了常见的《麻衣相法》之外，还有《水镜集》。除此外，在四部丛书里的就要算《太清神鉴》了。但这几部书简文错字非常多，很不便于阅读，目前我正集中精力校订。通过这半个多月的工作，我感到校订工作真是累死人。社会上不少人都有这些书，特别是《麻衣相法》，然而我不敢相信他们真的能够看懂。如果他们都能看懂的话，我绝对不会感到校订工作的劳累。手相部分我已经整理完毕，本想出单行本，但是现在认为还不到时候，看来还是把它放进相学全书里为好。这样我又多了一个任务，编写《相学全书》了。按目前的状况分析，今年首先能完成的便是此书，《气功导论》还要推迟些日子。我有这样的一个预感，我的这种全面出击，全面开花的做法必定要出现全面结果的局面。这种多胎高产局面的到来是用不着多长的日子了。目前我真感到，我有用不完的动力，用不完的智慧。相信你们亦能产生这种良好的感觉。

关于生命方程的解答，现在更感到清晰了，它基本是由医卜星相四个关联的序方程所组成。医的方程形式主要是由五运六气里的时图、命图等为主干。相学的主干部分当然是纹理所组成的图像了。星的部分看来是数字之间的关系。卜的部分主要是卦象的变化。从这次整理手相来看，古典的生命方程，实际上就是太极、阴阳、五行、八卦、河图、九宫的组合变换。只要能找出它们之间组合与变换的关系，那么，古典的生命方程便可以建立了。到了以后，找出古典生命方程里的各种因子的变换关系与现代科学，特别是数学的变换关系的时候，那么，现代科学式的生命方程便可以建立了。这样的路子，看来总会行得通的。最起码来说，用不着多久，我们便可以完成古典生命方程的那部分。下半部的道路是否能由我们完成，这只有上帝才知道了。尽管这样，那段将会成功的路程还是令人神往的。

去年我预定了《道藏辑要》，前几天又预定了《道藏》。要说明的是《道藏辑要》里的很多书，在《道藏》里也是没有的。所以，单定《道藏》还是不成。书店里的人对我说，巴蜀出版社来了通知，原来《道藏辑要》的价钱是二千元，现在升至二千八百元。而上海古籍出版社的《道藏》是二千三百元。看来巴蜀的质量是很高的。真正如此的话，那么，还是有好处的。目前出版《道藏》的有两个出版社，另一个是天津古籍出版社。从出版情况分析，《道藏》一书从国外的研究兴趣而引出了国内的高度重视。这对我们来说，无疑是个好时机。我查阅了一下《道藏》书目，我们要阅读《道藏》，不会有太大的拦路虎了。

这次，我买了一套《甲骨文集释》给你，你是否随便翻翻。对古文字，我们应该有计划地下功夫。每天看它十几分钟，十年后，就会显出它的用处了。更何况我们要研究思维科学，那么就不可能不研究思维的产生发展与文字的产生发展之间的关系。就像对《易经》《老子》《内经》的研究一样，我总认为古文字学家的研究方法、研究结果存在着严重问题。也就是说，对古文字的研究，特别对古文字与人类思维发生发展关系的研究，我们还是可以另辟途径的。总而言之，对中华民族文化精华的认识，一切得从头开始，我们每跨出的一步，都不是完全重复前人的一步。更多的是我们新的脚印，在留下这些脚印的同时，我们是不可能计较被荆棘所刺伤而造成的疼痛及流下的血迹的。前进吧，真正的斗士。

此致
祝安！

八卦
1986 年 7 月 23 夜于沙井

象数：

自九月七日蓉城暂别后，寄来的四封信都收阅了。我与良珍为你的进步而高兴。由于九月份忙于《运气学导论》讲座的准备，十月份又急于星学的整理，稍后则几乎迷醉于易学的更深入的探索，故拖延至今，才能复信。

《运气学导论》只搞了个提要，并在中医学院讲述了大体内容。讲话录音交由道玄妻子刘布谷整理，在这基础上进一步充实医卜星相的内容后成书。对于沙井学派的观点、方法、内容都应进行更广泛的深入讨论，将结果写成文章进行发表。避而不谈"宇生观"是不可能的，你不摆出宇生观，很多问题就无法讲清楚。目前我是抽不出时间来写太多的东西，还是由你们首先占领阵地为盼。文章署名你们商定，以不署我的名字为宜，切记！文章中的第一人称，似乎以复数为好。

这次《运气学导论》讲座，谈到了爱因斯坦如何看待科学史和如何评价物理理论的两个观点。第一种观点是爱因斯坦 1955 年 4 月 3 日，同美国科学史家贝纳德·科恩作关于科学史和科学家的谈话时表述的。在爱因斯坦看来，有一种内部的或者直觉的历史，还有一种外部的文献证明的历史。爱因斯坦认为后者比较客观，但前者比较有趣。并且还认为，使用直觉是危险的，但在所有各种历史工作中却都是必需的，尤其是要重新描述一个已经去世的人物的思想过程时更是如此。第二种观点是爱因斯坦六十七岁时，所作的自述里表述的。爱因斯坦认为对物理理论的评价，应该满足"外部证实"，或理论的"内在完备"这两条原则。爱因斯坦的这两个观点对我们恢复《周易》《老子》《内经》的历史本来面目，及如何评价前人对《周易》《老子》《内经》的注释，是十分有价值的。

人们在研究《内经》的时候，理应借助较《内经》更早的《周易》《老子》，因为它们是隶属于《内经》的外部历史的一部分。在研究《老子》的时候，亦应借助《周易》，因为《周易》也是隶属于《老子》的外部历史的一部分。当人们研究《周易》的时候，就不像研究《内经》《老子》的状况了，人们无法找到较《周易》更早的完整文献。在缺乏隶属于《周易》的外部文献情况下，为了要给出《周易》的本来的历史面目，就只有充分运用直觉，从《周易》的内部给出《周易》历史上的本来面目了。

是否能准确给出《周易》的本来面目，直接关系到能否正确给出《老子》《内经》的本来面目。可惜的是，历来的易学者在运用他们的直觉从《周易》

的内部来给出《周易》的历史本来面目的时候，没有注重寻找某种有效的原则，来确定正确的直觉，及校正自己的结论。所以他们所作出的《周易》的注释，就不可能不存在着严重的问题。随之而来的是，各种对《老子》《内经》的注释，也就不可能不存在着严重的问题了。人们应该大胆怀疑，《周易》《老子》《内经》在它们刚产生不久，是否便开始失传？两千四百年来，人们所付出的各种努力，是否远未达到历史上的本来程度？

那么，我们究竟如何寻找某种有效的原则，来确定正确的直觉，并借以从《周易》《老子》《内经》的内部，给出它们的历史上的本来面目呢？

要回答这一问题，则需要回答下面的一系列问题：我们借以从《周易》《老子》《内经》的内部，给出这些著作的历史上的本来面目的直觉基础是什么？这种基础的演进情况如何？在确定这种基础的演进中，是否出现了特定的模式？所作出的结论，是否满足"外部证实"或"理论的内在完备性"的要求？

在产生《周易》《老子》《内经》的时代，中国圣人已经具备并完善了以象为基础，以易、道、太极、阴阳、五行、八卦、河图、洛书为特定模式的唯象思维。天体日、月、星辰的运转出没，大地万物的生长变化，是象概念的产生基础。对于象的观察、体验、思考、探索，是中国圣人唯象思维的来源。八卦模式，是对象的空时区域分布的研究结果。所以《易·系辞》说："古者包牺氏之王天下也，仰则观象于天，俯则观法于地，观鸟兽之文与地之宜，近取诸身，远取诸物，于是始作八卦。"又说："八卦成列，象在其中矣。"五行模式，是对象的变化运动状态的研究结果。所以《史记·天官书》说："北斗七星，所为旋、玑、玉衡以齐七政。"又说："分阴阳，建四时，均五行，移节度，定诸纪，皆系于斗。"《史记·五帝本记》载帝尧"乃命羲和，敬顺昊天，数法日、月、星辰，敬授民时"，指出了在象的基础上产生了数与数的运算。《周髀算经》说："数出于圆，圆出于方，方出于矩。"对这段话，我们的理解是：数是出于日月星辰的圆周运转周期的计量，日月星辰圆周运转周期的计量出于日月星辰对大地方位的出没，大地的方位是出于矩尺的测定。河图模式是对象的运动变化状态与数的关系的研究结果。洛书模式是对象的空时区域分布与数的关系的研究结果。

千姿百态的象，可分为阴象、阳象两大类。阴象、阳象可以转换变化。千姿百态的象亦可以用数来计量运算。象的这种阴阳转换、计量运算就称做术。

这说明由唯象思维而建立的《周易》《老子》《内经》体系里，存在着一个阴阳转换计量运算的系统，我们称这个系统做阴阳术数构系。五行、八卦、河图、洛书是这构系的转换运算模式。至此，我们找到了一条能够确定直觉正确的，从《周易》《老子》《内经》的内部，给出它们历史的本来面目的原则。这条原则要求我们，在对《周易》《老子》《内经》的概念进行注释时，必须还原到以象为基础，以易、道、太极、五行、八卦、河图、洛书为特定模式的唯象思维上，使概念符合阴阳术数构系的转换运算，借此来获得"外部的证实"或"理论内部的完备性"。

易、道、太极是什么呢？它们的关系如何呢？

《易·系辞》说"易有太极，是生两仪，两仪生四象，四象生八卦"，指出了太极是产生象与空时结构的本源。《老子·四十二章》说"道生一，一生二，二生三，三生万物"，指出了道是产生数与物的本源。《易·系辞》又说"易开物成务，冒天下之道"，指出了易是太极与道的统一体，易具有太极与道的两面性。象、空时结构、数、物，这四者都是同一的东西，它们都属于易。太极与道相互之间是可以变换的，由象与空时变换成数与物，是易的太极一面变换成道的一面的结果；由数与物变换成象与空时，是易的道的一面变换成太极的一面的结果。《易·系辞》所说的"生生之谓易"的含义是：能够不断地将太极与道进行变换，不断地将象、空时与数、物进行变换就叫作易。

子学是我们针对经学、史学提出的。子学的研究范围属传统文化经、史、子、集四大部里子部的医家类、历算类、术数类、道教类。经部里的易类，也属子学的研究范围。在不同的类里分成不同的属，这些类属构成了一个非常庞杂的群体。值得高兴的是，我们发现可以在这个庞杂的群体里，构筑出唯象学与阴阳术数学这两个精灵。这两个精灵不但有助于产生它自己的那个庞杂群体的整理研究，又有助于超现代的东方科学的建立！

李神子已于十月二十八日晚九点五十五分降生，体重六斤三两。十月二十八日申时筮遇：巽☴☵之屯。辞曰：仁政之德，参参日息，成都就邑，日受厥福。之卦下震象春，上坎象冬，冬往春来，阳气日增，故曰仁政之德，参参日息。春施仁政，息为阳气增长，参为三，阳气以三三节律增长。之卦六二至六四为坤，坤象邑，六三至九五为艮，艮象都，故曰成都就邑。都为城市，邑为封地。下震象日，互坤象福、象大，厥即大，故曰日受厥福。

　　这封信我写了整整十天才完成，个中道理，不言自喻。

　　即此

祝安！

一九八六年十一月二十日

八卦于隐谦书屋

理占、象数：

寄上《〈易经〉象辞还原》一书的"需卦"部分，希望提出修改意见。

《易经》的卦象是由阴阳爻组成的一维图像。阴阳爻的来由如何，前人没有说清楚。郭沫若、高亨的说法，我认为未必可靠。

《易·系辞》说"夫乾，其静也专，其动也直"，又说"夫坤，其静也翕，其动也辟"，给我们透露了阴阳爻由来的秘密。乾的变动可以通过太阳的视运动状态显示出来，太阳的视运动状态可以利用晷影伸缩变化来刻画。晷影是条直线，乾动也直，就是这个意思。因此，采用连续的直线表示乾的直，这是阳爻（ — ）的由来。坤的变动可以通过植物的生长状态显示出来，植物生长状态依赖大地的辟，辟是由节令调控的。坤动也辟，就是这个意思。因此，采用不连续的直线表示坤的辟，这是阴爻（ -- ）的由来。

中国圣人认为，天地万物是由纯阳的乾与纯阴的坤相互交感而形成的。这一过程受到叫作八卦的时序位相模型所限制，而这一模型隶属于阴阳术数构系。天地万物的发生与变化也就可以在阴阳术数构系的基础上，由含有乾坤信息的阴爻、阳爻所组成的一维图像来刻画表示，这些图像叫作易象。从易象里提取信息，并用文字表达出来，这就是易辞。实际上，易象、易辞是一套包容宇宙万物的密码系统。易象是密码符号，易辞是密码的语言阅读。易象与易辞存在着某种对应的关系。研究《易经》，首先就得正确指示易象、易辞的对应关系，这实际上是一件密码破译工作。

历史上对《易经》的研究，可分为三大流派。其一是象辞并存；其二是存象去辞；其三是存辞去象。存辞去象的，如魏晋王弼的《周易注》，宋朝程颢、程颐的《二程易传》。这种流派对《易经》的易象密码系统并没有做出半点贡献。存象去辞的，如东汉魏伯阳的《周易参同契》，宋朝邵康节的《先天图》。这一流派根据易象破译了很重要的宇宙信息。然则，由于缺乏对《易经》象辞密码系统的全面研究，因此，被遗漏的是很多的。象辞并存的，如西汉焦延寿的《焦氏易林》，近代尚秉和的《周易尚氏学》。《焦氏易林》所用的象是《易经》里的易象，而所用的辞并不是《易经》里的易辞。《焦氏易林》究竟是怎样的一部书呢？《汉书》引刘向校书语称："焦延寿独得隐士之说，托之孟氏，不相与同。"唐代王俞说《焦氏易林》"辞假出于经史，其意合于神明，但斋洁精专，举无不中"。今人钱钟书《管锥篇》说《焦氏易林》"汉、宋皆用为占候射伏之书"。我们对《焦氏易林》研究结果认为，焦延寿所使用的象辞密码系统，与《易经》里的象辞密码系统是相一致的。可惜的是，焦延寿没有明确指出《焦氏易林》里象辞系统的象与辞的对应关系。因此，人们无法根据《易林》来破译《易经》。尚秉和对《焦氏易林》进行了长达十多年的研究，自认为破译了《焦氏易林》里的象与辞的对应关系，并将这一工作推进到《易经》的象辞系统破译工作里去，写成了《周易尚氏学》。遗憾的是，尚秉和没能彻底地建立起一条类似我们所提创的，在运用直觉来恢复《周易》历史上的本来面目的时候，所必须依据的那条原则："在对《周易》《老子》《内经》著作里的概念进行注释时，必须将概念还原到以象为基础，以易、道、太极、五行、八卦、河图、洛书为特定模式的唯象思维上。使概念符合阴阳术数构系的转换运算，借此来获得外部的证实或理论内部的完备性。"因此，使得他的著作存在着不可忽视的缺陷。尚氏的缺陷当另作专文谈论，在这封信里是无法谈论了。

如何在我们所提创的还原论原则的基础上，恢复《易经》的本来面目呢？《易经象辞还原》正是这种尝试性的产物。

《易经》里的每个卦象，都由六个爻组成。初爻、二爻、三爻组成的卦，叫下卦。四爻、五爻、六爻组成的卦，叫上卦。二爻、三爻、四爻组成的卦，叫作下互卦。三爻、四爻、五爻组成的卦，叫作上互卦。上卦、下卦、上互卦、下互卦都属于经卦。我们已经知道，经卦总共有八个。这八个经卦构成了先天八卦与后天八卦。在先后天的八卦里，每个卦都具备了特定的时空物相特征。卦与卦之间存在着正反、显伏的关系。巽（☴）与兑（☱），艮（☶）与震（☳）之间的关系是正反关系。乾（☰）与坤（☷），坎（☵）与离（☲），巽（☴）与震（☳），兑（☱）与艮（☶）之间的关系是显伏关系。

我们以需卦为例，谈谈我们对《易经》象辞密码系统的破译过程：

首先，从唯象思维的特定模式出发，运用阴阳术数构系的运算转换法则，找出卦爻辞里的每个单词与上下卦、上下互卦之间的对应关系。

乾象天，天是大的，故乾象大

乾有运转之意，河流是流动不息的，故乾象川

乾象大、象宽广，郊是宽广的，故乾象郊

乾象天，人们对天要敬顺，故乾象敬之

乾象天，天体的运转是有恒的，故乾象恒

△故下卦的乾象大、川、郊、敬之、恒

兑象秋，秋天是收获的季节，收获会得利益，故兑象利

兑象利，有利就不是灾祸，故兑象无咎

兑象泽，泽是有水浸渍的，故兑象需

兑象泽，泽属低洼之地，故兑象沙

兑象泽，口象泽，故兑象言

兑反巽，巽象风，风能使物摇，风无长处，故巽有召、有客之象，故兑象不召之客

△故下互卦的兑象利、无咎、需、沙、不召之客、言

离象日，故离象光

离象日，日的运转是通顺无阻的，故离象亨

离象日，日的照射对植物生长是有益的，故离象利

离象日，日的照耀对万物有护卫的作用，故离象泥

离在先天八卦里，分属东方，东方在洛书数里是三，故离象三

△故上互卦的离象光、亨、利、泥、三

坎象冬，冬季是一年里的最后季节，故坎象贞

坎象冬，冬是收藏的节令，故坎象寇

坎象冬，冬象收藏，故坎象食

坎象藏，故坎象穴

坎象水，故坎象酒

坎象水象穴，故坎象需

坎象冬，冬象藏，故坎象小

△故上卦的坎象贞、寇、食、穴、酒、需、小

第二，找出卦爻辞词组或词句与互象的对应关系。

互相䷄是由乾互兑互离组成的，故象有不速之客三人来敬之终吉

互象☲是由离互坎组成的，故象贞吉、需于泥、致寇至

互象☱是由乾互兑组成的，故象需于郊，利用恒

互象☵是由兑互坎组成的，故象需于沙，小有言

最后，将上下卦，上下互卦，互象的破译结果放进卦爻象、卦爻辞里进行整体性还原。

（过程从略，参见正文）

经过这样的分析，我们认为，当大脑进行输入工作的时候，客观世界的映象（包括经验、知识、问题等）可以用一维图像信息形态储存在大脑。当大

脑进行输出工作的时候，就在原有一维图像信息形态资料库的基础上，进行提取或重新整合，给出新的一维图像信息形态，将旧的或新的一维图像信息形态转译成语言、文字、图像、公式等进行表述。新的信息形态在完成转译表述工作后，与旧的信息形态一起保留在一维图像信息资料库里。大脑的这一系列过程，就是思维。

对于大脑输出时的重新整合的一维图像信息形态，我们作出下面的讨论：

如果这些信息形态隶属于逻辑体系，这种思维就称做逻辑思维。作为逻辑思维基础的一维图像信息形态，是可以完整转译成语言、文字、图像、公式。也就是可以在人类一定时期知识总和内，进行必然的描述。

如果这些信息形态隶属于非逻辑体系，这种思维就称做直觉思维。作为直觉思维基础的一维图像信息形态，是无法完整地转译成语言、文字、图像、公式的。也就是说，无法在人类一定时期的知识总和内，进行必然的描述。

如果这些信息形态所转译成的语言、文字、图像、公式，构成我们曾经意识过的问题的答案时，这种思维称做灵感思维。

如果这些信息形态在转译成语言、文字、图像、公式的过程中，超出了人类杰出的知识水平或能力，这种思维称做特异思维。

大脑在思维过程中，究竟产生何种思维，完全取决于作用转译基础的、被提取的一维图像信息形态的瞬间整合。在研究这一瞬间整合的时候，我们要十分清楚的是，作为资料库的一维图像信息形态，除了通过后天的学习，被动输入而获得外，尚有服从易的原理的先天原始部分。正是这些先天的，服从于易的工作原理的一维图像信息形态，与来自宇宙某一坐标自由度的一维图像信息形态发生联系，参与了资料库的信息提取整合过程。如何揭示人脑思维的整个过程，进而对人脑的思维进行有目的、逻辑的、直觉的、灵感的、特异的随意控制，这正是思维科学追求的神圣目标。为了将《易经》的研究引进思维科学研究的行列，对《易经》里的象辞密码系统，作更深入的破译研究工作是十分有益的。

十多年前，曾考虑过如何建立经络—大脑模型。这一模型要求我们在考虑经络对大脑的调控时，宇宙如何对经络调控。近年来，国内外都有人将大脑放在宇宙背景上进行研究，企图建立大脑宇宙模型。航天医学工程研究所的梅磊研究员，在这方面发表了一系列的文章。在现有大脑神经生理知识的水平上，运用现有的物理技术手段对大脑进行宇宙背景上的研究，不是件容易的事。爱因斯坦曾经表示过，他相信现代科学恐怕还都不行，科学发展下去，恐怕所有隔离——地点的区别，时间的区别，过去、现在、未来的区别，将来恐怕都没有了。德布罗意也说过类似的话。扁鹊的遥诊、管辂的筮卦、许负的面相都需要没有地点时间的区别限制的未来科学才能解释。钱学森同志倡导的人体科学，正是属于这种超级的科学。《易经》的研究成果，不但对思维科学有促进作用，而且对人体科学也有促进作用。因为，《易经》的筮卦过程向我们提出这样的问题：具有足够的预知力，操纵求筮者获得载有正确答案卦象的精灵是什么？

医与易的关系问题，是一道古老的难题。还没有人能解决这道难题。我们曾经考虑过在医与易的难题里，再加进一个道的难题，形成一道易、道、医的关系问题。对于易、道、医的关系问题我们取得了一些令人喜悦的进展，但是，距离答案还是存在着很长的路程。我们并没有灰心，相反的是显得更加雄心勃勃了。现在是在易、道、医关系的问题里，加进思维科学、人体科学这两个难题，组成我们要求解的一个大难题：易、道、医、人体科学、思维科学关系问题。我们是将西方现代文化前沿与东方古代文化后沿结合起来考虑问题、解决问题的。这确实需要建立一支超水平的队伍，在我们将整个心身潜入问题的研究解答的时候，千万不要放松对人材的发现与培养。即此。

谨祝一切如意。

八卦
于一九八七年六月六号

附：需卦象辞还原

▤　需。有孚。光亨。贞吉。利涉大川。

语译：需卦。有信用，光明通达，结果吉祥。进入大川有利益。

象辞还原：需，古濡字。濡，浸渍也。下乾象天，上坎象雨。天下雨必有
　　　　　浸渍，故曰需。乾象孚，孚，信用也，故曰有孚。离象光、象
　　　　　亨，故曰光亨。坎象贞，离象吉，离互坎，故曰贞吉。乾象大
　　　　　川，离象利，离互乾，故曰利涉大川。涉，进入也。

初九。需于郊。利用恒。无咎。

语译：郊外被浸渍，经常如此能获利益，不会发生灾难。

象辞还原：初九属乾，乾象郊。郊，国都城外，百里以内也。乾互兑，兑
　　　　　象需，故曰需于郊。兑象利，乾象用、象恒，故曰利用恒。兑
　　　　　象利，故曰无咎。

九二。需于沙。小有言。终吉。

语译：低洼的地方被雨水浸渍，有轻视的议论，最后是吉祥的。

象辞还原：九二属兑，象沙。沙，低洼之地也。兑互坎，坎象需，故曰需
　　　　　于沙。兑象言，坎象小，兑互坎，故曰小有言。小，轻视也。
　　　　　言，议论也。兑象吉，艮象终，兑伏艮，故曰终吉。

九三。需于泥。致寇至。

语译：卫邑被雨水浸渍，招致敌人的侵略。

象辞还原：九三属离，离象泥。泥，卫邑也。坎象需，离互坎，故曰需于
　　　　　泥。坎象寇，坎互离，故曰致寇至。

六四。需于血。出自穴。

语译：田间水道被雨水浸渍，水从道中洞穴泻出。

象辞还原：六四属坎，坎象需，象血。血，古洫字。洫，田间水道也。故
　　　　　曰需于血。坎象穴、象血，故曰出自穴。

九五。需于酒食。贞吉。

语译：酒食被雨水浸渍，结果吉祥。

象辞还原：九五属坎，坎象酒、象食，坎象需。故曰需于酒食。坎象贞，
　　　　　离象吉，坎互离，故曰贞吉。

上六。入于穴。有不速之客。三人来。敬之。终吉。

语译：穴室被雨水流进，有不召的客人，三人同来，敬慎他们，最后
　　　吉祥。

象辞还原：上六属坎，坎象雨，象穴。故曰入于穴。穴，穴室也。巽象
　　　　　客、象召。兑反巽，故兑象不召。坎互兑，故曰有不召之客。
　　　　　离象三，乾象人，下卦为来，故曰三人同来。乾象敬之，离象
　　　　　吉，故曰敬之，终吉。

道玄：

寄上我给理占、象数的复信，作为我这次与你谈论的一部分内容。

或许，我们已经找到了传统文化的根系。我们对这个根系的清理工作，是从中医这个支系入手的，这迫使我们不得不超出了中医原先的范畴。也只有这样，才有可能使我们认识到中医的真实基础究竟是什么，这对我们彻底解决中医的问题是有益的。经历了好些年的艰苦工作，特别是刚刚过去的 1986 年，我们充分地意识到，中医的基础，要比人们原先想象的深远得多、广阔得多。正因为这样，要建立唯象学、阴阳术数学等这样的中医基础学科，还有大量的工作要做。

用针砭药物治疗疾病，主要遵循易-道工作原理，这是《内经》诊疗体系所侧重的。用气功诊疗疾病，主要遵循易-太极工作原理，这是《内经》诊疗体系所忽略的。作为易-道工作原理对象的数与物，要比作为易-太极工作原理对象的象与空时，更容易认识，更容易研究。比较容易的工作，由医家者流继承了。比较困难的工作，却由道家承担着。道家是如何承担了这一困难的工作呢？要理出问题的答案，离开对《道藏》的研究能行得通吗？

无可置疑的现实是，《内经》的作者由于当时条件的限制，不得不只侧重于易-道工作原理，而忽略易-太极工作原理。使得非常需要这一原理的气功、特异功能，无法得到充分的讨论。进而出现了中医、气功、人体科学的一分为三的局面。但是我们并不能说《内经》完全没有利用易-太极工作原理，离开这条原理，经络针刺治疗、五运六气的时相结构，都是不可能出现的。

基于这种认识，我们可以毫无狂妄地说，我们发现了一条发展《内经》的途径：由一分为三，转换为合三为一。而这一途径的实现是离不开钱学森所提创的人体科学的。正因为这样，我认为中医界的领袖似乎应由钱学森这类科学家来担任。

为了能更明确与熟悉这条途径的探索方法与手段是什么，特约请你与布谷女士按时参加元月二十日开始的"《易经》象辞密码系统及其泛论工程"的讨论。

即此

祝安！

八卦

元月十一日于隐谦书屋

区科协蒙谷主席：

感谢您与骆引同志观看了我的中医催眠实验以及所给予的高度评价与热情鼓励。

我父母亲都是医务工作者，父亲是中医师，母亲是西医师。我学习医学时，他们正处于失去人身自由的年代，于是只好走自学道路。

父母根据自身几十年的体会，给我作了指导性的谈话，至今仍铭刻在心。父亲说："学习中医有两种方法。第一种是由浅入深，第二种是深入浅出。由浅入深的做法是，先读陈修园《医学三字经》、江敦涵《笔花医镜》等显浅易懂的医籍。然后逆流而上，阅读各朝代医家名著，最后穷及东汉张机的《伤寒论》、春秋战国扁鹊的《难经》、黄帝岐伯的《内经》。第二种方法是，先学习作为中医渊源的经典著作，如《内经》《难经》《伤寒》《金匮》，接着沿流而下，涉猎各朝代名医著作。"母亲则说："学习中医的人，最好能学点西医。但是边学中医、边学西医这种方法，可能出不了高级医学人才。如果你有志气，头十年要完全读中医，搞清中医理论以后，才学点西医。"

我接受了母亲的意思，并按父亲所说的第二种方法去做。我是从《黄帝内经》开始我的医学生涯的。下面所列，是我个人收藏并研读过的古医籍。凡属借阅及属近人今人的作品则一概除外。

先秦时期：

《黄帝内经》《难经》《神农本草经》

汉朝：

张仲景《伤寒杂病论》

晋朝：

王叔和《脉经》

皇甫谧《针灸甲乙经》

隋朝：

杨上善《黄帝内经太素》

巢元方《诸病源候论》

唐朝：

孙思邈《千金要方》《千金翼方》

王焘《外台秘要》

昝殷《经效产宝》

　　王冰《黄帝内经次注》

宋朝：

　　钱乙《小儿药证直诀》

　　朱肱《活人书》

　　许叔微《普济本事方》

　　林亿《重广补注黄帝内经素问》

　　陈无择《三因极一病证方论》

　　王怀隐《太平圣惠方》

　　宋徽宗《圣济总录》

　　严用和《济生方》

　　唐慎微《经史证类备急本草》

　　张杲《医说》

　　陈自明《妇人大全良方》

金、元时期：

　　纪天锡《难经集注》

　　刘元素《运气要旨论》《伤寒直格》《伤寒标本心法类萃》《宣明论》《素问玄机原病式》

　　张从政《儒门事亲》

　　成无己《注解伤寒论》《伤寒明理论》

　　张元素《医学启源》

　　李杲《脾胃论》《内外伤辨惑论》《医学发明》

　　朱震亨《局方发挥》《丹溪心法》《金匮钩玄》《脉因证治》《格致余论》《怪病单》

　　危亦林《世医得效方》

　　王好古《医垒元戎》《此事难知》《阴症略例》

　　罗天益《卫生宝鉴》

　　许国祯《御药院方》

明朝：

　　倪维德《玄机启微》

　　滑寿《十四经发挥》《难经本义》《诊家枢要》

　　戴思恭《证治要诀》

楼英《医学纲目》

王纶《明医杂著》

方贤《奇效良方》

傅仁宇《审视瑶函》

龚信《古今医鉴》

龚廷贤《万病回春》

李中梓《医宗必读》《诊家正眼》《内经知要》

薛己《薛己医按》

汪机《运气易览》

李时珍《本草纲目》《濒湖脉学》《奇经八脉考》

高武《灵素针刺节要》《针灸聚英》

徐春甫《古今医统》

王肯堂《证治准绳》

陶华《陶华六书》

彭用光《体仁汇编》

张介宾《景岳全书》《类经》《类经图翼》《质疑录》

马莳《灵枢注》《素问注》

杨继洲《针灸大成》

李梴《医学入门》

陈实功《外科正宗》

方有执《伤寒论条辨》

吴又可《温疫论》

武之望《济阴纲目》

刘文泰《本草品汇精要》

朱橚《普济方》

杜文燮《药鉴》

龚居中《红炉点雪》

赵献可《医贯》

倚石《理虚元鉴》

江瓘《名医类案》

清朝：

俞西昌《医门法律》《尚论篇》

陈士铎《石室秘录》《辨证奇闻》

叶天士《外感温热论》《种福堂公选良方》

薛生白《湿热病篇》

柯韵伯《伤寒来苏集》

尤在泾《伤寒贯珠集》《金匮要略心典》

王孟英《湿热经纬》《随息居饮食谱》《王孟英医案》《随息居霍乱论》

徐大椿《难经经释》《医论》《兰台轨范》《伤寒类方》《神农本草经百种录》《医贯砭》《洄溪医案》《慎疾刍言》

林珮琴《类证治裁》

雷丰《时病论》

王泰林《王旭高医书六种》

陈修园《陈修园医书十种》

章虚谷《医门棒喝》

余师愚《疫疹一得》

柳宝诒《温热逢源》《柳宝诒医案》

汪昂《素灵类纂约注》《医方集解》《本草备要》

俞震《古今医案按》

程杏轩《医述》《杏轩医案正续集》

吴师机《理瀹骈文》

周学海《评点叶案真传》

陈复《幼幼集成》

王清任《医林改错》

张登《伤寒舌鉴》

夏禹铸《幼科铁镜》

沈金鳌《幼科释谜》

张志聪《黄帝内经素问集注》《黄帝内经灵枢集注》《侣山堂类辩》

汪宏《望诊遵经》

费伯雄《医醇賸义》

周岩《本草思辨录》

吴谦《医宗金鉴》

黄宫绣《本草求真》

赵学敏《本草纲目拾遗》《串雅内编》《串雅外编》

傅山《傅青主女科》

吴瑭《吴鞠通医案》《温病条辨》

俞根初《通俗伤寒论》

程钟龄《医学心悟》

唐笠山《吴医汇讲》

何梦瑶《医碥》

魏玉横《续名医类案》

林之翰《四诊抉微》

日本：

丹波元简《素问识》《伤寒论辑义》《金匮玉函要略辑义》《脉学辑要》《救急选方》《医略抄》《医賸》

丹波元坚《素问绍识》《伤寒广要》《伤寒述义》《金匮玉函要略述义》《药治通义》

丹波元胤《难经疏证》《中国医籍考》

今村亮《医事启源》

惟中时俊《医家千字文》

中川成章《证治摘要》

浅田惟常《皇国名医传》

汤本求真《中国内科医鉴》《中国儿科医鉴》

中西惟忠《伤寒之研究》

橘春晖《伤寒论纲要》

山田宗俊《伤寒论集成》

川越衡山《伤寒脉证式》

川越正淑大亮《伤寒用药研究》

田中信荣《长沙证汇》

后藤省《伤风约言》

源元凯《温病之研究》

秋吉质《瘟疫论私评》

高岛久贯《泻疫新论》

今村亮《脚气钩要》

栗园浅田《脚气概论》

大桥尚因《疝气证治论》

二宫彦献可《中国接骨图说》

片仓元周《产科发蒙》《霉疬新书》《青囊琐探》

贺川子玄《产论》

贺川玄迪子启《产论翼》

下津寿泉《幼科证治大全》

池田瑞仙《痘科辨要》

小阪元祐《经穴篡要》

佐藤利信《针学通论》

菅周桂《针灸学纲要》

水走嘉言《方剂辞典》

贺谷寿《奇正方》

冈西为人《丹方之研究》

吉益东洞《类聚方》《方机》《家塾方与方极》《建殊录》《古书医言》《药征》

元伦维言《名家方选》

平井源贞赖《古方分量考》

尾台逸士超《医馀》

长尾藻城《先哲医话集》

近藤明隆昌《藤氏医谈》

鹤冲元逸、烟柳安《医断与斥医断》

北山友松《北山医案》

中神琴溪《生生堂治验》

原昌克《丛桂偶记》

邨井枕《药征续偏》

久保田晴光《汉药研究纲要》

伊豫专安《中国药物学大纲》

我从1968年开始到阅读完上述中医书籍时，历史已经进入了1976年。这八年时间，主要是阅读，也进行一些临床实践，但更重要的是探索如何能更快地更有效地学习与掌握中医的基础理论、临证技能的方法论问题。前人说过那么一句话："熟读王叔和，不如临证多。"王叔和是东晋名医，写有一本书叫《脉经》。这部书是专门谈论如何根据脉象来诊断疾病的。中医诊病是运用望、闻、问、切四种手段来采集信息的。采得信息以后，再将它转换成中医所特有的"证"，然后据证立法处方遣药。前人所说的那句话，有那么一层意思：学习中医需要大量的临床，而且临床比读书更重要。这完全是把中医放在一门经验学科的角度来考虑。在这里暂时避开中医究竟是否是经验学科或者是理性学科的讨论，依我的观点认为，中医是门拟理性学科。我们知道，当时美国人已经成功地登上了月球。这就迫使人们不得不重新考虑经验究竟是什么，如何去获取经验。因为美国人并不是通过多次的真实的登月实践来获取经验，并以这种经验来保证登月成功的。他们只是利用实验室的模拟试验，并以模拟试验所获得的数据来确保登月成功。这使我怀疑起了前人某些学习经验的谈论。我认为重要的是要找到一种理论与临床之间的有效模式，通过对模式的认识与训练来掌握理论与把握临床。

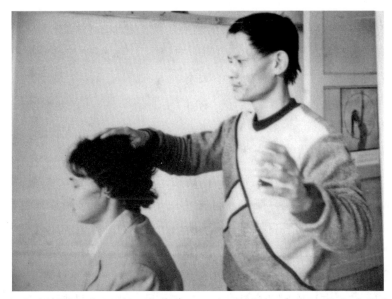

　　这使我怀疑起了前人某些学习经验的谈论。我认为重要的是要找到一种理论与临床之间的有效模式，通过对模式的认识与训练来掌握理论与把握临床。

　　1970 年，我看了日本人赤羽幸兵卫写的一本书，这本书名叫《知热感度测定针刺法》。它的方法是用点燃的线香在人们的井穴上进行热感测定，依据测定所得的数值及比例失调程度确定针刺穴位与针刺的手法。井穴的位置都分布在指趾末端，它们均属人体十二经脉的穴位。十二经脉分成左右对称的十二对，每对经脉具有左右对称的井穴。经脉名称、井穴名称及位置所属指趾如下所述：

经脉名称	井穴名称	井穴所属指趾
手太阴肺经	少商	手大拇指
手阳明大肠经	商阳	手食指
足阳明胃经	厉兑	足食趾
足太阴脾经	隐白	足踇趾内侧
手少阴心经	少冲	手小指内侧
手太阳小肠经	少泽	手小指外侧
足太阴膀胱经	至阴	足小趾外侧
足少阴肾经	内涌泉	足小趾内侧
手厥阴心包经	中冲	手中指
手少阳三焦经	关冲	手无名指
足少阳胆经	窍阴	足无名趾
足厥阴肝经	大敦	足踇趾外侧

　　这些穴位，为什么叫井穴呢？古人认为，从这些穴位上，可以探测到人体经脉气血阴阳盛衰的情况。就像人们观察水井里面的水，便可以知道春夏秋冬不同季节里地下水源的盛衰状况一样。所以，通过对井穴的测定就有可能确定人体五脏六腑、经脉气血阴阳的状况，也就有可能确定人体的疾病情况。

　　赤羽幸兵卫是在一次自病治疗中，偶然发现这一诊疗方法的。在 20 世纪 50 年代初，这一方法曾风靡全日本，并影响到欧美诸国。日本医学家经过近达三十年的研究，终于在 1979 年巴黎第六届国际针灸会议上宣读了利用经穴知热感度诊断疾病的论文。论文称，对各种疾病的诊断准确率达 87% 以上。国内最近也报道了解放军某部癌肿知热感度测定仪研制成功的报道。文中声称对各种癌肿的诊断率达70%。上述成果所遵循的对疾病研究的思路是：利用西医的思想方法与手段，结合井穴测定值，把疾病的认识停留在西医的"病名"上。也就是由"西医观"去认识"中医观"。无疑地，这是研究中医的一种途径。但值得提醒的是，这种方法存在着漏掉中医内在的大量的有用信息的危险。我所采取的是另外一种途径：利用井穴测定值，结合定性定量的分析方法，将中医的理、法、方、药，辨证论治统一到数值分析辨证这一模式上来。

在较详细地谈论数值分析辨证模式之前，有必要复习有关知识。如前所述，赤羽氏在进行知热感度测定时，他的目的是为确定针刺穴位服务。后人在利用赤羽氏这一方法时，除了用于诊断疾病外，也同样为选取针刺穴位服务。而数值分析辨证方法，除了为诊断疾病，确定针刺穴位、针刺手法外，更主要的是能为临床立法处方用药服务。中医是通过望、闻、问、切四种方法处理病人临床所出现的种种症状，将这些症状确立为证，然后据证立法处方用药。能否准确辨认出病人属何种证，完全关系到治疗的效果。对于证的辨认，临床上大概遵守下面七种模式：①八纲辨证模式；②脏腑辨证模式；③六因辨证模式；④六经辨证模式；⑤三焦辨证模式；⑥卫气营血辨证模式；⑦气血津液辨证模式。一个中医要熟练掌握这7种辨证模式中的任何一种都不是件简单的事。如果要掌握多种，甚至全部的辨证模式，那么就需要进行相当长时间的训练。这便是前人所说的"熟读王叔和，不如临证多"的来由。能否突破前人耗时较长的模式训练，关系到能否较快地掌握中医知识技能的问题。通过对中医文献的系统学习以及较长时间的临床实践与思考，我发现中医的证，都可以在井穴知热感度的数值上得到反映。也就是说，可以通过对井穴的知热感度的测定来确定中医的证。并可以据证立法处方遣药。这种辨证方法，我称之谓"数值分析辨证模式"。

让我举几个临床病例来说明数值分析辨证。

例一：吴万鹏，后脑痛，项强不适。

井穴知热感度测定值：

左侧数值		右侧数值
5	肺经	5
5	大肠经	7
5	胃经	6
4	脾经	4
4	心经	4
4	小肠经	5
10	膀胱经	16
4	肾经	4
8	心包经	5
5	三焦经	4
6	胆经	9
4	肝经	4

数值分析与立法处方用药：

左侧最高数值为 10，右侧最高数值为 16，均属膀胱经。中医理论认为，左属血，右属气；左属表，右属里。故可诊为足太阳膀胱经气血虚寒证。立法宜温经散寒，调理气血。用药：羌活、葛根、当归、黄芪、桂枝、炙草、大枣、生姜。

例二：江国清，胃脘部剧烈疼痛，伴有呕吐。

井穴知热感度测定值：

左侧数值		右侧数值
4	肺经	5
4	大肠经	4
3	胃经	3
9	脾经	5
3	心经	3
3	小肠经	4
8	膀胱经	11
4	肾经	8
5	心包经	3
3	三焦经	3
3	胆经	3
4	肝经	1

数值分析与立法处方用药：

肝经的数值比例严重失调，右数为 1，说明肝热火旺。肝热犯脾故胃脘疼痛。脾经右侧数值为 9，说明脾有湿饮，呕吐乃湿饮所为。治宜清泄肝火，调理肝脾，化饮降逆为法。用药：川连、吴萸、半夏、茯苓。

例三：白素新，十二指肠球部溃疡，宫颈炎。

井穴知热感度测定值：

数值分析与立法处方用药：

左侧数值		右侧数值
4	肺经	5
6	大肠经	5
4	胃经	4
4	脾经	4
5	心经	4
4	小肠经	2
5	膀胱经	6
5	肾经	2
7	心包经	4
6	三焦经	4
3	胆经	4
3	肝经	4

小肠经、肾经左右数值比例失调。右属气，气有余便是火，右侧数值低，说明小肠与肾均有火。十二指肠属小肠经，子宫属肾经。故十二指肠球部溃疡与宫颈炎均属火所为。宜以清热解毒为法。用药：黄柏、苦参、白及、贝母、延胡、公英、海螵蛸。

例四：小卿妈，咳嗽痰稠，剧于夜而喜凉饮。

井穴知热感度测定值：

数值分析与立法处方用药：

左侧数值		右侧数值
3	肺经	5
3	大肠经	6
4	胃经	3
2	脾经	2
4	心经	3
3	小肠经	3
6	膀胱经	7
2	肾经	7
3	心包经	8
1	三焦经	5
4	胆经	1
4	肝经	3

从胆经数值可以得出本例属胆火犯肺型之咳嗽。立法宜清泄胆火，宣肺化痰止咳。用药：青黛、海蛤、芦根、薏米、贝母、天竺黄、杏仁。值得注意的是，患者三焦经亦严重失调，且显示出三焦气阴两虚的迹象。三焦与心包互为表里关系，故宜考虑病家有罹患肺心病的可能。

例五：殷长江，原发性高血压，单项转氨酶高。

井穴知热感度测定值：

左侧数值		右侧数值
3	肺经	5
3	大肠经	3
2	胃经	3
3	脾经	5
1.5	心经	4
2	小肠经	3
3	膀胱经	7
5	肾经	5
2	心包经	3
1	三焦经	2
4	胆经	4
2	肝经	1

数值分析与立法处方用药：

肝经右侧数值为1，说明肝热化火，肝阳上亢。肺经、膀胱经、肾经右侧数值为5、7、5，说明肺、肾气虚，肾不纳气。宜以清肝潜阳，补肾纳气为法。用药：鲜芦根、蚝豉、川仲、党参、黄芪、山楂、元参、生地。

例六：陈小英，月经淋漓不尽。

井穴知热感度测定值：

左侧数值		右侧数值
2	肺经	2
1	大肠经	1
3	胃经	1
4	脾经	4
3	心经	2
2	小肠经	2
5	膀胱经	7
4	肾经	4
1	心包经	1
2	三焦经	2
7	胆经	3
3	肝经	2

数值分析与立法处方用药：

胃经左右侧数值比例严重失调。右侧数值为1，说明胃火旺。中医认为胃属阳明，阳明主阖。现在阳明有火而不能阖，故月经淋漓不尽。阳明主阖则月经得到制约。法宜清泄阳明。用药：山楂、百合、炙草、大枣。

例七：郑大娘，右耳失聪 10 天。

井穴知热感度测定值：

左侧数值		右侧数值
23	肺经	95
12	大肠经	20
11	胃经	17
9	脾经	7
36	心经	8
13	小肠经	12
12	膀胱经	10
1	肾经	13
11	心包经	34
21	三焦经	18
7	胆经	20
8	肝经	21

数值分析与立法处方用药：

肾经数值比例严重失调，左侧为1，说明肾阴极虚，肺经右侧数值为95，肺主一身之气，右属气，说明肺气极虚。肺属金，肾属水，肺虚则金不能生水，故肾亦虚。肾开窍于耳，肾虚则耳失其聪。另外，肾虚则心肾失交。心经左则数值为36，说明心血瘀阻。故宜大补肺气，滋肾开窍、温通心血。用药：黄芪、人参、磁石、女贞子、旱莲草、香附、柴胡。

例八：小静妈，贫血。

井穴知热感度测定值：

左侧数值		右侧数值
6	肺经	9
8	大肠经	6
5	胃经	3
11	脾经	14
3	心经	5
4	小肠经	5
13	膀胱经	17
8	肾经	9
6	心包经	6
5	三焦经	6
11	胆经	8
5	肝经	12

数值分析与立法处方用药：

中医认为肾为先天主藏精，脾为后天乃气血化生之源，而且认为精血同源。从脾肾数值可看出，肾精不足，肾气亏损，脾气虚弱，生化无源。肝经数值失调，是说明，肝血虚，肝无所藏。立法宜补肾健脾养肝。用药：党参、白术、黄芪、鹿胶、炙草、大枣、黄精。

例九：刘方，鼻渊 10 年，前额胀痛。

井穴知热感度测定值：

左侧数值		右侧数值
8	肺经	3
3	大肠经	3
4	胃经	3
4	脾经	2
30	心经	9
7	小肠经	5
6	膀胱经	12
9	肾经	16
3	心包经	4
5	三焦经	5
5	胆经	7
11	肝经	6

数值分析与立法处方用药：

肺经、心经左右数值比例严重失调。中医认为肺开窍于鼻，心主神明为诸窍之总司。左侧数值高显示为湿、为痰、为瘀，故宜温化痰浊，通络开窍。用药：旋覆花、红花、半夏、草乌、川芎、薏米、桂枝、细辛、升麻、白芷、炙草、党参、大枣。

从以上病例可以得出数值分析辨证模式的工作原理：

（一）根据不同脏腑左右数值比例失调的程度可以显示所属脏腑气血阴阳的失调程度。从而显示所病在何脏何腑。

（二）根据不同脏腑左右侧的不同数值，可以显示出所属脏腑疾病的表、里、阴、阳、寒、热、虚、实、气、血、风、火、燥、湿、痰、瘀、虫、积等属性。从而能准确地定性用药。

（三）依据疾病态数值立法处方用药，在疾病态数值转化为正常态数值的过程中，能够提供定量用药的指征。

有不少的医生喜欢用平和的方药，如桑菊、银翘、四君、二陈之类，而不敢用猛峻的方药，如麻桂、白虎、承气、四逆之类，主要原因是因为在临床上吃过苦头。中医的"证"实在太难掌握了。中医的证与方药的性是密切结合的。对证不能准确辨认，就无法定性下药。更谈不上对与证有关的性的不同数量级的认识了。数值分析辨证模式正是为解决上述困难而建立的。这一模式可以使医生心中有数，做到有是数便有是证，有是证便用是药。

另外，它还可以帮助人们解决历史上有争议的问题。比如，有关柴胡的临床应用，存在着两派不同的观点。清朝名医叶天士与王孟英均认为柴胡劫肝阴，王孟英更进一步指明柴胡最劫肝阴。另一派的意见认为柴胡不劫肝阴。我把这个问题放在数值分析辨证模式里反复进行检验，得出了如下的结果：第一，柴胡作用位置是在数值分析辨证模式里的肝经的右侧数值上，这显示了柴胡的疏肝作用；第二，柴胡能使肝经的右侧数值趋向 1，这显示了柴胡能动肝化火的弊病；第三，柴胡通过动肝化火的过程影响肝经左侧的数值，并使其数值有所下降而趋向于 1，这显示了柴胡的劫肝阴弊病。观测结果完全支持叶天士、王孟英的观点，并进一步揭示了柴胡动肝化火的性能。

从 1980 年起，我将数值分析辨证模式分别传授给南宁市中医院冼玉婵医师、广西中医学院温病教研室刘力红老师，广西中医学院一附院刘方医师等多人。他们一致认为本法寓意精深，简单易学。在临床施治上能开拓思路、明确诊断、提高疗效，在中医理论的学习上能起直观的、透彻的教学效果。而且能在坐标平面上显示出中医内在的、统一的、协调的、数学的美。

下面让我用平面坐标图像法将上述 9 个病例表述出来：

例一：

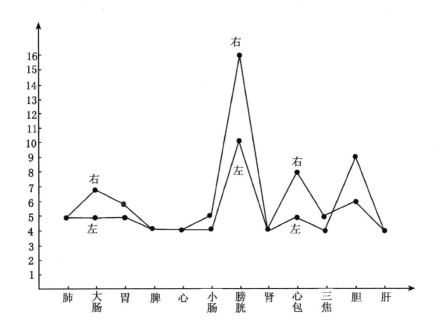

例二：

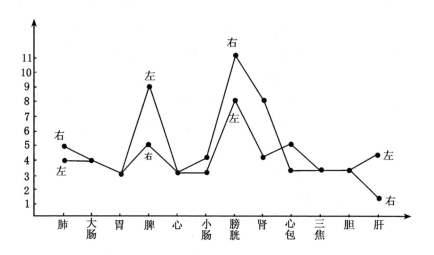

例三：

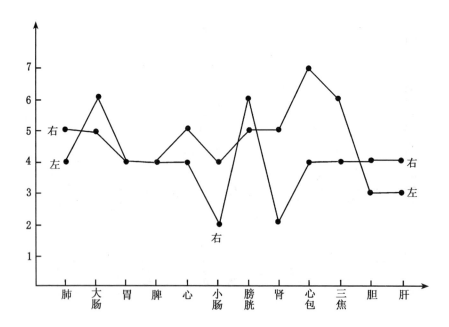

例四：

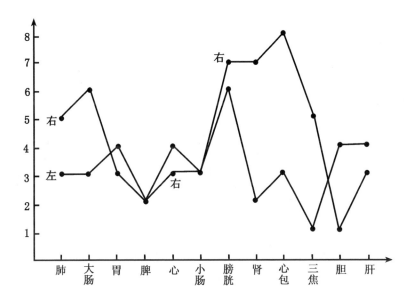

例五：

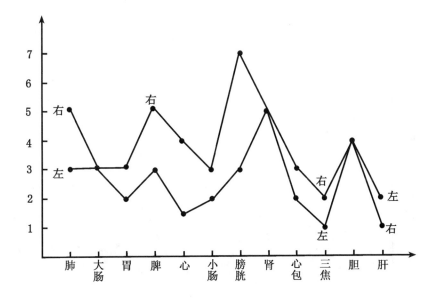

例六：

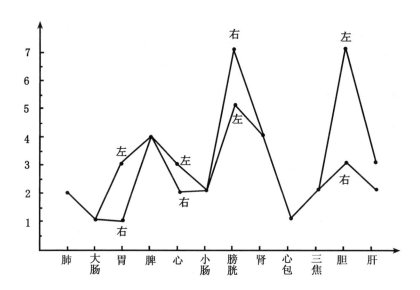

例七：

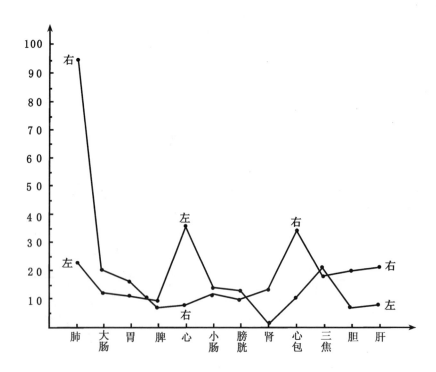

例八：

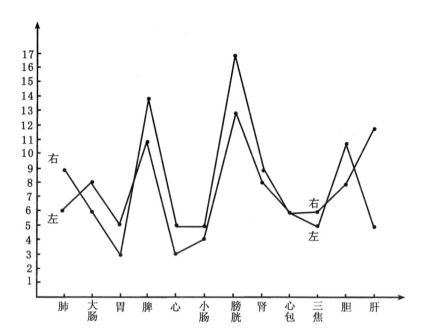

例九：

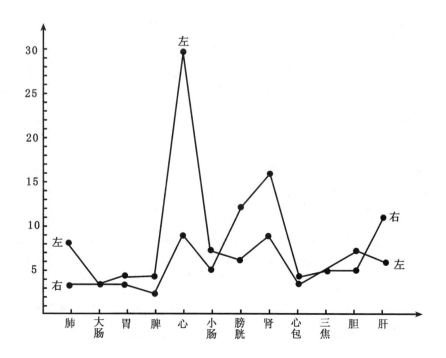

王安石曾说过这样的一句话："尽读经不足以知经。"其实学习亦然。17 年的自学体会使我得出了类似的话："尽读医，不足以知医。"

1972 年，我从古旧书店购买并阅读了作为前四史的《史记》《汉书》《后汉书》《三国志》。目的是将《黄帝内经》《难经》《伤寒杂病论》《神农本草经》等中医经典著作放在产生它们的历史时代里进行一番综合考察研究。这一尝试使我获得了多学科的综合考察研究能力。它使我明确研究中医到底要阅读哪些书籍，以及如何去评价前人的得失。于是我比较认真地搜集并阅读道、儒、术数、天文、历算方面的经典著作，并继续通读二十四史。这种办法曾引起中医同道的疑问，他们显得困惑不解，研究中医需要阅读那么多的书吗？就连我的父亲也处于这种状态。其实，从中医的经典著作里就能看出，要真懂中医，确实要读许多的书。《黄帝内经》对医生的要求是"法于阴阳和于术数"，并进一步告诫说："夫道者上知天文，下知地理，中知人事，可以长久。"从这两条经典可以看出中医学对医生的要求是很高的。只从术数的要求看，就很不简单了。《中国丛书综录》将术数分成十大属。它们分别是：数法、占候、易占、六壬、杂占、堪舆、命相、遁甲、杂术、阴阳五行。

术数的含义是什么呢？数，指的是宇宙空间一切物象生长衰亡变化的时间、数量。这便是古人所说的"物生有象，象生有数"。术，指的是如何求解宇宙空间一切物象生长衰亡变化与时间、数量关系的方法。这便是古人所说的"乘除推闡，务究造化之源"。如果不读术数有关的书籍，便无从做到"法于阴阳、和于术数"了。《四库全书总目》在评述术数要旨时说："不出乎阴阳五行、生克制化。实皆易之支派，傅以杂说耳……自是以外，末流猥杂，不可殚名，史志总概以五行。"这大概算是孙思邈所说的"不知易，不足以言大医"，以及我为什么要通读二十四史的原因所在吧。

1984 年 6 月至 9 月，我开设了题为"中医的概念及其由来"的讲座。目的是认识中医的本来面目，推测中医的将来发展。我认为要认识中医的本来面目，就得认识作为中医的重要概念的来源。为了探讨这些概念的来源，我开设了上述讲座。参加这一讲座的中医同道里有中医学院原 78 级的毕业生及中医学院里的讲师、助教。讲座一共用了一百五十多个学时。其中的五运六气部分还印发了我编写的《运气密码传真》。整个讲座是在宇宙自然背景的基础上讨论了《内经》《周易》《周髀算经》《老子》等著作里的一些重要概念的由来与关系。对这些概念都采用了除了不忽视社会史观的情况下，特别注重利用原始自然观进行考察研究的方法。结果使得中医的很多重要的概念以及作为这些概念来源的古代哲学概念都失掉了被人们人为披上的神秘面纱。它使人们相信，这些神秘的东西全部建筑在客观的自然观察的基础上。

我曾经说过，中医的模式是生物、心理、社会、宇宙模式。它是上述课题研究的必然产物。我之所以进行上述课题的研究，是与我对千古之谜的太极图的一种新鲜解答分不开的。

"太极"这一概念首载于《周易》。《系辞传》说："易有太极。"相传太极图是北宋周敦颐画的，一直私传，并没公之于世。朱熹的学生蔡元定在途经西南时，首次见到了太极图。然后才由朱熹公之于世。朱熹是儒学三大圣人之一，他也没有搞清太极图是怎样作出来的。一千多年来，关于太极图的画法，始终是个谜。近年来有两个人，提出了两种解答方法。颇具影响的是南京大学天文系副教授朱灿生先生在《自然杂志》发表的《太极图来源于月亮运动统计规律的探讨》一文。其后，各地中医学会纷纷请朱教授讲学，朱教授认为，他为中医的阴阳理论找到了客观基础。《光明日报》曾报道此事。本人认为朱教授的文章是值得商榷的。最站不住脚的一点是，朱教授所应用的理论，与作为支撑中医重要概念的古代科学文化很不协调。

由于农牧业生产的需要，首先产生了天文学。我国是古天文学最发达的国家。中国古代天文学的最重要贡献之一是确定了二十四节气。《周髀算经》有在正午时利用高八尺的表杆所产生的晷影之长短来确定节令的记载。结果如下：

冬至　　一丈三尺五寸
小寒　　一丈二尺五寸小五分
大寒　　一丈一尺五寸一分小四分
立春　　一丈零五寸二分小三分
雨水　　九尺五寸二分小二分
惊蛰　　八尺五寸四分小一分
春分　　七尺五寸五分
清明　　六尺五寸五分小五分
谷雨　　五尺五寸六分小四分
立夏　　四尺五寸七分小三分
小满　　三尺五寸八分小二分

芒种　　二尺五寸九分小一分

夏至　　一尺六寸

小暑　　二尺五寸九分小一分

大暑　　三尺五寸八分小二分

立秋　　四尺五寸七分小三分

处暑　　五尺五寸六分小四分

白露　　六尺五寸五分小五分

秋分　　七尺五寸五分

寒露　　八尺五寸四分小一分

霜降　　九尺五寸二分小二分

立冬　　一丈零五寸二分小三分

小雪　　一丈一尺五寸一分小四分

大雪　　一丈二尺五寸小五分

这样，我们便可以较为轻松地画出太极图了：

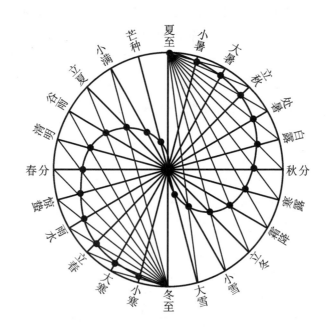

　　沿着祖国医学的道路，我踏进了光辉灿烂的古代科学文化的园地。在这园地里，我看清了我走的那条路。那是条开满人类思维花朵的路啊！我嗅到了古代芬芳的香味，这香味足以使人陶醉。但我心里明白，不能陶醉，难道在这古老的园地外面，不存在着新天地吗？我应该走出这古老的园地。如果我能尽情地吸取这古朴的花香，提起自己的精神，那么，也许我能更快地闯到那新的天地。

　　真诚的希望得到您与骆引同志的教诲与帮助。祝您们健康长寿！

后学李阳波顿首谨呈

1985 年 2 月 6 号夜

理占：

所寄书籍收到了，谢谢。

《脑科学概要》一书所谈内容，都是我们日常所注意的。艾克尔斯二元论的脑－精神相互作用与斯佩里的一元论的脑－精神相互作用的论争，一直都是我们关心的。因为这一论争关系到灵魂的有无问题及生命现象是否能被物理定律所包容的问题。

按艾克尔斯的观点，精神与脑的关系，就象数学方程与电脑的关系一样。因此，可导出超心理学的非物理解释（包括生命现象的非物理学解释）。按斯佩里的观点，精神与脑的关系，是物理化学反应与物质的关系。因此，可导出超心理学的物理解释（包括生命现象的物理解释）。

从上述我们知道，艾克尔斯认为物理学定律不可能彻底解释超心理学现象，亦即生命现象必定存在着非物理学解。而斯佩里认为物理学定律可以彻底解释超心理学现象，亦即生命现象完全可作出物理学解释。

承认超心理现象的非物理学解，必定会导致二元论的灵魂存在。这是艾克尔斯的难题所在。

否定超心理现象的非物理学解，也会遇到难题。因为超心理学现象严重违背现有的完全隶属于唯物主义的物理学定律。今后我们能否找到继续隶属于唯物主义的，能支配超心理学现象的新的物理学定律，还是一个未解之迷。这是斯佩里的难题所在。

《周易·系辞上》说："精气为物，游魂为变，是故知鬼神之情状。"我们能否从古人精、神、魂、魄学说里寻求出路？精是物质性的，神与魂、魄是非物质性的。在精、神、魂、魄上面还有更高层次的，能通向一元论的一系列概念：气、道、太极等。

艾克尔斯肯定地说：通过东方文化的特殊修炼，是能够彻底了解客观世界的。

八卦

八七年六月二十五日夜

象数：

近况获悉。如斯之人，不禁失笑。岐伯天师将奇门、六壬、太乙风角、九宫诸式合治为一，成运气之说。仲圣复将运气之说，裁为六经之辨。圣人所论字字皆空，亦字字非空。识货者全凭"圣智""慧眼"，何遑言论据之多寡，病案之真伪哉！

国粹博大精深，其根基在于神明奇器。苟不能摒绝后学，精一神明，化身奇器，非可谓导人子登峰造极，直可指诱人子欺世盗名也！吾敢敬奉此辈三思。

科班习读，系于前世冤孽。劫数未尽，回头无岸。尚能苦海奋作，心存慈航，为师幸甚。

辟谷通气，练气通精，练精通神，练神通玄，练玄通道，练道通德，此一修道门径，乃老子授受，诸门弟子宜共珍之。

理占谋财于西域，寄道于东土，其心意至诚至坚。他日群星璀璨，世人翘首，功德非浅。幸哉，乐哉！

满天星生捣外敷，眼疾之奇效良方也，内外二障，七十二候皆可一试。

余常往返广州、南宁二地，来信可随意投寄。

谨祝　金马玉堂
　　　科甲成就

八卦

八九年四月二十八于广州石牌

注："八卦"即先师李阳波，于1991年3月辞世。

"理占"即刘方，"象数"即刘力红，"道玄"即唐农。

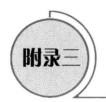

附录三 临证随谈

虚 劳 案

卢某，男，40岁，丙戌年（1946年）十月初四，丑时生。乙丑年（1985年）患病，西医诊断为骨髓纤维化、脾脏肿大。

患者出生时，值水运太过，太阳寒水司天，太阴湿土在泉。患病之年司天在泉正好相反，为金运不及，湿土司天，寒水在泉。肾主骨生髓，骨髓纤维化虽为肾之病，然此病显系太阴湿化施于太阳所致，加之主运金不及，母虚不能生子，则太阳之水更易遭湿土之克，故该病应断为太阴病。今岁丙寅，治之或可缓解，然至戊辰（1988年）年下半年，遇湿土在泉，恐病将恶化而不治，此关若过，则至1994年正逢甲戌，亦难过关矣。

刻诊：汗出、神疲、乏力，治当补肾、健脾、化湿，药以茯苓为君，方选六味地黄化裁：茯苓120克，丹皮12克，熟地24克，萸肉12克，泽泻12克，淮山12克，杞子24克，阿胶12克。

针加灸：中脘、关元、气海、足三里。

外洗方：黄芪24克，姜黄24克，党参24克，桃仁12克，红花12克，白芷30克，艾叶30克，益母草30克。

外洗方加用艾叶，等于全身艾灸一遍。白芷对于肝脾肿大有较好作用。

九 分 散

现在有一门学问，叫脊柱相关疾病，认为很多疾病都是由于脊柱错位引起，既然错位了就要设法复位，所以，现在有很多复位的手法。我的观点，脊柱本来是正直的，很多错位并不是外力造成的，而是体内出现了不平衡因素，是这种因素引起的错位，因此，可以通过内部调整来自动复位，实践证明"九分散"便是一个很好的方法。

九分散：

制马钱、麻黄、乳香、没药各等分。

服法：上药各为末合匀，每服九分，睡前酒煎服。

九分散是我常用的一个方剂，临床有很好的疗效。该方出自《急救应验良方》，其中马钱子是一位重要的药，药店一般都有制好的马钱子，但是要想获得比较好的疗效，自制的比较稳妥，具体的方法可以参照四川张觉人所著《中国练丹术与丹药》，其毒龙丹条下有详细方法。另，马钱子煅炭为末，调黄糖外敷，是接骨的一个理想方剂。

麻黄之用

麻黄汤是治太阳伤寒的一个名方，其君药麻黄是一味常用的发汗药。多年来，我对麻黄的用量做过一些探索，曾重用至90克之多。如曾治一顽固性喘疾，方用麻黄90克，山萸肉90克，药后汗出一夜，而喘亦随之而平，过几天再进一剂，前后共进三剂，顽喘获愈。

曾治一腰痛病人，前医曾多用补肾壮腰，活血通络之剂，未能见效，观其脉证，辨为太阳腰痛，投麻黄汤加附子、细辛，服一剂而痛减，再进一剂病愈。临床辨治，审察病机为第一要务，有是病机则用是方。如曾治一高血压患者，血压180/100mmHg，经住院治疗效不佳，经仔细辨证，确认其为太阳病，遂不顾其血压之高，径投黄芪12克，党参12克，附子6克，细辛3克，炙甘草4克，连服数剂血压恢复正常。所以，中医治病一定要以中医的辨证为着眼点，只要辨证准确了，是什么病就用什么方，而不必顾忌西医的诊断。

又如对失眠的治疗，用养心安神的方大家都知道，比如黄连阿胶汤、酸枣仁汤等，但是为什么用这些方，你一定要搞清楚。睡不好与阳明有关系，阳明主阖，阖的其中一个作用就是管睡眠，所以，《内经》有一句话叫"胃不和则卧不安"，阳明阖不好就有产生失眠的可能。但是，阳明为什么阖不好呢？原因有多种，若因火热施于阳明而引起的阖不好，用黄连阿胶汤会有效果，如果不是这个原因，服这个方就不会有效果。阳明的阖与太阳的开虽然正好相反，但是，两者是相互影响的，没有很好的开，就不会有很好的阖。所以，有时候从现象上看是阳明不阖，病人失眠，而实际上这个不阖是由于太阳不开造成的，这个时候就要用调开以治阖的方法。我曾经用麻黄、细辛二味药治好失眠，为什么呢？就是通过开太阳来阖阳明。当然，麻黄、细辛的服用时间需要讲究，午后服用肯定不行，必须午前服用。

有人见我用麻黄、细辛治好了那么难治的失眠，以为这肯定是一个治失眠的秘方，就把它抄起来。我告诉他们不要抄，如果你们用这个"秘方"治失眠，也许人家会找你的麻烦。我的观点，中医没有秘方，但，囊中秘药还是有的。中医治病讲的是辨证求因，审因论治。虽然疾病的表现是十分复杂的，但是造成这些复杂表现的因并不复杂，中医治病就是从果上求因，从因上论治，因就是风寒暑湿燥火，就是六气。而功夫就在于能不能透过果去看因，因的治疗是很简单的，寒就用热药，热就用寒药，虚就用补药，实就用泻药，仅此而已。

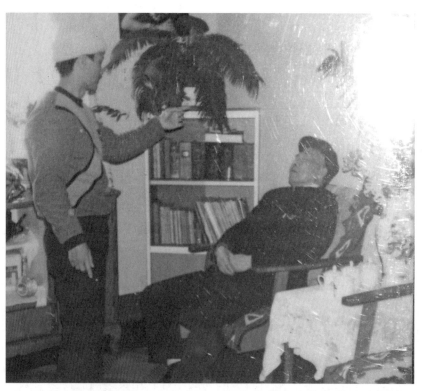

虽然疾病的表现是十分复杂的，但是造成这些复杂表现的因并不复杂，中医治病就是从果上求因，从因上论治，因就是风寒暑湿燥火，就是六气。

运气病案

某男，2岁，反复出水痘3次。出生于84年5月23日下午9时45分。一般小儿出痘就出1次，为什么这个小孩出几次，这里面必定有一个体质因素在作怪。要看体质禀赋就需看出生时的运气框架，此儿84年生，是甲子岁，甲子之年中运湿土太过，司天是少阴君火，在泉是阳明燥金，而5月23号是三之气，主气相火，客气君火。所以，总起来是火湿为患，火湿讲的是气立，是外在因素，所以，《素问》说"根于外者，命曰气立"。那么，这个外在的气立因素对机体会有什么影响呢？首先火太亢则易克金，而脾恶湿，湿太过亦易伤脾，脾伤不能生子，则亦致肺金虚。所以，上述气立对神机的影响是造成肺金的病变。肺主皮毛，水痘生于皮肤，且反复多次，一定与肺主皮毛的功能出现异常有关，因此，治疗上应着重调神机，以补肺为主，用药：沙参6克，黄芪6克，茯苓6克，大枣18克，炙甘草2克。以上是调神机的治法，那么，气立怎么治呢？气立的根在外，所以，治气立可内服，也可以不内服，我经常喜欢用外洗的方法，这是以外治外，显得更为直接。外洗方主要解决火湿的气立，处方：荆芥12克，藿香10克，蛇床子10克，银花10克，木瓜1克。

遗尿病案

某男，1964年12月生。患顽固性遗尿至今，虽非每晚必遗，然每周多有2、3次，且多在1至3点熟睡时遗。此例为生来就有的疾病，必与出生禀赋有关。患者出生甲辰年，终之气，甲辰年系土运太过，太阳寒水司天，太阴湿土在泉，终之气，主气为太阳寒水，客气为太阴湿土。那么，这个病很显然与太阳、太阴有关系，但究竟与谁的关系更密切呢？我们可以结合《伤寒论》来考虑这个问题，在太阳篇的第九条有一个欲解时条文："太阳病，欲解时，从巳至未上。"这一条说明了太阳病欲解的时间多在巳午未这段时间，即上午9时至下午3时，欲解也就是病好的时间。那么，太阳病发作的时间，或者太阳病剧烈的时间，会不会像欲解时一样也有规律可循呢？我根据对称原理，以及传统术数的冲破原理，得出太阳病的剧烈时或发作时是亥至丑上，即晚上9点至（次日凌晨）3点。根据这个原则，病人遗尿多发生在凌晨1至3点，这个时间正好是太阳病剧时，所以，这个病与太阳的关系更为密切，故断其为太阳病，选桂枝加龙骨牡蛎汤。桂枝加龙骨牡蛎汤是调太阳的方剂，曹颖甫的《经方实验录》有用这个方治疗遗精、遗尿的病案。桂枝加龙骨牡蛎汤可以用于治疗遗精、遗尿，但应该注意它不是治疗遗证的专方，必须是属于太阳失调的遗尿证或遗精证，这个方才管用。如果不是太阳病所致的遗精、遗尿，用这个方也起不到任何效果，这个道理大家必须明白。由于这个病例符合太阳病的辨证，所以用该方以后，遗尿现象很快得到根治。

咳嗽病案

现在介绍一例1985年3月份治疗的病例，病者为男性成人，患咳嗽1个多月，经过西药抗炎及中医治疗，效果均不理想，拍片没有发现明显异常，咳嗽阵阵，影响睡眠。当时我从运气的角度考虑这个病案，1985年系乙丑年，元月下旬发病，正好是初之气，乙丑金运不及，太阴湿土司天，太阳寒水在泉，初气主客皆为厥阴风木。大家知道咳嗽是肺家的病，是阳明燥金的病，但由于存在生克的关系，五脏六腑皆令人咳，六气皆令人咳。常态下，燥金克风木，所以，阳明易施厥阴，但是反过来，如果厥阴太过也可以反施阳明，这就是温病学家所说的"温邪上受，首先犯肺"之说。此病初气，主客皆为厥阴，是为太过，而又值金运不及，故风木反施阳明乃病之主因。风木反施，肺失肃降而咳，加之太阴太阳合化，湿寒相加，使病情复杂，故前医虽用多方而不能奏效。依此投：桑叶45克，菊花45克，干姜6克，炙甘草12克，半夏10克，陈皮5克，藿香12克，威灵仙15克，白及15克。三剂而愈。上方重用桑、菊者，正治厥阴风木，余者除湿祛风寒，乃协治也。白及禀秋金之气，性专入肺，久咳者宜之。

蛛网膜下腔出血方

羚羊角　石膏　苦丁茶　白芍　山楂

白矾　素馨花

此方为少阳司天之岁所病蛛网膜下腔出血而设。凡该岁遇头痛剧烈者，皆不得掉以轻心。少阳司天，火淫所胜，故遵经旨而用酸凉、苦甘之剂。

痔疮方

桑叶 45 克　菊花 45 克　杏仁 9 克　蒌仁 9 克

川贝 9 克　天竺黄 9 克　芦根 45 克　薏仁 9 克

水煎服。

大黄 6 克　厚朴 6 克　枳实 6 克　甘草 9 克

鲜玉兰花叶（切碎）2 斤

煎水外洗患处。

痔疮乃西方之病，大肠之病，故应考虑从阳明治之，阳明易受风火之施，故此方于风火之年用之效佳。

失眠案例

某女，成年，自为医师，患失眠多年，每岁 7、8、9（阳历）月发病，上床则异常清醒，难以入寝，曾服中西药治疗，效不佳。

处方：金钱草 90 克　胆草 9 克　玉竹 60 克

　　　芦根 60 克　半夏 45 克

水煎服。

《内经》治疗失眠有一个半夏秫米汤，秫米就是高粱，我临证喜用半夏、玉竹，用玉竹代替秫米。

本病发于阳历 7～9 月，正好是第四间气，由于多年如此，所以，应考虑到是主气的因素致病。第四主气为太阴湿土，所以这个病应考虑湿的因素最大。四之气配属遁（遯）、否、观三卦，说明这个病是老天给的，三卦的特点是阳爻在上，治疗的原则应该降阳。金钱草燥湿利水以降阳，是引阳下行的方法。胆草去火，火去则湿不蒸，且能使心肾相交。半夏之苗在夏至之后枯竭，故半夏亦有潜阳作用，不过这个潜阳是通过去湿来达到的。芦根利尿除湿。玉竹清热养心。药进一剂，当晚安然入睡，病亦从此愈也。

种子良方

北芪 15 克　党参 15 克　归头 9 克　杞子 15 克

川芎9克　杭菊9克　女贞子9克　淫羊藿9克

首乌9克　熟地9克　牛膝9克　杜仲9克

巴戟9克　锁阳9克　乌附9克　云苓9克

肉苁蓉9克　川木瓜9克　桑螵蛸9克　白术9克

黄精30克　元肉30克　红枣120克　黑枣120克

远志9克

上药以米酒10斤，浸10日后饮用，早晚各一次，每次适量（小杯即可），夫妻同服。

此方系一老妪相送，因治好其多年胆疾，故有此报。据云此方系解放前一罗浮山之化缘和尚所传，时其婚后多年无孕，用此方后即能生育，后以此方传人多有效验。余授此方后，遇不孕不育之证亦多用之，每每皆能奏效，故转抄于此。

附录四 掌纹略述

一、相掌纹歌赋诀

天有日、月、星，运转而成文，
地有山、川、野，布局而成理。
乾天窈冥，视文得真情，
坤地幽深，察理知实意。
掌中形质凭血肉，掌之纹理仗理气。
形质显象七情六欲行为类型，
纹理映照命运穷通体质强弱。

一语道破天机，山、川、野应经脉脏，日、月、星应精气神。

原夫一气化生天地人，掌中纹理藏乾坤。

学《易经》最后一定要学医、卜、星、相，医就是看病，卜就是卜筮，星是研究命理，相就是看相，就是看外内之间的联系。现在我们讲看相，先从掌纹讲起。我所讲的中医手相与古代的手相看法，以及国外的手相看法有所区别。总的来说，我是糅合中西两大派别，所以，在下面的歌赋诀里，有时出现西方手相学的名词，有些则是我们中国古典的名词，有些是我们医学的名词，这些都是因为进行了糅合。这样做是为了方便大家，以后有机会碰到国外的手相书时，可以看得懂大概讲什么，如果发现古代的手相书时，也能够知道它是讲什么。不过，手相的思想是什么呢？不管中西方的手相怎么说，我认为手相学总的思想还是要符合易学的思想。

以上这个歌赋诀是要回答大家一个疑问，手纹真的能够预测人的前途命运吗？真的能预测人的体质强弱，行为类型以及他的疾病，甚至掌纹真的能知道父辈情况以及后一辈的情况吗？那么，念完这个歌赋诀并听完解释，或许能在一定程度上解开这个疑团。下面就进行解释：

文：指天体的运行轨迹，以及天体星座的相对位置。这些文是由于有日、月、星的运转而形成的。

理：就是山、川、野的布局。

那么，这些文理是受什么统领的呢？我们学过中医就知道是受乾坤主宰的，由乾坤的相互交感而形成天地万物。我们想知道乾究竟是什么特性，那我们通过什么办法可以知道呢？就是通过由乾所主宰的日、月、星所形成的文，这样我们就得到了乾的真实情况。那么，我们想懂得坤的特性该怎么办呢？我们主要看地，就是看山、川、野的布局来推测地的本性，由地的本性就知道坤的本性。

中国人由于认为天地万物是由乾坤的交感而来的，就是乾坤是原始的动力，原始的力量，而人也是乾坤交感所形成的一分子。如果我们想知道一个人，那么，我们就可以在一定的背景上，通过由乾影响的日、月、星所造成的这个文得出乾的特性，再通过由坤影响的山、川、野所造成的理得出坤的特性。乾坤的特性把握了，那么，对这个人我们就有了一个基本的了解。但是，大家应该知道，文理之间是有差异的，文中有文，理中有理，而文理之所以不同，是因为它们有不同的内涵。文理在我们身上，或者更具体地说在我们掌上显现的，就是各种不同的纹路，就是掌纹。根据掌纹的布局，推断这种布局是由乾坤的哪种特性的影响造成的，这种特性又是什么。这样我们就可以推测这个人的性格类型，知道他的喜怒哀乐的特点。我们可以根据他的掌纹，推测所含的日、月、星的成分，日、月、星属于发光的东西，因而也是一种灵气的显现。看看是含日的成分多还是含月的成分多，还是含星的成分多。如果占日的成分多，那么，这个人一定热情大方；如果占月的成分多，那么，这个人比较冷静和聪明；如果占星的成分多，那么，这个人也许既有志气又有足够的智慧。当然，这种成分并不是太阳、月亮、星星的某一部分，而只是作为一种类比。反过来，我们也可以根据掌纹来判断它的山、川、野的情况，如果是像黄河，那么，他就有黄河的特性；如果是像漓江，那么，他就会有漓江的特性。像黄河，则这个人热情奔放；像漓江，这个人就比较文静。总之，黄河之所以是黄河，漓江之所以是漓江，肯定是由于地的布局形成的，而地的布局又是受什么支配呢？是受坤支配的。

以上这些是中国人特有的方法，通过自己的切身体验，来探讨宇宙的面目。既然我们根据宇宙的原理产生了掌纹的诊断原理，那么，反过来通过掌握掌纹的诊断原理，我们也可以知道乾坤的特性。我们的认识是从客体出发，而到了一定程度后就可以从主体去认识客体。从这一点来看，我们还是强调人认识社会、改造社会的能动性的。所以，现代科学能否解决上述问题，或者科学上是否有足够的依据？这些我们暂且不去管它，我们先从哲学的观念出发来考察这种思维方法、工作方法，那么，我们认为还是有道理的。如果不完备的话，则需要的只是如何丰富的问题。更何况历史上对面相确实留下了很多确凿可信的案例呢。前段时间也许大家都看了《武则天》的电视剧，剧里有一位袁天纲，这个人在《旧唐书》里有专门的记载，他确实是在武则天还在襁褓之时给她看过相，当时则天身穿男孩之服，可袁天纲惊曰：“必若是女，实不可窥测，后当为天下之主矣。”这是正史记载的。但，大家可能会说，也许这是武则天掌握政权后，操纵文人所制造的假象，虽然或许有这种可能，但从正史记载袁天纲以及后来袁天纲的一些著作来分析，即便他说武则天的事没那么神，可他在相学方面的成就是很可靠的。有关这一点，大家可以参考《旧唐书》中的“方伎列传”。

必须强调的是，我认为中国传统相学、堪舆、易占、特感中，既包含糟粕需要剔除，也包含精华（尤其是阴阳五行之理）可供借鉴，不能“把洗澡水和孩子一起泼掉”，而应该“去其糟粕，取其精华”。

下面我们就开始一条一条地讲掌纹。

二、相生命线

1.伟哉生命线，少阳内合厥阴，遍应天地。位于食指峰下，拇指上峰上，沟接两峰，通连掌根，展示拇指峰疆域，关联体魄、事业、婚嫁。

2.拇指峰小，生命线窄，魂魄虚亏，哪有意气风发。生命线宽，拇指峰广，热情奋发，成业它乡。

窄，有两种情况：一是范围小，二是不连掌根。

宽，范围大，显示大鱼际肌丰满。

我们知道，手太阴肺经过大鱼际肌而到达大拇指外侧少商穴。大鱼际肌为手太阴肺经过的地方，而肺主气，若大鱼际肌发达，生命线必宽，则气就充足，人就意气风发。若大鱼际肌不发达，则肺肝亏虚，肝藏魂，肺藏魄，故说魂魄亏虚。

3. 生命线见圈，桃花几度有意，流水终归无情。

4. 生命线中途见钩，归天期可算。起自虎口，全程七一，平均摊派。

若为见钩，那么此人不能就寝正终，肯定是半途夭折。归天期的推算只能是个大概，我们看病的时候见到这样的手纹就应该谨慎。

5. 寿终客地，乾巽一脉相连。

寿终客地不是指夭折，而是指人死不在家乡。可以参考华侨的手纹。

6. 赤点长在生命线，此人必遭险证。有此手纹者要警惕肺癌。

7. 枝纹直指掌角峰，生来旅差不少。

三、相命运线

1. 奇哉命运线，日月相辉照，南北一通途，直贯掌中。十八变成起坎下，七十二候终离上。临诊酌情度量，略有伸缩。

命运线从坎到离，离在八卦里为日，坎为月，故为日月相辉照，离位南，坎位北，故为南北一通途，直贯掌中。

2. 此线通连，病危可转安，劝君莫用愁，只因水火常相济。

3. 配有成名线，此身定显要。

4. 原夫命运线，不同格局不同情。艮山开出，祖基可靠，少年逍遥。

5. 天门（乾卦位，即小鱼际）飞起，自创自立，五湖烟色随君意。

6. 根连少阳，奋斗成功，老年荣华，少阳化老阴。

少阳指生命线，艮山指大鱼际肌。根连少阳指起于生命线上，而艮山开出指出于大鱼际而不在生命线上，此为两者之区别。

少阳要转化成老阴才行，故说老年荣华。

7. 命运线通达巽卦，财自天降，惊喜交加。

巽卦为地户，配属3、4月，这个时候地户开辟，万物生长，故有利益。

为什么说《周易》为百科之祖，这是有深刻道理的。若能很好地钻研《周易》卦象与爻辞，解开它们之间的对应关系，那么，对于相学、星命、诊病就会如虎添翼。

8. 止于中宫，本人过失，事业难成。

有此象者，事情失败都因本人过失，故此象之人凡事不宜自己拿主意，应请敬贤者。

9. 起于中宫，交运迟兮，且安天命。

10. 远离部位，劳而无功，何苦作嫁。

远离部位，指不在坎离部位，且又不属上述八种情况。有此象者往往劳而无功，一生但求饱暖即可。这是为什么呢？道理很简单，就是因为天地宇宙没有很好地与你发生联系，这样你就难以得到帮助，所谓"得道多助，失道寡助"也。

11. 逼近少阳，言不由衷，事不由已。

既偏离部位，又逼近少阳。

12. 线端见叉，无常索命，必遭横死。

指线之上端近离处。

13. 细纹附旁，得道多助，贵人相逢。

14. 终止震卦，小人坐命，横遭雷打。

15. 断续不清，事业更动，竹节行运。

示改行多也。

16. 有纹横越，碰到机会，自己错过。

17. 起自阳明，坚持奋斗，夕照黄昏。

18. 波浪形状，终身漂泊，叹息何奈。

19. 命运线缺，劝君奋斗，愚公移山。

四、相智慧线

1. 壮观哉智慧线，霹雳一声从天降。阳明内合太阴，总数七十二年。详辨起处，分为三种，评价止点，布为五局。

阳明指阳明大肠、足阳明胃，大肠经起于食指，胃经起于足二趾。智慧线起于震巽之间，食指之下，故属阳明。又因阳明太阴相表里，故曰阳明内合太阴。故食指反映了肺、胃、脾、大肠的气血阴阳状态。

智慧线之所以称为智慧线，是由于这条线主要反映人的大脑情况，大脑的学习能力、创造能力。在张仲景的《伤寒论》里，哪一个病与脑相关呢？是阳明病。因为神昏谵语这些与脑相关的疾病都在阳明篇出现，都用承气汤治疗，所以，脑与阳明的关系是最密切的。那么，阳明管脑是大家容易疏忽的，而阳明管大便大家都知道。阳明腑实，大便不通就神昏谵语，那么，保持大便通畅就应该是神昏谵语的反面，就应该是头脑清灵。这在《周易》里正好是正反卦，大家可以从这里面悟出一些东西。

智慧线起于震巽范围，有三种情况：起于震，起于巽，起于震巽之间，而止点又有五种情况，故曰详辨起处，分为三种，评价止点，布为五局。

2. 由震而出，神经过敏，好争易怒。

3. 自巽而生，智慧早开，思想超然。

4. 碰撞风雷，先别润细深长短，再辨去向终止。（一般人多属此象，属此象者，要根据止点的布局来辨别。）

5. 趋向坤地，不求甚解，仿佛陶公（陶渊明）。

6. 直达兑位，镇安朝野，谢公大付。

《世说新语》中有记载，谢大付在山东的时候，有一次跟朋友一起坐船去游海，半途陡起风浪，船上的朋友都慌了神，大喊快回，而谢公却笑着说："无事。"过了一会儿，真的风平浪静。所以，大家都说他具非凡胆量，足以镇安朝野，船到半途风浪起，即便退回去也要相当长的时间，还不如继续向前，这样还可以安大家的心，足见此人有过人的胆识。

兑属金属肺，起心经之下，即坤下乾上，故智慧线止于兑者。办事有魄力。

7. 接壤乾兑，入微善断，恰似张良。

8. 终止乾上，神机妙算，活像诸葛。

9. 结连乾下，纸上谈兵，马稷、赵括。

10. 呜呼！直落坎下，超尘出俗。

11. 分叉成双，智力倍人。

12. 若得智慧线短，简单随便。

13. 短而上弯，有始无终。

14. 缺而不明，糊涂终身。

智慧线缺与命运线缺不同，命运线缺者，只是运气不好，然智力尚可，终能愚公移山。

《周易》是重象的学问，卦象不同，信息亦异，这与观掌纹的道理一样，掌纹不同，对应的情况就不同。所以，掌纹这门学问不是什么迷信，从实质上讲它与《易经》无异。如果说掌纹的相关性是迷信，那么，《易经》也是迷信，整个古代文化都成了迷信，这是不能成立的。另外，我们今晚所讨论的内容都可以跟现代心理学的研究挂钩，要不要搞一门掌纹心理学或者形态心理学等，这是值得大家思考的。即便不搞这些学科，结合中医自身的特点，搞我们自己的课题，这是应该探讨的。

五、手相杂识

1. 宇宙在乎手，万化生乎身，《阴符经》赞易之论。乾（天）玄春夏秋冬有象；坤（地）化生长收藏有期。人道智愚善恶，穷通寿夭吉凶休咎可知。

"宇宙在乎手，万化生乎身"是《阴符经》中的两个重要句子。传说《阴符经》系西汉张良所作，也是一本阐释《周易》的书。乾为天，春夏秋冬为天体运动所产生，坤为地，大地能生长收藏，但它是有期限的。天有天道，地有地道，人有人道。

2. 乾坤虚冲激荡，寒热温凉交替，天地人气相感，喜怒哀乐变幻，相火居乎位，君火昭乎明，相位不同，相变则异。

乾坤天地不断地产生实，也不断地产生虚，比如现在为农历三月，对于三月来说此为实，而与其相对应的九月则为虚。

寒热温凉是乾坤虚空激荡的结果，那么喜怒哀乐呢？喜怒哀乐的产生也与这个因素有关。人是由五行之气聚而成，喜怒哀乐即为气的某种运动形式。而这些气的运动状态是由什么因素决定的呢？主要由乾坤之气的感应所造成。例如春夏季节，百花开放，人的心情就比较舒畅；阴雨连绵，人的心情往往不好受。另外，情志的变化与五脏的关系非常密切，所以，喜怒哀乐不仅仅是心理问题，与气血与五脏有关系，而五脏的变化又往往受到乾坤运动的影响，这就是天地人气交相感应。

"君火以明，相火以位"出自《素问》。先看看君火与相火，万物的生长需要能量，而这个能量就可以用相火来表示，为什么夏天万物的生长特别茂盛，就是因为相火在夏日当令，这个时候的能量特别大。南北的农作物不同，生长的期限也有很大差别，这与相火在南北的分布不同有很大关系。君火是什么呢？就是日月星的光明度，这个君火是给我们作照明用的，所以说"君火以明"。如初一的月亮只有一丝丝，夜间很暗，这就是君火很小，而十五的月亮又明又圆，这就是君火旺的缘故。照明的东西就叫君火，生长万物的热能就是相火。

"位"是指东南西北中的位置，不同的位置相火是不一样的，所以东南西北各个地方的物产有很大的差别。联系到我们人体，我们走路、消化、传宗接代、女同志的月经、男同志的射精，这些都需要相火提供能量；而我们的感官，我们的思维，这些就需要靠君火来维持。君火由心统领，也就是心主神明。相火源于命门，寄藏于肝胆。对于命门，有两种不同的说法，一种是指右肾，一种是指两肾之间。这两种说法究竟哪个对，可以暂时放下，现在我们主要要弄清楚相火寄存在哪儿，有些什么作用。搞清这些问题后，就可以帮助我们养生保健及指导临床。如神经衰弱、智力不足，我们可以针对君火来想办法；若是体力不够、生殖无力，就应从相火上想办法。

3.壮乎哉，气象万千，气唯象观。妙乎哉，象形于外，气动于中。

气象虽万千，但气可通过观察测知。春夏秋冬大地的的景象不一样，是因为得到天的阳气不同，夏天得到天的阳气多，冬天得到天的阳气少，所以，通过观象便可以知道气的多少。目前还没有一种仪器能测出气，故观象是了解气的一个很方便的方法。

4.真情因象形于外，身手宇宙气相关。察宇宙，通晓人体一身；凭一手，明了天人情份。

天、地、人三者，通过气的相关性发生联系。既然有联系，就应该有联系的通道，所以，天地的变化就通过这样一种通道直接影响人的变化，人也可以通过相应的通道作用于客观事物。古人所发现的人与天地的一个主要相关通道就是十二经络。人怎么与天地沟通，人怎么与十二月、二十四气相应？除呼吸、饮食外，经络就是一个最重要的渠道。所以，经络的作用不仅仅是运行气血，运行气血主要由血脉来完成，而经络的主要作用是沟通联络，这个联络包括人体内部的联络，以及内外之间的联络。当今的世界日趋成为一个信息化的世界，而信息化的生命就在于网络的联系，我们考虑一下经络的作用，它所充当的实际上就是这样一个网络联系。

5.原夫神由玄生，味从化来，智由道增。

这里要先讲讲神、鬼这对概念。东汉有一位著名的学者，叫王充，现在把他说成是唯物主义哲学家，王充对神鬼有过一个科学的解释，就是："神者，伸也。鬼者，归也。"后圣朱熹在注释《四书》时，也引用了王充的话。为什么王充说"神者伸也，鬼者归也"呢？我们可以思考是什么力量使太阳、月亮不停地运转？这种力量来自何方？我们无法看见，但是可以肯定是来自遥远的地方，好像是遥远的地方伸过来的一支无形的手，所以，就把这样一种神秘的力量解释为"伸"。任何生物都是有生又有死，某种特殊的力量或特殊的东西经过一定的形式来到了，也就有了生命，无论是人，还是猪、狗，都是如此；而一旦这样一个东西走了，归回了原处，人也就趋于死亡，所以，把鬼释为归。所以，神鬼旨在说明一种生命力量的方向及存在形态，而这样一个方向及存在形态都与时间相关联。

神的变化，受天道运行的影响，所以说"神由玄生"。玄就是玄影，就是天道变化的晕影。味，指五味，五味由地产生，而地主化，故曰"味从化来"。

"智由道增"这句话很有价值，智慧是由道来增长，而不是由其他来增长。智慧这个概念大家要搞清楚，不可以随便跟知识和学问等同起来。有知识的人、有学问的人，不一定有智慧；知识分子、学问家照样会干蠢事。为什么呢？因为没有智慧驾驭。《老子》曾经说过："多知为害。"很多人往往不理解，知识多了，贡献就会增加，怎么反而有害处呢？其实这个道理很清楚，如果没有智慧的驾驭，知识这辆车子的速度越高，翻车的可能性就越大。所以，大家应该思考一个问题，就是怎么样来增长智慧。

6.手相、位相、时相，相中有相；人道、天道、地道，道中有道。

附录五 杂 录

对术数学的认识

术数学是建立在河图、洛书等基础上的，具有一定体系的一门学科，包括医、卜、星、相等门类。就这些门类而言，医的门类争议不大，从各方面都可以接受。但是，卜、星、相这些学科就比较麻烦，尤其是在现代这个时代来研究更觉得困难。因为它必须首先经受科学与迷信的考验，也就是说这些东西你要拿来研究，即便是纯学术的研究，都要冒一些风险。

21世纪是生物工程的世纪，由于基因研究的突破性进展，科学家们作出肯定的预言，就是说在21世纪科学完全能够做到这样一件事，在一个人还未出生时，就可以根据他的基因资料，大致准确地知道他这一生的身体情况，会害什么病，甚至会在什么时候害病。如果这样的预言能够实现，而且根据目前在基因方面的研究进展，这样一天肯定会到来，如果这样一天到来的时候，人们会惊叹科学如何了不起。但是，你们是否思考过，科学所追求的这个目标，从本质而言，它与术数学所探求的又有什么区别呢？有所区别的是所用的方法不同，一个是用的数理逻辑体系的现代科学，一个是用的非数理逻辑体系的传统学问。为什么用基因的方法研究出的这些结论就是科学，而用出生八字所得出的结论就属于迷信呢？我们为什么不能够去掉这个先入为主，而是真正地用实事求是的态度，看看用传统方法所得出的这些结论究竟符不符合事实，我想这样的研究应该很容易做，只要我们找到了高明的施术者，就可以花几十年的时间来证实，究竟术数这门学问是科学还是迷信。我们先从现象上、事实根据上，来确定这门学问究竟是胡说八道还是确有其事，这个问题确定以后，怎么去理解，怎么去解释，可以慢慢来。这是我对术数这门学问的一个基本看法。命相学问所研究的范畴为什么可以超越时空？关于这个问题我们似可以引述爱因斯坦的一个观点，爱因斯坦认为现在的物理学要想解决所有的问题恐怕还不行，只有等到物理学进入到一个没有过去、现在、距离、时空间隔限制的世界时，才有可能解决许多我们要想解决的问题。因此，命相等有关术数的学问，用目前的现有物理学知识是无法解释的，还要等待物理学的新革命。只有等到新物理学所产生的技术能够将过去、现在、未来处于同一时间水平之后，有关术数学的很多问题才能得到科学的解释。这个任务很艰巨，不是我们这一辈，也不是下一辈，两三辈所能解决的。所以，首先我们不是问它的原因是什么，而只能问它的情况怎么样，先从现象上去考虑它。我曾经跟不少老师讨论过这方面的思想，从中国人的哲学思维角度出发，从中国人过去的发明创造来看，存在着大量的科学上几乎永远无法解决的问题。为什么会这样呢？难道世界上真有不可以知道的事情？对这个问题可以这样来看，在很多时候我对学中医的人都喜欢奉送他们一句话，就是：学中医不要问为什么，只能问怎么样。这个问题我们看一看《黄帝内经》，就能明白为什么学中医不能问为什么。这也不是我个人提出来的，是《内经》的作者说的。谁要是问为什么，那你永远是矮子，不是巨人。

《内经》，有人说是治内科病的书，有人说是内而不外的书，又有人说是君臣在屋子里面对话的书，这些解释我认为都偏离了本义。《内经》是什么呢？《庄子》里有一段话："六合之外，圣人存而不论；六合之内，圣人论而不议；春秋经世先王之业，圣人议而不辨。"六合，宇宙也。宇宙之外的事，圣人让它存在，不去谈论它、讨论它；宇宙之内的事，圣人研究它、讨论它，但只是讨论它的现象，至于为什么会这样，不去评议。《内经》就是记载六合之内的一本书，而不是记载六合之外或春秋经世先王之业的书，所以《内经》的每一篇文章都是"某某论"，如《阴阳应象大论》《举痛论》《咳论》等，而不是《阴阳应象大辨》，所以从总体上来说，《内经》是论而不议的。因此，要学好《内经》就应该遵循圣人的这个原则，应该论而不议。如"诸风掉眩，皆属于肝"，你不要问它为什么，如果把问题弄小了，那你永远是矮子。《周易》《道德经》以及含有光辉思想的、富有生命力的整个东方文化都是这样。《内经》的大量命题，都是永远存在着只知其然，不知其所以然，除非你能跳出宇宙的外围来看我们整个宇宙的变化，这样你才可能既知其然，又知其所以然。从这一点来看，世间的学问都是不究竟的，都是知其然的学问。尽管现代科技这样发达，但它仍然是"知其然"这个层次上的东西，只有出世的学问才是究竟的，才能真正做到"知其所以然"。

宇宙生物观

在没有形成《易经》卜卦的时期，已经有了各种判断吉凶的方法，如据月亮的出入方位及朔望来判断吉凶，所以，在产生《易经》的过程中，便吸取了这些经验。如吸取月占的经验，便有了蒙卦的产生，蒙卦实际上就是根据卦象所构成的不同月相情况来进行吉凶的预测。所以，我们对蒙卦的解释便认为蒙代表的是幼小不明亮的月亮，而蒙卦的卦爻辞便可以根据月相来进行解释。解放以后，研究《周易》的文章不少，但我总觉得牵强附会的比较多，原因就是社会史观的东西引进得太多。当然，引进社会史观对历史文化进行研究是无可非议的，不过，传统文化的最大特点并不是社会观。中国人的哲学观在西汉的董仲舒那里认为是"天人合一"，在他的《春秋繁露》里首先提出了这个观点。那么，他提出的这个"天人合一"的哲学观点是否就很清楚了呢？我感觉不是很清楚。他提出"天人合一"的观念主要是讲天的情况与人的情况的统一，实际上，作为天的宇宙自然，人类社会是很难模拟的，可是构成人类社会的植物、动物及人的本身，他们的生长衰老、他们的变化却无法逃脱天的支配。所以，天人合一，主要是讲天与万物、与人的这种生理状态的合一，而不是天与人的社会结构的合一。为了作出这样一个划定，我就把董仲舒的"天人合一"中有关社会观的这一部分划出去，而保留其谈生物的部分，并且径直把它称为"宇宙生物观"。

人类的科学可分两大类，一是社会科学，一是自然科学。天人合一只能适合于人与自然、物与自然，我将这样一种自然观改一改，就是现在提的"宇宙生物观"。而钱学森同志将其改一改，就叫作"人天观"。钱老之所以提人天观，主要是讲人的身体状态与天的对应关系，因为他看到了中医、气功、人体科学的一些情况，从一些人身上所存在的不可思议的潜力，看到了人天之间所存在的必然联系，所以提出了这个人天观。当然，也是为了避免董仲舒的天人合一中的社会观、自然观的混淆情况而提出的。可以肯定钱老也是不会同意宇宙社会观的。为了更加明确地理解，我认为光是讲人还不够，应该将整个生物包括进去，所以，我提出了宇宙生物观。

宇生观虽然是现在才提出来的，而实际上古人一直在运用这样一个最基本的观念来观察生物与宇宙的统一关系。《易经》的象辞体系我们首先应该从宇生观来解释，只有当宇生观解释不了了，我们才退而用宇宙社会观来解释，这应该是一个基本的原则。

从我目前对《周易》的研究情况看，我认为整本《周易》都可以放在宇宙生物观的观点上进行完整的解释，而不需引进宇社观，至少不需引进过多的宇社观。所以，要想学好《周易》，一定要强调宇生观。我从研究《周易》开始，一直认为医是源于易的，可是最近的感受却认为医不源于易，那么，医不源于易，而源于什么呢？为了弄清这个问题，我们可以先来看一看易的起源。《周易·系辞》中有一段话讲得很清楚："河出图，洛出书，圣人则之。"这句话说明在《周易》成书之前就已有河图、洛书，而这个河图、洛书是怎么来的呢？从前面我们分析过的内容可以看出，从观念的角度来说，《周易》是来自宇生观，而不可能是宇社观。这是从《易经》的来源上讲，而从另一方面看，《易经》这本书基本上没有谈阴阳五行的东西，当然，实质上它有阴阳，但没有摆到桌面上来谈。而中医是根据什么建立自己的体系呢？很明确，它是根据阴阳五行建立起自己的体系的。在《内经》里，我们确实没有发现《易经》的任何一个卦，包括它们的卦名、卦辞。所以，我们说医源于易，找不出很充分的依据。

现在的《周易》本完全将《易经》与《十翼》的内容糅合在一起，这样也许会给人一种错觉，以为《易》与《翼》是一体，可以混为一谈，其实完全不是这么回事情。《易经》据载是周文王之作，文王演易以后，经过700～800年的时间才有了《系辞》。而《十翼》里最重要的篇章就是《系辞》。认为医源于易者，他们没有从《易经》中找到根据，而只是从《系辞》中找到了根据。《易经》与《系辞》相差700余年，而在这段时间里，《内经》已经产生了，那么，有没有《系辞》的作者在撰写的过程中参考了《内经》的可能性呢？如果有，那就不好办了，因为我们完全可以说《系辞》是从《内经》里拿来的。

打开《内经》，我们会发现《内经》的每一篇几乎都少不了"道"字，而整部《易经》只有四个"道"，且这个"道"只是限于谈道路，没有《内经》用道这么深奥。可是，对于"易"这样一个重要的概念，《内经》却没有应用，这是我们对医源于易的一个怀疑。

与《内经》差不多时间的著作还有《道德经》。《道德经》是一本很特殊的著作，它的特殊在哪呢？它也没有谈河图、洛书，只谈了精、气、神、魂、魄，而这些概念又充斥着整个《内经》，所以，医不源于易，是不是医源于道呢？这个问题也是一个很难确定的问题。《内经》原文中有30多处与《道德经》的原文基本相同，如：高者抑之，低者举之，有余者衰之，不足者补之。在《内经》中有，在《道德经》中也有，那么，究竟是《内经》吸取了《道德经》，还是《道德经》吸取了《内经》呢？有人将《内经》说成是汉代的作品，如果真如其言，那当然是《内经》吸取了《道德经》的东西，医源于道就是完全可能的。但是，我不同意这样的说法，《内经》应该是春秋的作品，这样我们就很难分清究竟是谁参考了谁。我们只能说《内经》中有更多与《道德经》直接相关的内容。

《道德经》为道家的经典，道家既有经教亦有道术，而《内经》的最后一篇就有"道术"这个词。道术是指通过修身养性的锻炼，使自身获得超常功能，利用这个超常功能感知客观世界以及作用于客观世界。现在所称的"人体特异功能"，部分就是通过道术的修练而得。道术对于中医及传统理论的构建是非常重要的。在我们常人眼里，世界就是这个样子，我们可以看见人的五官九窍四肢皮肉，但是看不见经络穴位，而经过道术修练的人，他们对客观世界的观察就完全不是这个样子了，他们能看到流动的经络以及闪闪发光的穴位。由于他们对客观世界的观察层次远比我们常人细微深广，所以，他们据此而提出的理论就无法为我们常人领会，这是东方文明容易被视为玄学的一个根本原因。应该清楚，这些被视为玄学的东西，并不是唯心而造，而是有它的物质基础，有实际的观察指标作为依据，只是这些基础、这些指标非常人所能见，非常人所能及。从这一方面来看，道术对于我们理解传统的东西具有非常重要的意义。前面说过"读书不练功，到老一场空；练功不读书，老来糊涂虫"。这个练功就是指的道术而言。实际上，道术不仅关系到身体的改变和超常功能态的出现，而且还关系到对理论的理解，因此，要想研究好传统文化，道术就不是可有可无的事。

在宇宙生物观的基础上产生了河图、洛书、阴阳、五行这些模式，而由这些模式分支出了医、卜、星、相这些学科，这是由综合到分化的过程。那么，现在我们该怎么办呢？我认为最聪明的方法就是来个重新综合，这样会有利于对医的理解。作为医应该可以吸收卜、星、相这些学科的知识来丰富自己，实际上，这些学科在其历史进程中都曾互相吸取过对方的东西，只是还缺乏一种更新的综合体系，而这个更新的体系是以什么为中心呢？我个人认为这个中心就是阴阳术数构系。我们除研究医的体系外，还要很好地研究卜、星、相的体系，然后将这四者综合起来，谁综合得更快，谁就能得到更好的生存和发展。所以，总的来说，如果我们认为谈医源于易，或医源于道没有十分充足的依据，那么，我们谈一个有依据的问题，这就是医也好、易也好、道也好，它们都来自宇宙生物合一的思想观念，因此，要研究传统文化，就要牢牢抓住宇生观。

先　后　天

先后天为古人的一对重要概念。古人非常重视时序，有时间就应有物的变化。有生于无，而无也并不是虚无，它也有它自己的背景，所以先天并不是不可捉摸的。从中医来说，我们考虑病人的先天不足，除考虑肾这个先天外，还要考虑到他的父母、祖父母，等等。可是那些先辈已经都死了，我们怎么寻求呢？这个问题需要慎重的考虑，一不小心会掉进唯心主义的泥潭。是否存在一种模式，由这种模式可以将先天推断出来，而这个模式当然只能基于现在的情况。实际上，古代文化里这样的思维模式是很浓厚的，现在肯定包含有过去的信息，同样，现在也必定包含将来的信息。

现在物理学家们在研究宇宙的起源时也碰到类似的情况，研究宇宙的起源，实际就是研究宇宙的先天状态。由先天怎么变化为后天，这一点在《周易》里面有很好的研究模式，就是先天八卦、后天八卦。关于宇宙的起源，有一个大爆炸理论，我是在"文革"时期接受这个理论的。由于哈伯的发现，于是推断我们这个宇宙是在不断的膨胀之中，既然我们所处的这个宇宙是在不断地膨大，总有一天膨胀的距离太大了，物体间所产生的引力变小，不足以把物体凝聚在一堂，这个时候宇宙会发生什么变化呢？这是第一方面；第二方面，既然宇宙有膨胀，那么，按照对立统一规律就应该有宇宙的收缩，而当宇宙收缩到足够的程度，又会发生什么情况呢？当时这个物理学的热点问题，是作为批判文章登出来的，这应该是一个很大的教训。类似的教训还很多，比如对基因的研究，当时被列为禁止之列，同时也不承认基因的存在。"文革"以后，才开始清理这种错误偏见，才正式承认基因，研究基因，可是基因的研究已经走在前面，它并不等待我们。基因研究的核心实质上就是先后天的问题，通过基因研究，可以推断过去、预知未来。这是一个典型的传统思想的再现。

说　卦

　　《易经》的六十四卦系列，是由两个经卦重叠而成的，由不同的卦象、不同的组合，以及不同的上下位置来表达不同的含义。因此，《易经》这个系统是以象言义，以象明理的。大家可以思考一下思维是一个什么样的过程，我们现在的思维似乎是用语言在思维，通过语言来表达意义，通过语言来说明道理。而语言的背后是什么？文字的背后是什么？是不是象？这个问题值得去探索。对思维过程的研究也会很有意思。同时，我们也知道易这门学问的基本是象，不能离象言义，不能离象述理。这个毛病我们过去常犯。

　　比如既济（䷾）、未济（䷿）这两个卦象，现在的许多医书只谈水火既济、水火未既，既济好，未济不好。但，既济、未济在易里面的真实含义是什么，往往搞不懂，或者没有想去弄懂。没弄懂就联系，会不会出问题呢？济在易为霁，也就是雨止的意思。下雨下停了就叫济，既是已经的意思，所以，既济，就是雨已经下停了。为什么这个卦一看就知道是雨停了呢？相反，未济，就是雨还在下，还未停呢？这里作个简单解释，首先《易经》的卦分上卦、下卦，而上下卦有一个不同的时间表示，上卦表示已经过去了的事，故又叫往卦，下卦表示现在或将要发生的事，所以又叫来卦。我们看既济（䷾）卦，☵代表雨水大家应该没有疑问，我们看既济卦的☵在什么地方呢？在上卦，在往卦，说明这个雨已经过去了，已经下停了；而☲是代表太阳应该也没有疑问，☲处下卦，表示现在或即将到来，所以，这一卦是雨过天晴见太阳的一卦。那么，未济（䷿）呢？未济卦的☵处下卦，说明雨还正在下，而表太阳的☲处上卦，太阳已经过去，所以这一卦是日过见雨的一卦，故叫未济。

　　卦象表义言文，这是《易》的一个基本路子。研究易应该朝这个方面多下功夫，训练多了，功夫纯熟了，就会顺手拈来，随处见道。又比如像呕吐这样一个证怎么用卦象来表示，或者说哪个卦象可以表达呕吐，这个问题比较简单，我们看一看后天八卦，然后再联想一下呕吐这个动作是向上的，是上升的，而后天八卦里表上升的卦有震☳、巽☴、离☲，所以这些卦都可以表呕吐这个证。那么，进食呢？进食的动作正好相反，它是向下的，所以兑☱、乾☰、坎☵都可以表示进食这个动作。

　　中医这门学问的核心是阴阳，而阴阳的核心是象，这个问题《内经》有很清楚明确的教证。所以，要进入中医的思维就必须进入阴阳的思维，而要进入阴阳的思维就必须进入象的思维，或者说就必须用象来思维。这个说法对不对，大家可以思考。如果有道理，那么，易的学习对于中医的必要性就很清楚了，因为通过易的学习，我们可以很熟练地进入这样一种用象来思考的状态。《素问·阴阳别论》有一段很精彩的话："谨熟阴阳，无与众谋。"与众谋就是用逻辑的思考、逻辑的方式来论证，这个方式需不需要呢？如果不能"谨熟阴阳"，这样的方式当然需要，当然要与众谋。所以现在要搞病例讨论，要搞会诊，要集体智慧。可是大家心里应该清楚，为什么搞会诊呢？问题弄不清了，解决不了了才搞会诊。问题摆在这儿很清楚，不费力地就解决了，还搞什么会诊呢？分析一下为什么搞不清呢？就是因为自己不能"谨熟阴阳"。逻辑思维是曲线思维，象的思维是直线思维。当然，直线最近，也最经济，但是，直线不通了，只有绕弯路。

前面我们谈到《易经》是以象言义，以象明理，我提出的"《易经》象辞还原"就是为了落实这个问题。所谓象辞还原指的是《易经》的每个卦象与它的卦辞、爻象与爻辞都有它一一对应的关系。我们只有抓到他们的对应关系，才能准确把握《周易》原作者的含义，才能恢复《易经》的本来面目。至于《易经》以后怎么发展那是以后的事，现在的问题是首先了解《易经》，要了解《易经》，必须先了解《易经》的本来面目，所以，象辞还原就是要首先解决的问题。

再以乾卦为例，乾卦的卦辞是"元亨利贞"，元亨利贞实际上讲的是一个周期内的四种状态、四种变化，近代著名易学大师尚秉和先生就将之译为春夏秋冬，这个释译很有道理。春夏秋冬是年周期内的四季变化，而这个变化是怎么来的呢？这个变化完全是靠天体的运动产生，而乾为天，所以乾卦的卦辞要以"元亨利贞"来表达。所以卦象与卦辞、象与义之间的关系不是乱来的，得有一个实在的基础。乾卦初爻，也叫第一爻的爻辞是："初九，潜龙勿用。"为什么初九这一爻会是潜龙勿用呢？我们知道乾为阳、为龙，乾的作用是给大地以阳气，乾阳与地阴交媾而有万物的产生。但是乾阳的这个作用是有条件的，为什么在初九的位置上还不能发挥作用呢？初九是在一位，《老子》云："道生一，一生二，二生三，三生万物。"中国人的这个"一"的含义相当大，不是一个简单的问题。《庄子》对"一"作了一个很精要的解释：大一无外，小一无内。"一"就是这么一个无外无内的东西，这就值得我们很好地去思考。从《老子》的"道生一，一生二，二生三，三生万物"来看，很显然，只有到了三这个程度才有万物产生。《老子》又说："有生于无"，无是什么呢？从这里来看，我们可以说："无"就是道。因为有了"一"就已经不是"无"了，所以一应该属"有"的层次。既然道生一，所以，我们就可以说道即无，由无生有，由道生一。虽然一脱离了无，但它还不是物的层次，还不是成形的东西，要到了三才能成形。实际上，人体的形成，或者任何一个事物的形成，都是一个由道发展到三的过程，我们的脏腑、经脉、骨骼这些能够看见的东西肯定是三的层次，而不是一、二的层次。那么，三以前的一、二是什么呢？我们可以再联系一下以前曾经谈到过的《素问》，"素问"不是平素的问话，而是有关"素"的问题讨论，或者也可以说"问素"。那么，素是什么呢？肯定不是三这个层次的东西，也就是说不是已经成形的这个层次，而是成形之前的一、二这个层次。我们仔细地琢磨一下，看看"素问"是不是探讨这样一个层面的问题，如果确实是探讨这样一个层面，那么，我们现在所认识的中医这门学问就应该做一次重新定位。其实这个定位在《素问》中早已做出了，这就是第二篇《四气调神大论》所说的："是故圣人不治已病治未病，不治已乱治未乱，此之谓也。夫病已成而后药之，乱已成而后治之，譬犹渴而穿井，斗而铸锥，不亦晚乎！"所以，"素"谈的是未病、未乱的这个层面。反过来，我们看"初九，潜龙勿用"也就容易理解了。

　　过去我们总把火药、指南针、造纸术当作中国的三大发明，我看这只能当作"三小发明"，中国文化的真正贡献是《易经》的象辞系统，是河图、洛书、太极、阴阳、五行这些基本模式，以及可能存在的一整套非数理逻辑体系。这些东西不但在过去对古代文化产生过非常大的贡献，而且还将在未来显示出它的巨大价值。

七损八益

　　人生最重莫过君相二火，君火以明，相火以位。人之视、听、闻、嗅、神思皆由君火少阴所主，而消化腐熟、生育、月经等，则由相火所司。君火少阴其数八，相火少阳其数七，皆为枢之所在。八能开太阳，七能开太阴，太阳开则有出，太阴开则有入，有正常的出入，则有正常的生命活动。少阴一开变为老阳，此即所谓八益，以八加一等于九，益者加也，故八益以后为九，九为老阳之数而主开；少阳一开变为老阴，此即七损，七减一等于六，损者减也，故七损为六,六为老阴而主开。由少变老则标志着生命逐渐趋向衰老,这是我们所不希望的。但老阳、老阴不开又不会有正常的生命活动,因此,关键在于调节少阴、少阳,做到既能使太阴、太阳能在维持基本生命活动的水平上开,又不至于开得太过,这一点非常重要。如果少阳、少阴的调节不妥,那既有可能产生疾病,又会加速生命的消亡。所以说"能知七损八益,则二者(阴阳)可调"。我再补充一点,就是能知七损八益,则可横行天下,能知七损八益,则可延年益寿。

治疗疾病无非就是从开、阖、枢三方面去调理,例如水肿肾炎的病是由于太阳不能开的缘故,治疗应该开太阳。遗精、早泄之证又是因为阳明不能阖,治疗应阖阳明。又如水肿病人尿中出现大量的蛋白等精微物质,则是厥阴不能阖的缘故,所以,水肿肾炎往往存在开与阖均不利的因素,因此,治疗起来颇为棘手。有些开阖不利的疾病是由枢的失调引起,这时可以从枢入手来治疗。

文化断层

宇宙生物观是古代圣贤在观察自然的基础上,经过周密的思维而产生出来的。这个观察与思维过程既包括了常规观察与思维,亦包括超常规的观察与思维。随着历史的发展,社会产生了,便自然而然的产生了社会观,并且逐渐地与生物观结合,形成董仲舒所提出的天人合一观。由于历史的延伸,社会的内容不断丰富,导致人们对社会的观察日渐增多,而对自然的观察与思维却相应地日益减少。伴随这个过程的必然结果就是宇宙生物观的不断蜕变,而宇宙社会观的不断盛行。其实,这是一个很大的损失,中国的文化和思想便从这里开始产生了断层,以至于连不少中国人都弄不清楚自己的先辈是怎么思维的。

天门、地户

乾为天门巽地户。地户处于东南之方、春夏之交,是万物生长逐渐茂盛的时候,万物之生在于土,所以将之喻为地户。地户开则万物荣,因此,对于地户不开、万物不荣的病变,可以用归脾汤来治疗。

天门乾位,处西北之地,时值秋末冬初。此时天阳已渐潜藏,正是由于这样一个门的阖闭,天阳之气才能逐渐潜藏,以固护阴精,使阴精能够起亟,以应万物复始之用，所以，将此乾位比作天门。

农历十月以后，天门已闭，阳气已藏，阴阳二气之变化相对静止，因此河图不谈十一月、十二月。

《周易》释名

易为日月，为天地，这可以从文字学的角度得到考证。那么，周为何义呢？余以为历来之解释未必恰当。有谓是周朝之作品，故称为《周易》，又言《易经》乃周文王所作，故称《周易》。如此释周似难得其本义，周者周天之周、圆周之周，周而复始之周。故《周易》说的是天地日月周而复始的不断运动变化，而正是天地日月的这个运动才产生了万事万物的变化，故《易·系辞》曰："易与天地准，故能弥纶天地之道。"

做学问的一大关键

阅读奥地利心理学家弗洛依德之《日常生活心理分析》，以为善于对有影响的人物作出符合客观实际的评价，是做学问的一大关键。因为这不但反映了你的水平、眼光，而且给你今后的研究提出了一个思路，这项工作不容忽视。

弗洛依德认为，人的所有言行都不是偶然的，在许多貌似偶然的言行后面充满了必然，这个必然弗氏称之为潜意识作用。尽管某些事件很偶然，但实际上也是大脑潜意识作用的结果。这一观点在一定范围内，在一定历史时期内是可以取法的。但，随着特异心理学、超级心理学分支的逐渐形成，弗洛依德的潜意识观念显然已不能解释许多在气功态和特异态下所出现的特异感知。这就需要我们提出新的观念、新的假说来解释老的观念、老的假说所不能解决的问题。实际上，这些新的观念、新的假说大多都存在于中国古代文化的子部里面。

做学问的关键在于首先弄清楚你自己所从事的学科，或者说首先确定你自己从事的学科，然后将自己的主要精力放到这一学科的研究中去。至于其他学科的东西应抱着为我所用的态度，切不可将主要的精力投放进去。如果这样的话，就会变成本末倒置，你的学问也终究要失败。现在有许多搞古代文化或搞中医的人，这些人却将主要的精力放在对现代科学的学习研究上，试图用现代科学的东西来更新古代科学文化，这样的做法实在不够明智，是决定会犯错误的，我们应该切忌这样的做法，不求标新立异，但求踏踏实实。

《胎胪药录》解

《胎胪药录》出自张仲景的《伤寒杂病论》的序言中，这本书究竟是一本什么书，历代医家作过不少解说。有言是儿科用药之书，有言是妇科用药之书，这些解释似乎都不切实际。首先我们应该弄清楚胎胪是什么意思，胎并非指胎儿，亦非指胎产，因此，不能据此胎字而说它是妇、儿用药之书。胎，指的是胎息，系指修炼者在到达一定境界时所出现的胎息状态，达到这一状态时，可以暂时较长时间的断绝口鼻呼吸，而一旦修炼者能够进入到这一状态，许多超常的觉受就会涌现出来。胪，指的是转运之义。"胎胪"指的是在胎息的状态下，体内真气将会无碍地随意运转，在这样的境界中对药物进行体验，并将体验到的药物的气味功用及作用路线记录下来，这就是"胎胪药录"。因此，《胎胪药录》实际上是一部中药的"药理"书，只不过这部药理书不是通过动物试验获得的，而是在胎息的状态下清晰描记下来的，对于人来说，它应该具有更大的可靠性。

一法三性

对传统文化中的重大概念进行解释，必须符合"一法三性"，也就是一个"方法"，三个"性"。一个方法就是用还原论的方法来探讨研究传统文化里的概念，更具体地说就是要放在宇宙生物合一的背景上进行还原。而对每个概念进行具体解释时必须符合三条标准，即简单性、统一性和复杂性。前两条是爱因斯坦提出的，后一条则是我补充的，所谓复杂性就是信息包含量大。三性之中缺少了任一性，这个概念的解释都是不完善的。

太和之解

《易·象》于乾卦之释义曰："乾道变化，各正性命，保合太和，乃利贞。"利贞乃收藏结果之意。利字的结构是禾与刀结合，说明到《周易》产生的年代，农业的发展已相当成熟，已经有了以稻谷为主的农作物种植。利，指的是秋日用刀去收割禾稻，和，乃禾与口相合，禾旁与利同，口与食有关，都是谈收成的事。和与利贞说明了当时农业生产主要为种植禾谷类作物，而人们赖以生存的口粮，亦逐渐由其他转向人工种植的稻谷了。稻谷的成熟乃乾天所布之德，之所以有利贞，之所以有和，乃乾天与坤土交合的结果，而产生这种和的结果，乃是由于有更高一个层次的东西在控制着乾天，使其能够有布和之德，有布利贞之德，而这个更高的、控制和的产生的层次，便可称之为"太和"。

我们再从文字的结构看，禾是谷类的总称，禾与口相合喻示着一个很有趣的问题，禾在其生长过程中，要到什么时候才能入口呢？才能与口发生联系呢？当然是长成谷粒，而且是谷粒成熟的时候。而成熟的谷粒再经播种，又会长出新的禾苗。因此，和这个字说明两个问题：一方面就是成熟，它象征处在一个成熟的阶段；另一方面是具有繁衍后代的能力，或者说处在生育的状态。当然，和的意义还有很多，但，这是两个与字形结构相关的最基本意义。在《素问·上古天真论》中有一句话，叫作"阴阳和，故能有子"，过去许多注释者都将这个"和"释为男女合和，也就是两性的交媾，其实这只是和的一个方面，或者说这只是和的形式，而不是和的内涵。这个道理很简单，如果只要两性交媾就能有子，那么，不孕症的问题就不好解释了，而且在非排卵期进行两性交媾亦不能怀孕就更不好解释。因此，"阴阳和"是有条件的，第一个条件就是"天癸"成熟这个条件，也就是性成熟这个条件；第二个条件就是能够生育的状态，必须具足这两个条件，两个条件具足了就是"阴阳和"，这个时候发生两性的交媾方能有子。如果没有具备"阴阳和"的条件，虽然也有两性交媾，但不会有子。这是和的基本含义，明白了和的意义，太和的问题也就容易解决。

恢复传统文化的本来面目

要恢复传统文化的本来面目，唯一可行的途径是进行中医研究，搞自然科学的不行，搞哲学的更不行。因为后两者缺少了进行传统文化研究所必须的实验手段，而只有搞中医的还具备这样的实验条件。真正从事中医研究的人，通过自身的修证，在认识人的自身的同时，进一步加深对宇宙的认识，从而反过来指导对生物和医学的研究。这是研究古代文化的重要环节，缺少了这个环节，就不可能真正认识传统文化。

传统与现代

评价传统文化的价值，不能用现在这样一种僵化的对比，这样会降低传统文化的地位，引起人们对传统文化的错觉，从而影响对传统文化的研究。以数学这个领域为例，过去研究中国数学史的人都认为，中国数学的发展是很不成熟的，只是初等数学，而未进入到高等数学阶段。实际的情况并非如此，古代的算学与术学表面上看来只是停留在初等阶段，但其对客观世界认识的深度及广度却远非现代高等数学所能比拟。有关这一点，我们可以参考李约瑟博士对中国数学的评价。

现代科学的发展只不过几百年的历史，从二百年前的朦胧状态到今天，现代科学已不断向纵横方向发展，知识愈来愈精密，科学的分支也愈来愈繁杂和纤细。科学的成果虽然是日新月异，但科学家们却日益感到，随着科学的发展，对客观世界的认识却变得越来越狭隘，人们花了毕生的精力，也不过只能涉猎科学分支的一鳞半爪。就拿医学来说，分支越趋复杂，近十年又出现了分子医学、核医学等，人们要掌握其中的某一个分支，已经不是容易的事了，要想窥医学之全貌，几乎是不可能的。这样势必造成，医学越是发展，人们对它的了解越是局限。

20世纪70年代初，科学家们已开始致力于寻找另外的路子，以对付科学上所出现的这些危机。他们试图将日益繁杂的科学系统化，以建立综合性学科。法国数学家托姆通过对数学的研究，提出了一门灾变理论，欲从数学的角度将科学系统化、综合化，试图以七个数学灾变模型来统概整个科学研究。比利时化学家普利戈津也是出于这样一个目的，提出了耗散结构原理。过去人们认为太阳系是一个封闭的系统，随着时间的演化，太阳系的能量将不断消耗，太阳能量消耗尽的一天，也就是我们这个宇宙毁灭之时。而普利戈津耗散结构理论的提出，似乎可以解除人们的这个忧虑，同时也为科学的研究提出了一个规范。该理论认为，宇宙及宇宙万物的变化都可以归结到能量的耗散上，也就是说宇宙万物的变化过程实质上都只是能量的耗散过程。不过，宇宙及其万物都是开放的系统，能量通过某种途径耗散了，又会通过一定的途径补充回来。因此，最终宇宙是不会毁灭的。这个理论的提出，既讲明了宇宙的最后归宿，亦将万物的变化统一到了能量的消耗上，这是耗散结构提出的目的。

在人们的头脑中，光的走向是四散的，将我们房屋内的灯打开，整个房间的各个角落都充满了光亮，这说明了光是散射的。但是，如果我们将一束光通过红宝石后，情况就不同了，我们所得到的光再也不是四散的光，而是集中起来朝一定方向的光，这样的光也就是大家现在非常熟知的激光。由于激光的单向性，因而可以聚集相当大的能量，以致产生了激光武器。四散的光经过红宝石的处理，变成了单一走向的光，哈肯通过对激光的这一研究，提出了一门协同学，以图通过这个理论将繁杂的各门科学协同起来。

总之，灾变理论、耗散结构、协同学是 20 世纪 70 年代以来所提出的举世瞩目的三大科学理论。其目的都是试图寻找一门综合性学科，以期将越来越繁杂的科学理论协同统一起来，使人们能在有生之年掌握更多的科学知识，对客观世界有一个更加全面的认识。钱学森将系统工程改称系统科学，以及杨米的规范场理论都是为此而设。

回顾我们的传统文化，没有哪一点不体现了这个思想，像太极原理就将整个传统文化完美地协同统一起来了，而《内经》的阴阳理论更是上述这一思想的最好体现。《伤寒论》沿袭了这个思想，将天下的众多疾病用六经的统一模式来说明，不管你是内科还是外科，不管你是妇科还是儿科，不管你是消化系统的病，还是循环系统的病，都把你统一到这个模式里来。所以，一位高明的中医往往都是通才，内、外、妇、儿、五官……都可以了如指掌，来什么病就看什么病，而一位高明的西医就做不到这一点，充其量他可以是消化系统的权威或泌尿系统的权威，他只能作为某一专门科属的权威。如果从这个意义上去讲，西医有专家，而中医不是专家，是通家。

了解了现代科学的发展过程和思想变更，我们就应该知道，中医的这个高度统一性并不是它的缺点，并不是它落后的表现，恰恰相反，它正是一个西医所不具足的，而且是现代科学正苦苦追求的东西。可惜的是这八十年来，我们正日益地在丢弃这个东西，我们一方面在高举现代科学这面旗帜，另一方面又不断在丢弃现代科学所追求的这些东西。可以说，丢弃统一，追求分化，无论从哪一方面说，都是一种倒退。

方位问题

方与位是两个不同的概念，应该注意它们的区别。方是对天而言，位是对地而言。方指的是天体（主要指日月）运行的特定区域，位指的是大地的不同位置。随着天体的不断运行，方发生了改变，大地的位置亦发生相应的变化，因此，称以上的关系为方位。其中，天有十方，地有十二位，故有十天干，十二地支的区别。

关于干支问题

古代对于时间采用干支计数，干是指天干，支是指地支。为什么天用干而地用支呢？这个问题充分说明了古代以天为纲的思想。

干的本意是树干，支的本意是树支。树干与树支有着什么样的关系呢？我们知道树叶与花果都是长在树支上的，但是，树支能够结长这些花叶果实，必须依树干为其提供养料为前提。这样一种花叶果实生长于树支，而树支依赖于树干的关系，恰好可以用来比喻天与地，以及地与万物之间的关系。我们知道万物的生长是在大地上进行的，但是，万物之所以能在大地上生长收藏，又是由于天的运行结果。天的这种作用好比树干，地的这种作用好比树支，故有天干地支之谓。所以，干支纪历完全不同于现在的公元纪历，它不仅仅是一个序号问题，而是揭示了天地万物的相互关系，并且用数时对这些关系进行了具体描述。

由此可见，古代的时间概念绝不等同于现在的时间概念。如果用现代的时间概念来衡量，古代文化里不存在时间，而如果我们用古代的"时间"概念衡量，现代文化同样无时间可言。

古代的时以干支表，我们还可以从时的造字来进行分析。时字左边乃日傍，日为天，日从东升，故将日置于左，左者东也；繁体字时，右边为土为寸，了解《周髀算经》的应该知道，用于测量日之晷影的是一个八尺圭表，圭表之度量以寸言，通过晷影于大地投影的寸度来测知日的运动，从而确定二十四节气，以此决知大地万物的生长收藏情况。所以从时的造字我们可以看到它与干支的含义是一样的，也是揭示天地之间的关系，以及这一关系的度量刻画。另外，我们数一数"时"的笔画亦正好是十画，为天干之数，此亦说明在天地万物间有一个主导关系。

上面我们对干支及时的剖析，就是用的还原的方法，而透过这个过程，我们清楚地看到，上述概念的含义显示了我们前面提到过的三性，而以这样一个方法来学习传统文化，我们会渐渐感受到学习的过程就是一个创造的体验过程。

从以上的分析，我们发现文字研究的重要意义。文字是信息的载体，这就要求我们花精力去考究文字的结构及起源。这个工作关系到我们能否弄清信息是如何加进到文字里去的这个过程，还有祝由这门学问亦与此相关。这个工作做好了，那我们所注重的人类思维，特别是古圣贤的思维的本来面目便会昭昭然然。

这里就牵涉到一个问题，就是如何对待繁体字的问题，我的一个看法，教我们的后代认字一定要教繁体字，绝对不能偷懒去写简化字。现在搞的简化字，实际上是把古代流传下来的重要思维信息、文化信息给简化掉了。看上去虽然截掉的是几笔几画，但实际上截掉的是思想，是宝贵的文化传承。很难想象下一代执持简化字的中国人，怎么通过文字这个唯一的线索去了解古人。最近我国台湾、香港等地都做了大量调查研究，结果证明书写与识认繁体字能够提高儿童的智力。为什么却迟迟不将古老的繁体文字现代化呢？这是有原因的。我想这起码关系到一个国家民族的智慧、素质与文化传承。简化文字实在是一件太可怕的事情。

有关哲学的问题

哲学这个定义不容易下，因此，至今为止东西方仍没有一个很令人满意的有关哲学内涵的定义。那么，怎么来认识哲学？怎样来划定哲学的研究领域呢？我想最起码需要明确以下两点：第一，哲学肯定不等于科学，哲学与科学有着某些较明确的界限；第二，从现代的意义上讲，科学是我们的感官意识所能及的学问，或者说无论什么学问只有最后能够为我们的感官所认识、所接纳，才能被划到科学的范围。所以，对于现代意义上的科学而言，技术始终是一把衡量科学的尺子，科学帮助我们创造技术，技术帮助我们衡量科学。为什么这么说呢？因为技术的一个重要作用就是不断帮助我们扩大感官的认识范围，认识范围扩大了，科学的范围也就扩大了，它们就是这样一种关系。如果有一样东西，或者说一门学问，它超出了感官的认识范围，技术检验不了它了，科学没有办法容纳它了，这个圈子外的东西，这门科学外的学问，给它一个称呼，我想也许就是哲学的含义。什么东西能够超过感官的认识，什么东西能够超出射电望远的视野，我想就是思维这个东西，思维是无界的。而哲学就是这么一门但凭思维就能做出的学问，它无需技术的检验，无需技术来衡量。当然，哲学也有哲学的法则，不是说作为哲学就可以乱来。

钱学森教授虽然是搞现代科学的，但对传统文化，特别是中医，也进行过深入的思考，提出了不少具有建设性意义的见解。比如他发现中医里面的许多基本问题往往都不能被现代科学所认识，往往都超越了我们感官的认知范围。

但是，现在我们关起门来说一些实在的话，中医，或者把这个范围再扩大一些，就是整个传统文化，是不是哲学呢？根本不是！因为用现代科学的眼光，中医的许多东西似乎都超出了我们感官的认识范围。但是，在传统的眼光里，在古代圣贤的感官认识圈内，中医的这些东西完全是看得见、摸得着的，也就是说它完全属于感官认识范围内的东西，所以说中医是科学而非哲学。只是这样一个感官，一个超常规的感官现代人不具备了，同时由于文化的改变，即便有少数人拥有这样的感知能力，我们仍然无法去正视它。

精、神、魂、魄

精、神、魂、魄是中医的四个基本概念，也是子学的重要概念。这四个东西除精为有形之物而存于体内，其余的神、魂、魄皆为无形之物。那么，人体是通过什么与这四种东西发生联系呢？《素问·六节藏象论》里说：心者，神之变；肺者，魄之居；肾者，精之处；肝者，魂之居。所以说人就是通过心肝肺肾来与精神魂魄发生联系。肾为精的主宰，人生之所以有形，则全赖乎此精。但是，光有形还不够，还不足以说明生命的存在，还必须有与神、魂、魄的联系才行。其中，心主管与神的联系，肺主管与魄的联系，肝主管与魂的联系。如果失去了与神、魂、魄的联系，则空有此形。这便意味着这一生命形态的完结，这一生命形态的完结，并不等于所有都完结了，所以古人将这样一种完结称为鬼。什么是鬼呢？鬼者，归也。也就是回归的意思，回归到另一种形态。

在精、神、魂、魄里，精与冬气与藏气相通；神与夏气与长气相通；魂与春气与生气相通；魄与秋气与收气相通。由于五谷及其他食物都禀受了天地的春夏秋冬、生长收藏之气，因此，人食用了这些东西，就会建立与精、神、魂、魄沟通的正常渠道，这样便能禀受天地之气而正常的生存。

《黄帝阴符经》说："死者生之根。"五谷、百物在其生长的过程中，经过长苗、开花、结实，直至实物成熟，这个时候作为植物本身就停止了这一个周期的生长。以谷麦而言，当谷子与麦子成熟以后，作为生长这些谷麦的植物便死亡了。但是，生长谷麦的植物虽然死亡了，而成熟的谷麦却能在一定的条件下生出新的谷麦植物，这个现象可以很好地说明"死者生之根"。而这些谷麦，这些成熟的种子，便是植物的精，也是与藏相应的这个状态。由于作物是经历了生、长、收的阶段方结出种子并直至成熟，因此，这个精就包含了神、魂、魄的信息，人食了这些"精"，就能与精、神、魂、魄发生联系，就能够生存下来。所以，人为什么要以谷麦作为主食呢？就是因为只有这些成熟的种子才完全包含了天地四时之气，因此，只有这些东西才能够作为主食。

谈　辟　谷

对于辟谷的理解，古今如一，皆以不食百谷言。即以辟作避免讲，辟谷即避免食用百谷。这个解法我以为是仅知其然，而未能知其所以然。为什么这么说呢？由上面的讨论我们知道，人食百谷是为了取得与精、神、魂、魄的联系，而必须有这样的联系，人才能够生存。人不食百谷了，便会失去以上的这种联系，人的生存也就困难了。

百谷是有神的，主宰百谷的这个神就叫作谷神。谷神是不会死亡的，所以《老子·六章》说："谷神不死，是谓玄牝。玄牝之门，是谓天地根，绵绵若存，用之不勤。"既然这个不死的谷神叫作玄牝，而玄牝是有门户相通的，通往玄牝的这个门户在人体对应为玄关。通常情况下，玄关处于关闭状态，通往玄牝的道路没有打开，这时人必须通过直接食用百谷来与谷神保持联系，以求不死。但是修炼者在修到玄关窍开的境界后，情况就不同了，这时人体通往玄牝（谷神）的道路开启，人与谷神直接发生联系，所以此时的人也就可以不食人间烟火（这只是古人的记载，我未亲眼见之。）。因此，辟谷的辟，是开辟的意思，是打开的意思。辟谷即开辟通往谷神的道路，亦即打开人体通往玄牝的门户，这样人就可以直接与天地之根保持联系。

有关《老子》的一段密语

天道的运转，产生了一条日晷玄影，这一条日晷玄影产生了长短变化的两个极端，这两个极端产生多次的极变，这多次的极变产生了万物的生长变化。

附注：以上"密语"系对《老子》四十二章"道生一，一生二，二生三，三生万物"之注释。道生一，一即日晷之玄影。由于天道的运转表现在玄影的长短变化上，即表现在一的变化上，正是这个一的变化产生了气象万千的变化。因此，一为象之宗，一为大象，执大象则以驭天下，故曰：能知一，万事毕。

己巳年新春对联

横联：己巳不已
上联：牛鬼三其迎蛇神龙虎共春普天喜庆
下联：乾戌四月合坤未六九同用万化和安

三大工程

现代自然科学的每一个概念，都包含有经验观测与数理逻辑体系这两部分。在中国古代经、史、子、集四类文化的子类里，有那么一门学问，叫作术数或方术。它包括易筮、道术、医学、相学、星学等内容。这类学问的每一概念，都存在着超感知观测与象占体系这两部分，而这一象占体系可称作非数理逻辑体系。这种非数理逻辑体系是以河图、洛书、太极、道、阴阳、五行、八卦作为运算模式的。

有基于此，应该将易筮、道术、医学、相学、星学作为一门统一的学问来研究，而这门统一的学问可以称为：阴阳术数构系。

这门学问的建立不但提高人们对中国古代文化的认识，而且能为气功、中医的研究找到一个统一的古典理论基础，从而促进人体科学、思维科学的研究。并且将加速人类对知识的整合，对大脑的完善。以上所说的阴阳术数构系包括三大工程构系：第一是生命工程；第二是《易经》象辞密码体系及其泛论工程；第三是心相工程。

两手都要抓

学习传统文化有两样最重要的东西。现在的学术界他们所重视的是文字及有关的历史知识，在这方面做了大量的工作，直到现在，已经出版了《中文大字典》《中文大词典》这两部大型工具书。其实这只是一个方面，还有一个重要的方面是我们现在研究传统文化的同志还没有引起重视的，或者说不愿意重视，或者说没有能力重视，这个方面就是：术。中国人搞研究的基本框架是阴阳、五行、八卦，把它们运用到表面上截然不同的领域里，便形成了各门不同的学科。如把它们运用到医学上，便形成了我们现在所看到的中医，把它们运用到环境、地形方面，就形成了堪舆这门学问……如今堪舆这门学问已渐渐地得到一些小的认识，它起码与地质、地貌、地理环境等现代所关心的问题有关。比如对地下矿藏和水文方面的研究，传统的学问就很有特色。现代科学在寻找矿藏方面，正逐年提出一些新的理论和方法，但能否用我们传统的方法寻找矿藏呢？不同观念的人可能会有不同的看法。

这些年里在考古学方面陆续有很多发现，其中秦公一号墓的发掘就很能说明问题。这个墓很奇特，离墓地 30 公里以外的周边地区，你要想钻井取水是比较容易的，顶多钻上 30 米就会有水，而一般只需钻 5 至 8 米即有水出。但这块墓地范围内却很干燥，打到 80 米的深度还不见有水。这个现象引起了考古学家们的兴趣，选中这块墓地的风水先生是根据什么来确定这块墓地，他凭什么知道在同一海拔平面上这块地方有这样特殊的地质水文情况？可以肯定的是，他绝不是用钻井的方法知道的，他凭什么知道呢？回答同样很简单，他是凭借古代的堪舆术来知道的。这个问题就引起了考古学家以及相关学者们的高度重视，堪舆学是不是迷信？该不该重新认识？

这些天我们讨论了子学里面的一些东西，如相学、五运六气、命理、堪舆等，这些东西的基础都是阴阳五行八卦。这些东西我们可以当作一门学问来研究，找出它们的理论根据。但是，如果要想把这些学问落到实处，派上用场，这就是术的问题。理论的基础是阴阳五行八卦，那么，术的基础是什么呢？术的基础就是修炼精、气、神。如果医家没有术的修炼，他怎么发现经络；道家没有术的修炼，他怎么知道周天运行；命相没有术的修炼，怎么知道你的过去未来。总之，光讲理论，光念书还是不行的，你不讲术的修炼，怎么来体现你所研究的学问的用场？你不进行术的修炼，那你通过什么来判定你所研究的这门学问？这些学问都要靠术来体现它们，而术的实现只有修炼这一条路。迄今为止还没有一台机器能够替代这个过程。

所以，要研究传统文化，要真正知道它的价值，光用儒家的一些方法，光在文字上下功夫还是不够的，还必须注意到术的问题。而术的问题不能在外面研究，外面的研究永远研究不出名堂，必须进去研究，进去的方法就是修炼。这是研究传统文化的两只手，两手都要抓，两手都要硬。

用思想去影响世界

这几年里，美国人正在研究一门新的医学，这门医学叫作精神神经免疫学。围绕这门医学，在美国建立了生物反馈与精神生理中心。在这个中心，病人的治疗不是通过药物来进行，而是通过精神和意念来进行。1985年第10期的《国外科技动态》就报道了这方面的医学发展情况。该文报道了这样一个病例，一个经常规医院确诊的无法医治的骨癌患者，被判最多还有三个月的生存期，结果这个病人到了上述的生物反馈与精神生理中心进行特殊治疗。这里的医生告诉病人一个很乐意接受的答复：你的病不要紧！然后告诉病人精神放松，在放松的情况下，想象身体的白细胞像一个英勇的骑士，骑着骏马，拿着宝剑，再想象体内的癌细胞就像妖魔鬼怪，勇士与妖魔相斗，最后把妖魔消灭。经过这样的反复想象，结果骨癌患者真正得到痊愈。诸如此类的例子，经常发生在这样的中心里。这也促使美国一些国立研究机构对这类现象进行系统研究。而这样的探索，便导致了我们刚才所讲的精神神经免疫学的诞生。这就是说精神跟神经以及免疫存在密切联系，通过精神的作用，可以刺激神经、免疫系统，提高人的免疫能力，从而取得治病防病的作用。

《素问》的第一篇《上古天真论》中说："恬淡虚无，真气从之，精神内守，病安从来。"这段话清楚地叙说了精神与疾病的关系，实际上，如果把它用现代的语言来表述，那么，它不就是一门地道的"精神神经免疫学"吗？所以，我的一个观点是，中医要想提高它的地位，扩大它的影响，为人类贡献更大的力量，不能光局限在治病这一点上，应该拓展一下思路，不但用医药去影响世界，更重要的是用思想去影响世界。

读经随按

《素问·五常政大论》曰："根于中者，命曰神机，神去则机息。根于外者，命曰气立，气止则化绝。"《素问·六微旨大论》云："出入废则神机化灭，升降息则气立孤危。"

谨按：根于中者有五：心、肝、脾、肺、肾。细之则为心、肝、脾、肺、肾、心胞、胆、胃、小肠、大肠、膀胱、三焦，以及手足三阴三阳，此所谓神机者也。

根于外者有五：风、寒、燥、湿、热。细之则为五运六气，金、木、水、火、土，厥阴风木、少阳相火、少阴君火、阳明燥金、太阴湿土、太阳寒水，此所谓气立者也。

故病分中外，中病者神机之病也，外病者气立之病也。

故《素问·五常政大论》曰："补上下者从之，治上下者逆之，以所在寒热盛衰而调之。故曰：上取下取，内取外取，以求其过……气反者，病在上，取之下；病在下，取之上；病在中，傍取之。又曰：和其中外，可使毕矣。"

故《素问·至真要大论》曰："病之中外何如？从内之外者，调其内；从外之内者，治其外；从内之外而盛于外者，先调其内而后治其外；从外之内而盛于内者，先治其外而后调其内。中外不相及，则治主病。

又曰：病之中外何如？曰：调气之方，必别阴阳，定其中外，各守其乡，内者内治，外者外治，微者调之，其次平之，盛者夺之，汗之下之，寒热温凉，衰之以属，随其攸利，谨道如法，万举万全，气血正平，长有天命。"

《素问·至真要大论》曰：

"本乎天者，天之气也，本乎地者，地之气也，天地合气，六节分而万物化生矣。故曰：谨候气宜，勿失病机。此之谓也。"

又曰："审察病机，勿失气宜。"

又，帝曰："愿闻病机何如？"岐伯曰："诸风掉眩，皆属于肝。诸寒收引，皆属于肾……诸呕吐酸，暴注下迫，皆属于热。"

又曰："谨守病机，各司其属，有者求之，无者求之，盛者责之，虚者责之，必先五脏，疏其血气，令其调达，而致和平。此之谓也。"

谨按：气立、神机之病证与天地间之风寒暑湿燥火之相关特征称之为病机，故审察病机则知气立所病之属何司天、何在泉、何主气、何客气；神机所病之属何脏、何腑、何阴、何阳。

又，据上所说，则知《伤寒论》以下内容：

①太阳之为病，脉浮，头项强痛而恶寒。及，太阳病欲解时，从巳至未上。

②阳明之为病，胃家实是也。及，阳明病欲解时，从申至戌上。

③少阳之为病，口苦、咽干、目眩也。及，少阳病欲解时，从寅至辰上。

④太阴之为病，腹满而吐，食不下，自利益甚，时腹自痛。若下之，必胸下结硬。及，太阴病欲解时，从亥至丑上。

⑤少阴之为病，脉微细，但欲寐也。及，少阴病欲解时，从子至寅上。

⑥厥阴之为病，消渴，气上撞心，心中疼热，饥而不欲食，食则吐蛔，下之利不止。及，厥阴病欲解时，从寅至卯上。

如此等等乃《伤寒论》之病机条文，亦为张仲景对《内经》之特大贡献。言《伤寒论》只宜于治寒邪外感证者，实属不识病机大义、运气奥旨之辈。如此等辈，何能肩负中医之美名哉！陈修园、徐大椿皆谓，自仲景而后，圣人遗训失传，医非原本。并谓自仲景而后之医书，通通宜于销毁。余则曰：不明经典本旨者，当痛改前非，执迷不悟者，不可以为中医也。

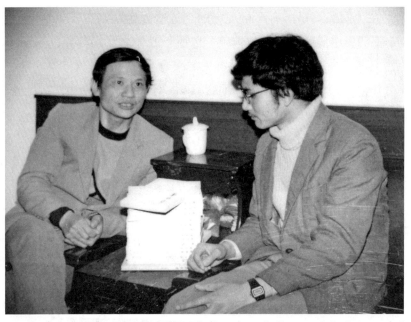

言《伤寒论》只宜于治寒邪外感证者，实属不识病机大义、运气奥旨之辈。如此等辈，何能肩负中医之美名哉！

于运气之气、物、病三候之按语

谨按：中医的病候是与气候、物候密切相关的，这也是中医认识疾病的一大特点。这样，我们在讨论疾病的时候，应该既将疾病放在病候的角度上来讨论，也应该放在气候、物候的角度上来讨论，也就是要将疾病放在气候、物候、病候三统一的水平上来讨论。如果真的这样做了，就不会出现中医的理论是随心所欲、公说亦是、婆说亦是的这种混乱局面。有不少人认为，中医之所以混乱，原因之一是病名问题，所以，他们认为要借助西医的病名来正中医的病名，认为只有西医的病名才符合科学性，这种观念是十分幼稚可悲的。

中医的病名有没有其特定的命名方法，以及确切的含义呢？答案是肯定的。但《内经》以后的医生，除张仲景等少数人之外，很少有人知道如何确定病名，他们简直到了随心所欲的地步。所以，流传到现在有这些乱七八糟的病名，咳嗽是一个病名，头痛也是一个病名，没有一点章法可循。其实，确立一个病名，在《内经》里是有严格规定的。这些规定法则主要出自《至真要大论》，其曰："岁主脏害何谓？岐伯曰：以所不胜命之，则其要也。"又曰："身半以上，其气三矣，天之分也，天气主之。身半以下，其气三矣，地之分也，地气主之。以名命气，以气命处，而言其病。半，所谓天枢也。故上胜而下俱病者，以地名之。下胜而上俱病者，以天名之。"此外，尚有以气立、神机命病者，即将疾病分为两类，一为神机病，一为气立病，神机病亦称中病或内病，气立病亦称外病。另者，《素问·至真要大论》的病机十九条，以及《伤寒论》的病机六条，亦是确立病名的具体方法。这样中医的病名便主要有少阳病、阳明病、太阳病、少阴病、厥阴病、太阴病。考虑到胜复之作，及《伤寒论》的合病、并病，那么，三阴三阳这六种病还可以演化出更详细的病名。从病机十九条可以看出，还应该有肝病、心病、脾病、肺病、肾病、风病、湿病、火病、寒病等层次的称呼。

总之，中医的病名是有它的确定性的，并不是任意可为的，它的名称是与宇宙的五运六气的全息坐标系统相对应的。《内经》的作者给宇宙定出了一个全息的运动的五运六气坐标系统，在这个坐标系统里存在着一个生物圈，生物圈内的每一个时间点都对应着一定的气候、物候形相特征，我把这样的时间点称为时相点。与一定的时相点相关的人，他的疾病便具有这个时相坐标点的特征。所以，可以将人类的生命过程以及疾病过程，放在这种坐标系统里进行求解。也就是说一定的人的生命过程、疾病过程，对应着一定的五运六气坐标系统方程。出于这种考虑，我提出了"时相医学"的全新概念。这种概念与中医的理论概念并不矛盾，但是却可以阐述原有理论无法解释的一些事实。

那么，生命过程与时间相关性的物理因素是什么呢？如果认为生命过程是与时空相关的话，那么这种时空的实质含义是什么？从中国古代文化的立场出发，我提出了"宇宙生物观"，利用这一观点，从传统文化里提出了太极图工作原理，提出了时相概念。从上述的观点、原理出发，在传统文化的基础上建立起时相医学。利用这一医学，解决生命与时空的相关性，进而解决生命方程问题。庄子说过："圣人之生也天行，其死也天化。"天是指六合，也指宇宙。天、六合、宇宙都与时空相关，故生命方程必定包容行与化的概念。这种概念的系列以及方程的系列式，可从传统文化里建立，而它的求解当然是离不开术数的手段。

读书批注摘录

1.《科学的未知世界》〔英〕罗纳德·邓肯、米兰达·威斯登－司密斯合编

经常改变科学进程方向的人，往往是那些具备非理性直觉灵感的人。

要在科学上（这里主要指中医一类的科学）取得进展，必须具备良好的知识结构，这一点不少人早就指出过，但除此之外，还应具备良好的能力结构。能力结构由常人能力与超常能力所组成，只有两者具备，才算得上是良好的能力结构。而为了达到良好的知识结构与良好的能力结构，除了身心修炼，目前还没有别的办法。

多读非本专业的文章对本专业会大有益处。

目的性是存在的，它是与方向性相联系的，承认目的性便会承认决定论。如果旧的目的论与旧的决定论存在不定的话，那也不要紧，只要将新的知识与其发生联系，并作出新的补充便行了。进化是不断保留与不断补充的结果。质的改变是量的改变的结果。

每一理论都能作适当的描述，同时又把我们留在未知之中，中医的事实便是这样。

从爱因斯坦将引力看成是一种空时结构的观点出发，我们还完全可以将症

状看成是某种空时结构，这可以从《内经》《伤寒论》中给出。

是否在神秘主义范畴里存在不少可以被我们改造利用的课题。目前急需的并不是找出这些课题的答案，而是要重新慎重地考虑，从这些课题里所引申出来的问题是否正确？是否能成为未来中医为了跟上形势而承担的一个更困难任务的出发点！

粒子代表有，真空代表无，从下面的一段话可看出，当代物理学走到了老子的观点范畴：有生于无。

没有一种只研究"有"的理论能够阐明"有"。

只有掌握大量的未知，才能应用哲学的武器。

中微子是由费米根据泡利于 1930 年的假设"原子核放射电子时，同时还放射出吸收了其余能的第二粒子"而提出的，尔后得到了证实。中微子一旦从原子核中逃逸，它就变成一个令人捉摸不定的粒子，从不以明显的方式让人感到它的存在。正因为这样，科学家认为很多神奇的现象可能是中微子作用的结果。

中医最大的难题是如何引进物理量，就是说中医的证是否能用一定的物理量来度量？如果行，那么它便可进入科学之列，如果不行，那它仍然属于经验知识。如何将知识引进科学的体系，这需要智慧和勇气。时相医学是把中医的证转化成一定的空时结构，而四维的空时结构有可能引进向量与张量，是否可用向量来表达中医的证的物理量呢？这似乎是可行的。然而如何行走？还得有一段漫长的道路。

亚里士多德将轻重物体的运动分属于天地的做法很像中国人的做法，《内经》云：轻清属阳，重浊属阴。这必然是来自对自然界物体运动箭头的观察，这正是中国人的动力学理论。

哪些是中医与哲学交叉的地方？哪些是中医、哲学、西方文化交叉的地方？

我的一个更为明确的观点是：症，可以用空时结构来表示，可以转化成几何学！（编者按：此为 1986 年之思想，反映出先师对现代科学之兴趣）

变换是科学上研究的一个重大课题，物理、化学、数学、生物学都有关于变换的课题。人体功能学也包含有变换这一课题，催眠术是取得与训练某种人体功能态的手段。中医里的方剂同样也含有变换的课题。这些课题如此之广泛，其原因是世界的多样性决定的，抑或是由变换决定着世界的多样性？这确实是一个未知的课题。

我认为中医理论里存在着大量的超经验，而这些超经验的获得，主要是依靠特异观察所获得的特异体验。这些体验是超经验的东西。特异体验的结果是产生特异思维，这类思维与灵感思维、直感思维交织在一起，从而产生了超科学的理论。无论如何，这一理论都是客观景象在大脑的反应，只有认识了这点，才不会掉进唯心主义的泥潭。

意识是什么？它是单独存在的吗？如果是这样，我们能将意识单独分离吗？如果不能单独存在，那么，丧失意识这句话怎么理解？

传统中医理论早就超越了时代，不但超越了当时的时代，也超越了现在的时代。

我要熟练掌握中国人的语言（特别是阴阳术数里的语言），这样是为了能用中国人的语言描述中国人的成就。除此以外，我还应更多地了解国外的一切，目的是用中国人的语言描述人类的一切。这种博学家式的风格，有可能使我能在人类成就的群峰之顶观看人类成就的群峰。

2.《科学创造与直觉》 周义澄 著

道生智。道是数物的主宰。数物存在着象与空时结构的一面。道是通过易的作用而认出太极来的。所以，在表面的道，存在着内在的太极，这是智的来源。

在思维产生的早期，当然不可能形成逻辑思维，所以，一切思维的起源都是直觉的。我们认为这种直觉的基础是客观映象。从这一基础上产生了象，在象的基础上产生了对象的排列组合、归纳演绎。

根据思维的洞察力的含义，说明易的象辞训练是对思维洞察力的训练。

我曾经提到：对中医的学习要多问几个怎么样，而少问几个为什么。这是因为中医的直觉主导性所决定的。

经验的积累对直觉判断是至关重要的，但是积累经验的方法是什么？我们是否可通过模拟训练来积累经验。到此，关键的问题是如何确保模拟的经验是正确的，会对今后的各种问题产生正确的直觉判断。

中医的发展决定于中医的内部与外部，内部包括它的思想、内容、方法。如果有更高级的思想、内容、方法的外部存在，那么，中医应该引进这些思想、内容、方法。这个方法包括了技术部分。

作为现代科学，从思想上它是无法与中医比美的，从内容上也不是尽善的，相反，倒是中医比它更完美。另外，从技术而言，现代科学技术也还无法对中医的方法进行填补。所以，我们认为很可能不存在中医现代化的趋向，倒是存在着现代中医。这是指现代化需要中医的思想，亦部分地需要中医的内容与方法。那么，进行这种有益的工作是我们每个人都能够干的，不管是西医或中医，大家都可以在思想、内容、方法上进行深入的整理比较。在这里强调深入是最重要的。目前对中医的认识是十分的不深入，其原因最主要是中医思想的失传所造成的。而造成这种失传是由于没有很好地进行中医的基础研究，而只是注重了临床实践的研究，这便使中医的思想失传了。为了恢复失传了的思想，我们有必要进行深入的研究。而只有在原有的体系上建立这个体系的基础学科，才有可能解决这一问题。这个基础学科就是我们所提倡的唯象学与阴阳术数学。将唯象学与阴阳术数学的思想、内容、方法及意义与作为现代科学的六大基础学科的思想、内容、方法做比较，我们发现中医并不会被抛弃，相反，中医会被现代科学所青睐。

爱因斯坦指出："没有一种归纳法能够导致物理学的基本概念。对于这个事实的不了解，铸成了 19 世纪多少研究者在哲学上的根本错误。这也许就是分子论和麦克斯韦理论只有在比较晚近的年代里才能确立起来的缘故。"由此我们可以清楚地知道，以往的将中医理论说成是对经验的归纳演绎的结论是完全错误的。

探讨时间的时候，每一时间都建筑在一定的象上，这样的医学称为"时相医学"。

弗洛伊德对梦的解释是不深的。特别对那些有预言性质的梦，更显得无能为力。我认为对那些具有预言性质的梦来说，都是属于超前位象。

有限的空时怎样才能与无限的空时相接近呢？唯一的办法是通过象的联系。

从左右脑的功能分析中国古代文明发达的原因，及近代西方科学技术发达的原因。从这里得出的结论是：随着左脑的自发极限的到来，它必须更高度依靠右脑的创新，这样，西方技术的发展就必须要依靠东方文明的指导。

3.《周易尚氏学》 尚秉和 著

乾属十二消息卦之一，故谈乾卦宜结合十二消息卦，谈十二消息卦当谈十二生肖，谈十二生肖当谈十二月之名称，十二月之名称为：嘉月，吉月，桃月，正阳，恶月，焦月，兰月，桂月，朽月，正阴，龙潜月，嘉平。

《伤寒论》疾病欲解时之注解资料：由亥坤至子复为冥，由子复至泰寅为罔。冥罔者，坎冬也。此数语可作《伤寒论》疾病欲解时之注脚。

坤曰："西南得朋，东北丧朋。"尚注云："月三日出庚，震象。八日见丁方，兑象。兑二阳为朋。庚西丁南，故曰西南得朋。三十日坤象，月灭乙癸，癸北乙东，故曰东北丧朋。苦心搜索以求朋象，岂知兑之为朋，以阴遇阳，非以二阳。"尚注所解甚为确切，足征易之象与天文关系甚切，宜多加注意。

"七损八益"考：①易用九，用六；②六、九表示发展变化；③阳进阴退，阳顺阴逆。阴极则变，故易用六，阳极则变，故易用九。

"七损八益"又考：七损者，乾至姤之一阴生也，八益者，坤至复之一阳生也。故七损八益当从十二消息卦中求解。须知乾息从姤始，坤息从复始。

"蒙：亨。匪我求童蒙，童蒙求我。初筮告，再三渎，渎则不告。利贞。"

曚之为疾，眸子未损，而有翳蔽，不能见物也。本卦蒙字皆借作曚。年幼而无知者称童曚，以象愚而无知者。渎借为黩。黩，握持垢也，狎也。

古人举行亨祀，会筮遇此卦，故曰亨。有来筮而无往筮。求筮者初来求筮则为之筮，而告以休咎。若不信初筮，反复然疑，而再三求筮，是狎辱筮人，则不为之筮也。童蒙五句，乃筮人之标语，非卦辞也。筮遇此卦，举事有利，故曰利贞。

"初六，发蒙，利用刑人，用说桎梏，以往吝。"

发，开也。蒙借为曚。发蒙者，医去其目翳而复明者也。利用犹利于用也。用说犹以说也。易中用字，字同其义或不同，当随文读之。说，借为挩。挩，解挩也。桎，足械也。梏，手械也。

目盲而复明，是去黑暗之境，而入光明之域也。刑人脱桎梏，出图圄似之。又曚者不能见路，发曚虽能见路，而不知路，以其无经验也。故曰：以往吝。

比之九五曰："显比，王用三驱，失前禽，邑人不诫，吉。"

显者，光也，明也。凡光明远照，声誉四播，古谓之显。显比犹言显相，即贤名昭著之辅臣也。诫，疑借为劾。盖有罪者按律治之谓之劾也。此殆古代故事，盖王田之时，有兽在前，王三驱而遂之，不获。罪在邑人，王怒欲劾其罪，有臣谏而止。因成王之德，而得邑人之报，此臣贤名昭著者也。按《魏书·苏则传》亦载："则从行猎，槎桎拨，失前鹿，上大怒，收督吏，将斩之，则谏乃止。"

4.《时间·地球·大脑》〔苏〕P·K·巴兰金　著

时间是不能单独存在的，它只能与一定的阴阳属相相联系，这就是我所提出的时相概念的含义。

我的中医哲学观：中医是利用了最可能的精密仪器——特异功能人，依据最客观的参数——自然景象而建立起来的一门学问。它从人体内部来观察世界，又从世界外部来观察人体。

就中医来说，《内经》作者是课题发现者，后世医家是解题者。就中西医来说，中医是伟大的课题发现者，西医属解题者。

我们应如何进行专门的科研，又如何兼任科普的工作？方法是充分利用科普知识丰富专门研究，并利用专门研究的结果进行科普创作。因为在这一过程中我们可以更自由地谈论。

中医存在着大量的、永恒的、取之不尽的、激动人心而不会衰老的主题。

大气圈的变化，即温度、湿度、压力的变化会影响生命物质。而从六经的角度言，温度是由太阳寒水、少阳相火、少阴君火来决定；湿度是由阳明燥金和太阴湿土来决定；压力则由厥阴风木来决定。

我的目的并不是给大家解答什么问题，为现在的中医问题减少几个问题。恰恰相反，我的目的是给大家增添几个问题，使大家头脑里的问题集增加几个。正因为如此，当你们向我提问时，我是无可奉告的。

5.《从 X 射线到夸克》〔美〕埃米里奥·赛格雷　著

科学研究也应该像艺术那样具有迷人的魅力、戏剧性、人情味。所以，我们在科学教学中，千万不要忽视历史与传纪。

我的兴趣是开拓新的领域。我对中西医结合的看法是，结合的生命力取决于是否能开创新的边缘科学，也即是新的课题、新的领域。从这一点出发，人们不可能只停留在古典医学的领域上，而必须研究、学习更多学科的知识，用以保障能从多个角度、多个方位上探索新的领域。

我们如何来描述中医的起源与它的发展史呢？看来革命性的思想或概念的每一次引入都是值得详细地探讨的。这样就需要我们注意，究竟哪些是革命性的思想与概念，并且懂得它们的背景。关键的一点是我们还得谈论些详细的、生命的、有代表性的例子，这样才能引人入胜。像其他学科一样，研究历史是为了现在与将来。

我以前曾提出从整理《内经》的概念着手去整理《内经》，它的方法是将《内经》的概念放到产生它的历史背景、思想背景、自然背景上去考察。这样就必定要对《老子》《周易》等著作进行考察，对文字发展史进行考察，对与自然现象相关的天文学进行考察。总之，要对祖国科学文化的历史进行全面的考察。现在我发现，除了进行这些工作外，还应对《内经》的课题进行一番考察。这样做的目的是为了进一步把概念弄清。另外，更重要的是知道《内经》的价值和意义。在完成这两项工作以后，我们就可以说：《内经》基本被我们阐明清楚了。

研究中医经典用老的一套办法是否到达了它的极限？从掌握的角度是无所谓这一问题的，但从解决中医内部的问题来说，可能老的研究方法由于得到改进，还是富有潜力的。但这种改进所依赖的思想是经典式的吗？是真从《周易》等经典里挖掘出来的吗？中医的经典是否有还未被认识的东西？为认识这些东西应引进新的思想吗？这些思想又从哪里来？我认为在它固有的内容里还有着富有生命的思想未被充分利用，如作为天人观的思想表现最突出的五运六气学说还没有得到充分的应用，这与它的尚未完善性有很大的关系，也就是说古人所创造的运气学说还有不完善的地方。《内经》提出了很多课题，总的看来，虽然经历了几千年的努力，但这些课题还远远没有解决。这是什么原因呢？我们目前应做的工作是：①找出《内经》里的课题；②考察历史上对这些课题的研究情况；③指出这些课题解决的程度；④研究这些课题在今天、明天还会有些什么意义？⑤要完善解决这些课题是否需要引入新的方法？⑥这些新的方法指的是什么？⑦从传统文化里我们还可以借助些什么？

"1926 年，在玻恩把 Ψ 函数作为几率密度，而不作为电性密度看待时，它的含义才变得明确了。"类似这样的情况在传统文化，特别是中医与古典哲学的概念里是大量存在的。我们应该充分表达这些概念的含义。而它之所以难表达的原因是，后一个不明确的概念来源于前一个不明确的概念。为了弄清它们，我们除了将这些概念放到产生它的基础上是别无它法的。这样我们一定要追踪到产生思想、语言、文化的自然背景上，从文化的起点处着手。

玻尔的互补性概念是由进一步深化量子力学的基本思想而取得的。从这里我们知道应该将《内经》的思想进一步地深化。看来《内经》是将《周易》的思想深化了，同时也将《老子》的思想深化了。我觉得《内经》《周易》《老子》的"道"似乎不一样。

阴阳学说是很难用公式来表达的，但可以用图表来表达，这图表便是太极图。可以说，太极图是中国人的思维图。

在研究人体科学上，可以以量子力学作为起点，在这一过程中便有可能给出更基本的量子力学定律，为相对论性的量子力学做出贡献。

大匠示人以规矩，不示人以巧。这说明了思维方法的重要，哲理性东西的重要。

如何普遍地、新颖地、贴切地改变一些已经确立的概念，或是引入一些新的和未曾预料的概念，这是旧学科能否更新的关键。

能否善于在崭新的领域里接受训练，并养成新的思维习惯，这由一个人的自学能力程度所决定。

作为医学家，更确切地说是中医学家，他的工作完全可以进行到临床诊疗技术的理论研究阶段，但是，实在无法进行到临床治疗的事务性阶段。如果这样的话，是不可能做出新的理论创造性工作来的。所以说，中医并非是纯经验的，而是拟理性的，因为它充分利用了有规律性的思维。

我认为中医是一个完整的假说体系，而并不是纯经验的。建立这个体系的基础，除了有经验的因素外，还有作为特异实验的特异观测。当然，免不了存在着科学的思维。对于这样的假说，用目前的科学还是无法证明，所以，我认为说其是经验不是不可以，但并非最恰当。若说它是前科学还比较容易接受。但似乎并不像恩格斯所说的自然哲学。中医确有它的特殊性，应该慎重地去评价它。

6.《心理学纲要》〔美〕克雷奇、克拉奇菲尔德、利维森等　著

同卵双生子的实例说明，相学里的相都与命运相关的说法是很值得研究的，是否形态场是最值得考虑的解释工具呢？

宇宙生物神系提醒我们，灵感、顿悟的基础是共同的"神"。灵感是自然地发现了神系上的不同象，由这些象产生了相同的共振序，由共振序产生了需要的结论。

显性与隐性的说法可换之以"从本，从标，不从标本、从乎中气"的说法。

生物进化到一定的程度才产生文化，文化进化到一定的程度亦可以影响生物的进化。遗传工程加速或缩短了生物的进化，它造出了新的物种。对人的进化，亦可以通过无性繁殖的方法来进行。但是，这种由文化的进化而引起的生物的进化，就其结局来说，是否属于好的得分，看来还未可轻下结论。

工作方式与结构：以门锁为例，可以得出这样的结论，结构的不同，引起工作方式的不同。东西方文明的起点与东西方人的头脑微结构不同，所以工作重点亦不一样。东方偏重于形象思维，这是创造的源泉。

7.《风水探源》 何晓昕 编著

风水理论归根结底是时相理论，万物的发生发展都受控于时相。时相既隶属于形而上，归于道；亦隶属于形而下，归于器。时相有形神、形体之别，而总称之为形势。时相有阴阳五行之特性。风始于东北而和合于西南，水始于西北而聚合于东南。风者调情万物阴阳者也，水者养育万物阴阳者也。知风水，则知万物变化，亦知吉凶所在。风水之学，焉可忽哉！

8.《易学十讲》 邹学熹 著

说易学是宇宙代数学，是没有必要的。易学应用了代数学的东西，但易学的数主要的不是数学意义上的代数。说易学不讲具体的天地万物，这也不对。易学谈的是理、数、象、变、占，易里的象在卦辞爻辞里都是说得很具体，我们只要看一下卦爻辞便知道。但是，从卦象的角度来说，它确实并不单指卦爻辞表面的事。

医易相通的原因是什么？回答这个问题，首先得回答医的结构。一门学科可分为基础学科、技术学科、应用学科。基础学科是这门学科的理论基础；应用学科是基础学科在实际中的应用；技术学科是基础学科与应用学科的桥梁学科，也就是从基础学科过渡到实践应用的一门技术。从这样的一种观点出发，我们便可以得出《内经》是中医学里的基础学科，《金匮》《伤寒》是应用学科，而《神农本草经》则属于技术学科。但是，在基础学科之上的东西是什么呢？根据哲学的定义，那么，我们便可得出这样的结论，那是哲学。而《周易》除了它比《内经》出现得更早外，它还应属于哲学范围里的著作。易里充满了哲学的思辨，所以，它是支配《内经》的一门学问。这样医易的相通就是很必然的了。

古文字学的功夫固然与"说文""训诂"有关，也就是与小学有关，但如果我们只停留在小学的功夫上，那必定会闹出不少笑话来。

易分三家，非只此一书也。尚秉和氏认为连山、归藏、周易，总是一家。连山以艮卦为初，归藏以坤卦为初，周易以乾卦为初。这三家统称易经。

关于孔子作《十翼》，或孔子作《系辞》的问题争议不少，有不少文章指出孔子并不是《十翼》的作者。余亦以为《十翼》非孔子之作，盖易与儒之论相差远矣。

宋学之渊源、发展、流传等环节是最值得做深入研究的。它的作用点不但在易上，而且关乎整个传统文化的关系。宋学之所以能如此昌盛，这与内修功的复活是分不开的。李约瑟认为，中国的一切科学文化都聚结于朱熹。朱熹之后，中国之科技便渐趋下坡。

书曰：卦者，卦物象以示意。而此则曰：卦从圭从卜，圭，土圭也，卜，观测也。此说实不可从。八卦乃八象之谓。卦八象以示天下之万事万物也。而万物之变化均与日月之运转有关，故以日月而象阴阳二爻，以阴阳二爻之组合而象万物，而万物吸天之气而采地之精，天分八极，地分八方，故以八卦象而示天下万物焉。

文，象也；理，象也；事，象也。象之在天曰文也，象之在地曰理也，象之在人曰事也。

乾上坤下则天地定位。天地定位则万物分。兑巽在上，艮震在下。坤起于震而止于艮。乾明乎兑而晦乎巽。雷风相搏则水火相生，寒暑相形，山泽通气。艮居西北为山，兑居东南为泽，故西北山高气寒，天不足西北也；东南地陷多湿，地不满东南也。温热见于春夏，寒凉见于秋冬，各有本位，故水火不相射焉。此则先天八卦之说而图、图而说之解也。

前人一直错解"蛊"卦，"蛊"上艮下巽，艮阳茎也，巽阴户也，阳茎加于阴户则日后自有胎孕而腹鼓也。虫属幼体，为血所养，此则蛊之真义也。这正是古人对胎孕生育之性的观测结论。无奈自左氏错解蛊卦后，两千余年皆积习不返，至一盲传众盲，天下人尽盲，其可痛夫！

此处解释乾卦大谬。利见大人，《易经》凡五见。元、亨、利、贞，乾坤之四大功用也。利在乾指秋，在坤指收，在乾指降，在坤指成。故利见大人者，实指乾降坤成，出现大人者也。观乾九二曰：见龙在田，利见大人。意谓时至九二，乃象临卦，临卦内含立春，春雷初动，此乃天地降成之象。大人宜于率众郊祀，以祈上天之佑，作福于民也。乾九五曰：飞龙在天，利见大人。意谓时至九五，乃象夬卦，夬卦内含立夏，春去夏来，雷电飞天，此乃天地降成之象。故大人亦当率众郊祀，以祈上天之佑也。巽在东南，东南位属地户，时至巽位，万物奋争，自地户而出，巽亦含夬意。巽曰利见大人者，义同乾之九五。萃属西南，时为长夏交秋，万物聚萃，丰收之节，此亦天地降成之应。此时大人宜率众兴贺，祝福神佑。故亦曰利见大人。塞位东北，时属冬尽交春，万物终而复始，此亦天地之降成。故大人率众祭祀，义同乾之九二。

"太极"一词历来很难正确解释，需分极、太二字各别解之，然后相合，方可解释。

左肝者，言肝有左之升属阴。右肺者，言肺有右之降属阳。盖经曰：左右者，阴阳之道路也。

"夫肝之病，补用酸，助用焦苦，益用甘味之药调之。"助焦苦者，则知补用酸者，乃酸温也，酸温乃东方春令之味。此知肝虚者，指升不及之谓。益用甘味者，当用中央春令之正品，乃甘温之味也。如此则制北方冬令之水寒，冰河解冻，则天地气温，万木生发。温助南方心火，心火旺可制西方肺气凉肃，如此则有益于肝之升发。

所谓太极的含三为一，指太极里有阴阳，阴阳里有五行。太极、阴阳、五行分则为三，合则为一。一者，气也。

9.《零岁——教育的最佳时期》〔日〕井深大　著

由于文化的进一步有理化，所以，使得左脑逐渐地处于统领地位。因此，由右脑创造的，需要具备极强的空间想象力、直觉判断力，乃至超感能力的右脑文化体系，已经被占领先地位的左脑文化体系淹没了。正因为这样，现在的中国人几乎都不知道什么是五行。

对数理逻辑体系来说，人脑的潜力是无法有更大的发挥的，也就是说，这种体系成了抑制大脑的"魔鬼"。只有通过非数理逻辑体系的训练，所培训出来的"神灵"才能制伏这一"魔鬼"。

关于胎教的想法并非始于汉朝，而是始于春秋时期，这件事记载在《韩诗外传》里。

一般的人只有在睡眠状态下才能接触虚世界，可是一旦将梦作为"日有所思，夜有所梦"的现象来理解时，就无法从虚世界中学到知识。如何学会做梦，如何利用梦来了解虚世界，这是一种十分重要的技术。这一技术亦属于心相工程的一个内容。阅读《太平广记》有关梦应的记载，对建立梦技术是会有益的。

超感现象是潜能，或是进化？或两者兼有。所谓潜能是指被常识（逻辑体系）所扼杀的东西。从不少特异感知者并不比别人聪明这一点就可以看出来（这种不聪明指的是常识性的思维方面）。所谓进化，是指特异感知的产生部位，是大脑的前额，而前额是新脑，是进化的产物。

10.《我的一生和我的观点》〔西德〕M. 玻恩　著

"在我看来，巧妙的、基本的科学思维是一种天资，那是不能教授的，而且只限于少数人。"我认为《周易》包含了这种巧妙的、基本的科学思维，《内经》给出了这种思维的一种推导过程。既然写出了书，那就不是不可教授的了。但是，能掌握的终究只限于少数人。

作为一个中医学家，如何去阐明与发展科学的哲学思想显得更为重要。这比如何应用与创立一种临证诊疗技术更为有意义。

玻恩认为理论物理学是真正的哲学，然而我认为理论中医学更是真正的哲学。中医学上的一些重要概念，其意义远远超出了中医学的本身。通过对中医学的理解，可以推导出古典的哲学原理。

让研究中医的人们充分地意识到自己的工作是同哲学思维错综地交织在一起的，要提高对中医的认识，就有必要对哲学有充分的认识。那么，提倡学习《周易》就显得十分重要了。

《周易》起源于"近取诸身，远取诸物"的科学思维活动，而它的成就远远地超出了天文科学而进入了哲学。

关于"特异感知"争论的症结所在是唯物主义所说的"物"是一种原始观念的物。而现代的"物"已被"场"以及将被更抽象的概念所代替。

11.《伟大的探索者——爱因斯坦》 朱亚宗　著

不少中医师的临床治疗是成功的，但其理论观念是错误的。这种理论观念是指非正统的中医理论观念。同样，西医的一些治疗是成功的，而其理论观念是错误的。

经络的间断性与气空的连续性。可称经络的非泛溶合性与气空的泛溶合性的矛盾是如何产生的？我们应该如何解决？

中医的基本原理都可以作为未来医学的基本原理。中医的基本原理是宇宙生物原理，未来的医学原理是人择原理？

由于中医界的某些人士，或者说是经验主义的原因，使得人们无法正确评价五运六气。我们更应重视这一学说深远的哲学意义。司天、在泉、主气、客气这些概念已远远超出了经验事实，它是一种高度的理论概括。

在讨论术数的时候，我们可以举《灵枢》为例，以七为起点，以九为节，这里显然是从洛书数来的，因为七是火、九是金，火克金。从这一例子，我们可以说明河、洛绝不可能是宋人搞出来的东西。

从五运六气的建立，使我们更进一步地明白：我们无法继续认为中医理论是从经验归纳整理而来的！我们认为，五运六气以更加令人满意和更加完备的方式，来考虑范围更广泛的经验事实。能接受经验事实检验的理论，不可能纯粹从经验归纳中产生。

我们的中医本身是不可能抽象的，这样中医就很难用逻辑的方法来证明。中国人的思维是理、数、象、占，又曰：阴阳不以数推以象。

经验事实属发现，自由思辨属构造。思维是将经验发现与构造发明结合，得出新的体系。风寒暑湿燥火既来自经验事实，亦来自自由构造。所以，它不能等同于经验的风寒暑湿燥火，它是更为广泛的世界。风寒暑湿燥火的更广泛的含义是什么？我们在解答这一问题的时候可以作这样的思考。如果单是日常所见的风寒暑湿燥火，那么，它所引起的病便是十分的简单。另外，厥阴风木这一词实际上应该包括厥阴、风、木这三个不同的，但依然是有联系的层次。

对中医的基本理论是应该进行检验和确实的。但是，我们应该清楚，由于检验手段跟不上理论要求的话，那么，还是很难对这一理论的真伪做出判断。目前，我们的检验手段是什么？是药？是针？我们能否保证我们的经验设计是有把握的？正因为这样，我反对单看目前临床上的效果来评价中医的价值。

狭义相对论是建立在两条基本原理：即相对性原理与光速不变原理之上的。那么，我们要问，整个东方自然科学体系是建筑在什么原理之上的呢？

东方的哲学基础是原于客观观测与自由思辨的。只是后来的人，失去了观测的能力，而坠入了纯粹的思辨。

我今天比较认识自己进步的来源，是与对哲学的长期体会、反省、思索的结果分不开的。要恢复中医的本来面目与恢复中医的本来哲学又是分不开的。

中医的衰亡来由：①政治式哲学之批判；②在①的指导下，急于求证于西医；③没有真的掌握自身的理论队伍；④逻辑实证主义哲学的影响。

爱因斯坦的认识起源是感觉经验，马克思主义的认识起源是实践活动。

《内经》，特别是《内经》里的运气学说中的神物系链，使人们知道，不同属性的东西的共同基础及内在联系是什么。从《内经》的定义，我们可以这样说，运气学说是《内经》的"内经"。

相对论揭示了时间、空间、运动、质量、能量、引力与自然界基本要素之间的联系与转化。运气学说中的十二变正好对照上述各项。

天地人之间的作用关系是六大形式，即三阴三阳。

惊人的记忆和闲读法，常常
在人们的一遍赞叹声中一纵
即逝；特别的直觉透视闲
读法，却碰在戏戏无闻
之中迸发出创造思维
的火花。

八邦·1984年11月20日

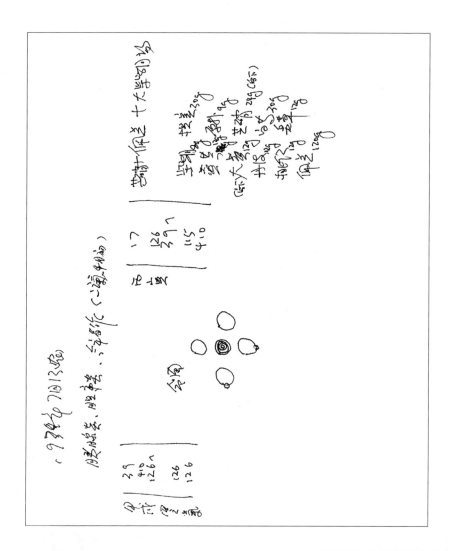

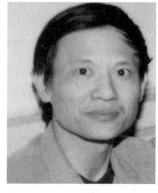

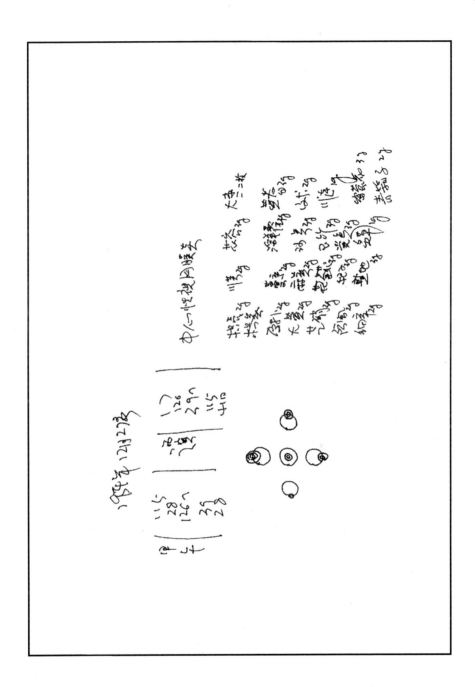

遇蒙 ䷃ 之卦 ䷀

辞曰：新岁大吉　福禄重来

　　　生且嘻嘻　荒庆得财

时间　一九八六年十二月八号夜亦三十分

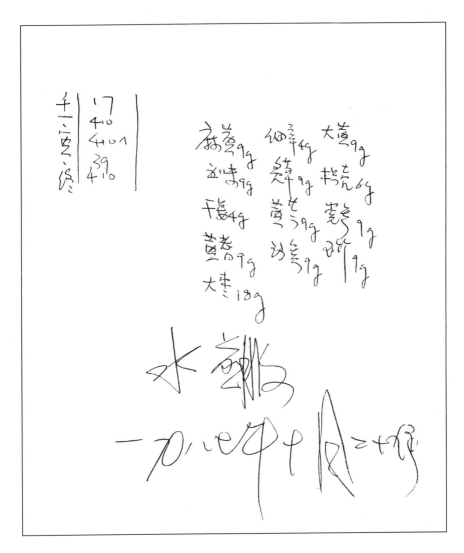

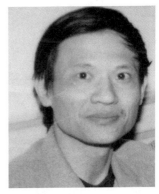

熟地 9g　白术 9g　葛根 9g　猪苓 9g

茯苓 9g　苍术 9g　泽泻 9g　白芍 90g

仙茅 6g　桑螵蛸 6g　淫羊藿 6g

十剂

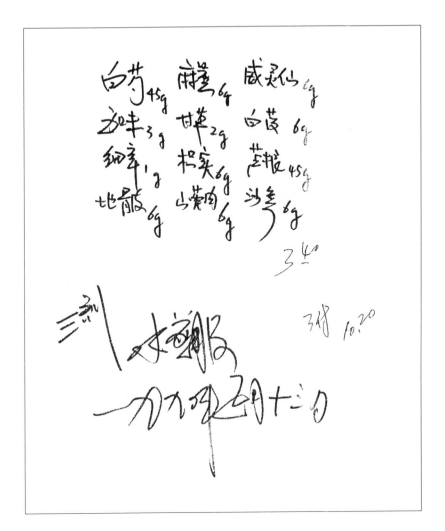

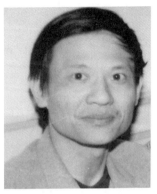

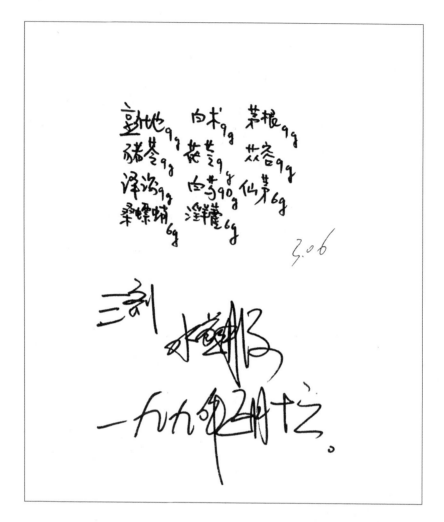

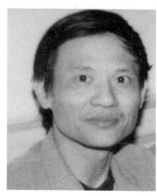

加味十 10g　山黄肉 10g　白搞 10g
吴草 15g　大枣 30g　莞芎 15g
萋 15g　枳实 30g　郁美 30g
北芪 泽泻 30g　蟹甲 5g　龟缩 5g
生牡蛎 5g

此方明
1986年5月29日

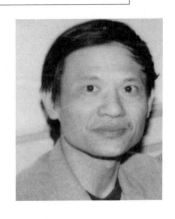

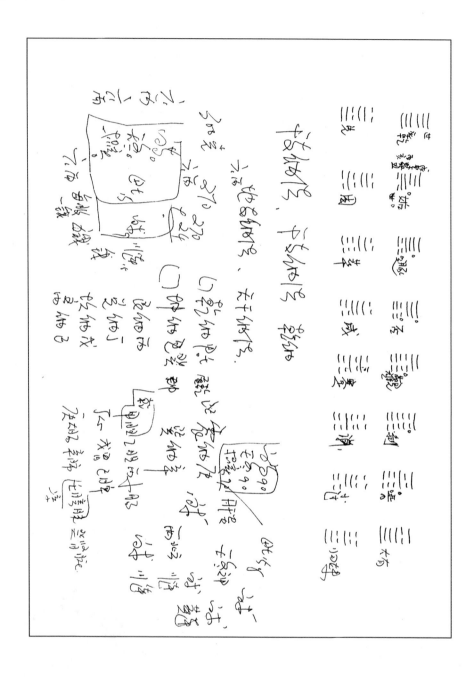

三诊：脉疫 皆已行. 大便一次. 今晨
再次畅通。舌胎微黄, 左脉仍窦.
头之右侧梢加瘤涨。國右眼较欠清
亮. 左脉缓弱. 此乃 左道不升
右道失降. 拟以升清降浊法为政.

柴胡3钱   生石决明5钱   菊芋2钱
杏仁3钱   生代赭石5钱   羌活1钱半
川芎2钱   生石膏5钱   防风1钱半
半夏1钱半 生军2钱   菊花4钱
泽泻3钱   甘草1钱半

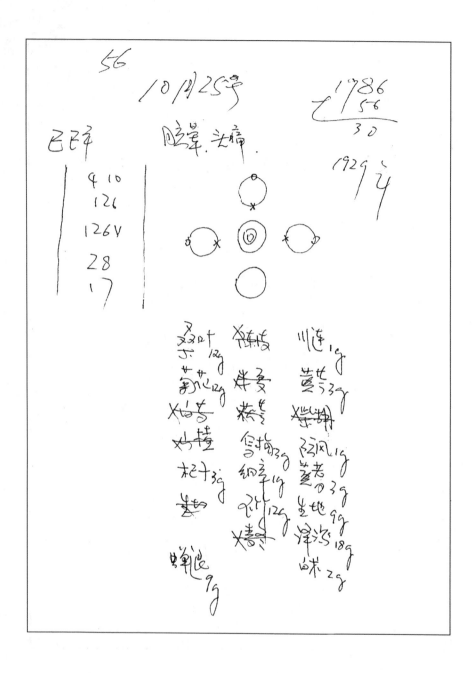

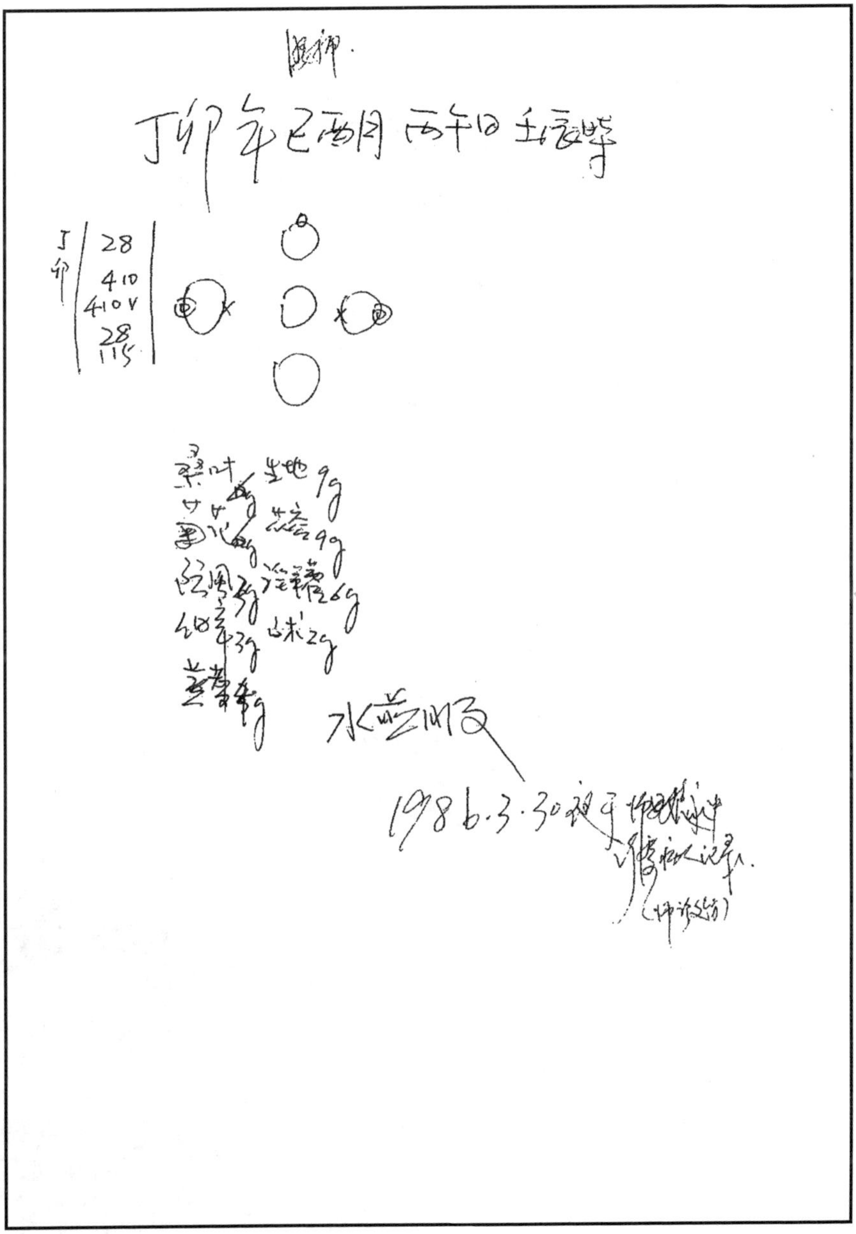
丁卯年己酉月丙午日壬辰时
丁卯
28
410
410V
28
115
桑叶
生地9g
水煎服
1986.3.30

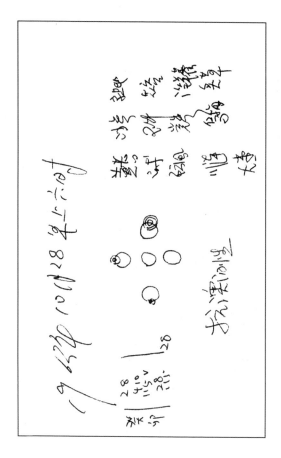

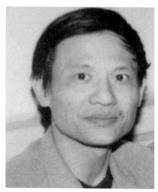

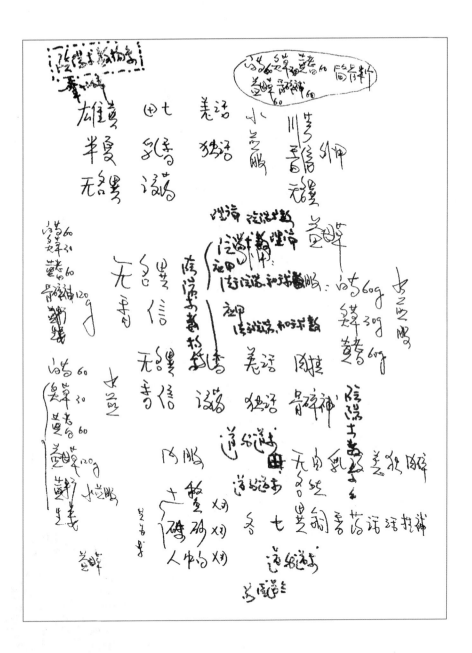

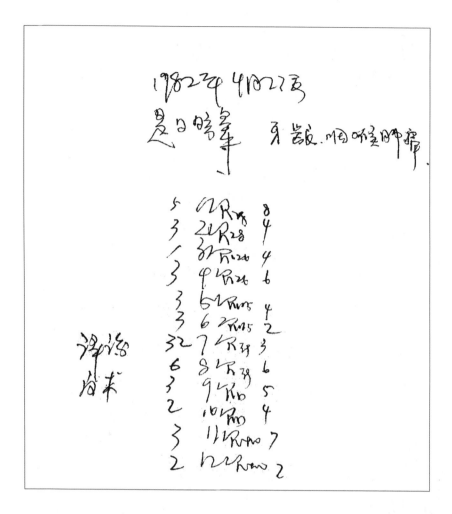

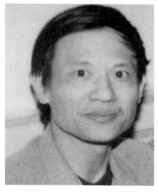

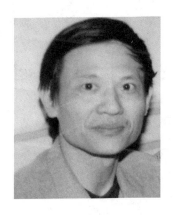

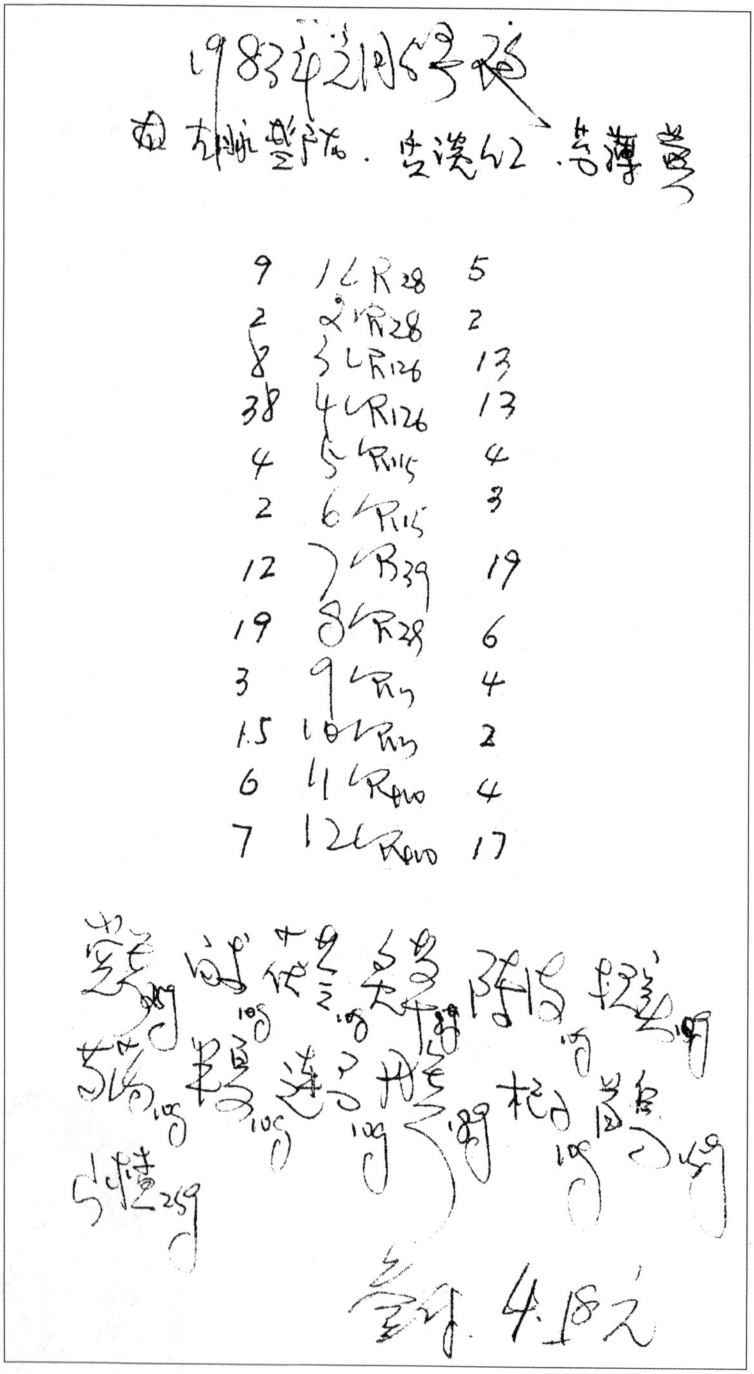

1983年2月5号

9	1 R28	5
2	2 R28	2
8	3 R126	13
38	4 R126	13
4	5 R115	4
2	6 R115	3
12	7 R39	19
19	8 R28	6
3	9 R17	4
1.5	10 R17	2
6	11 R110	4
7	12 R110	17

4.18元

1983年2月15号夜

腹满、纳差、脉缓。右寸关＞左寸关。右尺沉。舌内痹。

```
卜    1 LR 28    6
5'    2 LR 20    6
)     3 LR 126   22
11    4 LR 10    42
8     5 LR 115   3
2     6 LR 15    3
)     7 LR 3     15
卜    8 LR 29    5
5     9 LR 11    4
6     10 LR 11   3
6     11 LR 111  20
3     12 LR 11   15
```

苍术 25g   法夏 25g   建曲 10g

杭芍 25g

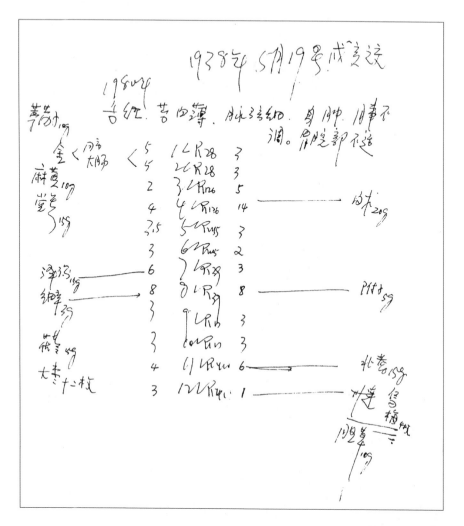

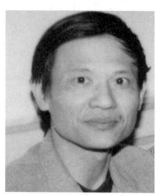

1955年 8利 6号

三侯父又怕打膈痞。

$$
\begin{vmatrix}
12 & 6 \\
& 17 \\
28 & V \\
126 & \\
3 & 9
\end{vmatrix}
\text{之}
\begin{vmatrix}
115 \\
115 \\
126M \\
17 \\
28 \quad 17
\end{vmatrix}
$$

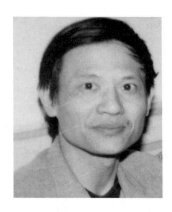

秦艽60g　白芷30g

防风30g　银花90g

水煎冲搽水

1986年12月7日

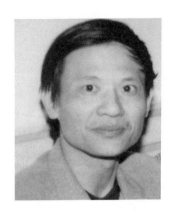

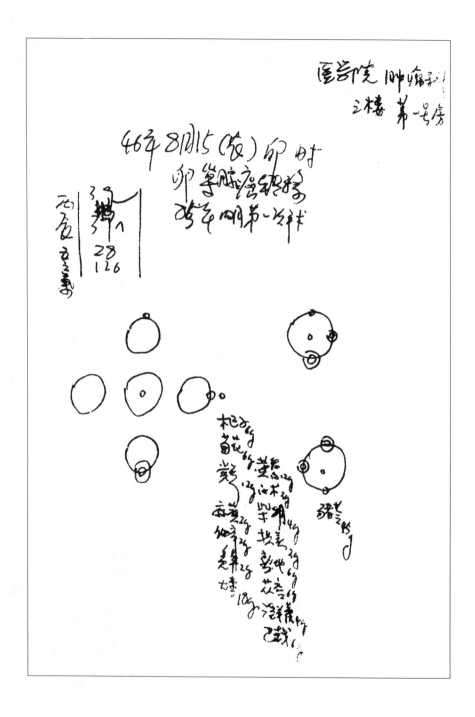

执两用中说预测

——对运气与预测的若干思考

刘力红

编辑同志在对这部书稿进行认真的审校之后，为了使本书的出版更加圆满，向我提出能否运用运气对近几年甚或近几十年的气候及疾病情况做一预测。编辑的这个要求，既反映了他们对运气这门学问的负责精神，同时亦向笔者传递了当今学术界对运气学的一个认识思潮。确实，预测问题是运气的一个大问题，值得很好地认识研究，如果这个问题得不到恰当的认识，那么，运气学问的研究就很容易走向偏激。要么我们会沉湎于预测之中而不能自拔，要么就会因为预测的不灵而否定运气的科学性和实用价值。笔者以为，上述两种态度都是不可取的。为此，亦愿透过预测这个问题来谈谈对运气的一些看法，以期就教于同道。

运气能不能用于预测？这个问题我想应该是清楚的。事物能不能进行预测，就看它具不具有一个相对稳定的规律可循，这是预测的前提条件，如果具备了这个条件，就可以根据规律的变化次第，来对相关事物的未来做出预测。那么，运气的系统里面是否也具有这样一个可供预测的基本条件呢？让我们看一看运气七篇中的《素问·六元正纪大论》：

"帝曰：善。五运气行主岁之纪，其有常数乎？

岐伯曰：臣请次之。

甲子 甲午岁

上少阴火 中太宫土运 下阳明金 热化二，雨化五，燥化四，所谓正化日也……

凡此定期之纪，胜复正化，皆有常数，不可不察。故知其要者，一言而终，不知其要，流散无穷，此之谓也。"

这里谈到的常数是一个非常重要的概念，常数的意义是什么呢？常者，经常不变也，常数，就是经常不变之数，就是相对稳定的因素。只要你是甲子（甲午）年，这个数都会是这样，都是：上少阴火　中太宫土运　下阳明金　热化二，雨化五，燥化四。因此，只要"期"确定了，"胜复正化"也就确定了，这是相对稳定的，不变的，所以叫作"常数"。从《素问·六元正纪大论》的论述，我们可以看出，运气的作者把常数摆在了一个很高的位置，将其称作"要"，谓"知其要者，一言而终，不知其要，流散无穷"。在运气的七篇大论中，中运、司天、在泉、六步客气，以及它们各自对应的气候、物候、病候等，都属于常数的范畴。有了常数，有了这个相对稳定的规律可循，预测的前提条件也就基本具备了，所以，我们说运气有能够预测的一面，这是有充分依据的。

王玉川教授在其所著的《运气探秘》一书中，曾运用运气的相关理论对发生在西汉197年间（公元前193年至公元4年）的65次灾害性天气进行了符合率的计算，计算的结果表明，65次灾害性天气与运气的符合率为86.1%，对此，王老深有感慨地说"毫无疑问，建立起一套能够对气候的周期性变化做出解释，而又能够同长达197年内发生的65次灾害性天气对照，取得高达86%以上符合率的理论，不但在两千年前是一项了不起的成就，即便在科学昌明的现代，也并不是一件轻而易举的事情。从这个意义上讲，运气学说的科学性是不容否定的。"王老的上述研究，就深刻揭示和印证了运气常数所反映的一定干支纪年与天气变化的相关性是真实不虚的。

但是，有了这样一个常数的相关性，并不等于我们就能按图索骥地敲定几年、几十年，甚至几百年的天气及其他相关变化。正如《易》所阐述的道理一样，运气系统也有两个并立的格局，一个就是常数的格局，一个是变数的格局，前者为不易，后者为变易。不易是相对的，变易是绝对的。变易者动也，故《易》曰"吉凶悔吝者生乎动者也"，《素问·六微旨大论》亦云"成败倚伏生乎动，动而不已，则变作矣"。所以，把握好运气应用的一个关键，就看我们能否很好地驾驭这个"动"，能否在常变两个格局里，执两用中。如果我们仅能用其常，而不能通其变，那当然会发现，按照运气学说的理论，灾害性天气应该发生而实际上并没有发生的年份，较之发生了的年份要多得多，从而得出运气学说"很不完善，很不成熟，只能用来解释已发生的反常气候，却不能作为预报气候变化的理论来使用"的这样一个结论。其实，上述这个结论并不是暴露了运气学说的严重缺陷，相反，它恰恰暴露了我们对于运气的认识和研究存在严重缺陷。说明我们对于运气的理解过于机械，说明我们只会按图索骥，而不能执两用中。

　　为什么按照运气的常数格局，应该出现灾害性天气的年份，却大多数没有出现呢？这是因为在常数的格局之外，尚有一个变数的格局在影响着我们的天气变化。变数的格局有许多因素，而其中一个非常重要的因素就是"胜复"。可以说，"胜复"是影响反常气候乃至灾害性气候及其相关疾病是否形成的重要因素。如果胜复也能像常数格局中所描述的那样"久而不易，终而不灭"，那预测的问题就很简单了。但实际上并非如此，在《素问·至真要大论》里，黄帝就专门为此向岐伯提了问，"帝曰：胜复之动，时有常乎？气有必乎？岐伯曰：时有常位，而气无必也。"这就明确地告诫我们，虽然胜复之气的变动时间在两千年前就已经为我们确定了，所谓"时有常位"也，但是胜复之气能否届时而至，那是不一定的。因此，我们还必须学会观察气的有无情况，做到有者求之，无者求之。有这个气来，当然就时气相应了，我们的预测就有可能应验。如果没这个气来怎么办？这就要牵涉到病机的问题，这就牵涉到运气中最重要的运用问题了，这个问题我们放到下面谈。

　　气的有无，气的至与不至，如何观察呢？七篇大论为我们定出了一系列很具体的指标。根据这些指标，我们就可以确定气的有无盛衰情况。在这些指标的观察中，有一个很重要的原则需要奉行，就是同化原则。《素问·六元正纪大论》说"岐伯曰：气用有多少，化治有盛衰，衰盛多少，同其化也。帝曰：愿闻同化何如？岐伯曰：风温春化同，热曛昏火夏化同，胜与复同，燥清烟露秋化同，云雨昏暝埃长夏化同，寒气霜雪冰冬化同，此天地五运六气之化，更用盛衰之常也。"什么是同化呢？凡遇风温之化，不管它出现在什么时候，都将它与春化或厥阴认同，凡遇热曛昏火，亦不管其出现于什么时候，皆将其与夏化或少阴、少阳认同，以此类推。其实，在运气的七篇大论中，同化这个概念是一个真正具有"同化"性质的概念，运气的许多内容都可以归纳到"同化"门下。如《素问·五常政大论》所说的"三气之纪"实际上也就是谈一个同化问题，只不过它将每一同化族分为太过、不及、平气而已。有了同化这个原则，运气就可以变得十分活泼，我们就可以随时随地的观察六气的盛衰多少，从而在常数这个格局的背景下，根据六气的胜复规律，真正做到"谨候其时，气可与期"。

　　从同化的意义及其所摄篇幅，我们还可以看到，运气七篇虽然告诉我们某年某时的运气会是一个什么情况，它所对应的气候、物候及病候会是什么，可是运气七篇更多告诉我们的却是如何具体地识别六气，以及如何确定六气的盛衰。这说明了我们对于天气及其相关的物候、病候，并不能一劳永逸地确定下来，而必须根据运气所给出的原则，来进行不断的观察调整，这是我们学习、研究运气所必须禀承的一个基本精神。

除了我们上述所说的这个变化格局，使运气记载的许多本该发生灾害性天气的年份实际没有发生外，平气更是影响灾害性天气发生的重要因素。前面我们曾经谈到，胜复是导致灾害性天气的重要因素，而胜复之所以发生，又与运气循环过程中的太过、不及密切相关。太过则胜彼，不及则彼胜，而有胜者，其必复之，随着胜复的这个恶性循环，灾眚也就随之而生。故《素问·六元正纪大论》云"岐伯曰：运太过则其至先，运不及则其至后，此候之常也。帝曰：当时而至者何也？岐伯曰：非太过非不及，则至当时，非是者眚也。"非太过非不及是为平气，而"非是者眚"，说明平气之外的太过、不及就是灾眚发生的年份所在。为什么平气之年不遭灾眚呢？这是因为平气之年德政和平，所胜不复之故，即如《素问·五常政大论》所云："故曰：不恒其德，则所胜来复，政恒其理，则所胜同化。此之谓也。"不恒其德者，是有太过、不及也，故所胜来复，政恒其理者，平其气也，故所胜同化。为什么在有余而往，不及随之的五运循环中，还会出现众多的平气呢？这里面恐怕有多方面的因素，其中，上天的好生之德应是重要的一个方面，另外，在天人相应这个关系里面，除了天对人的影响之外，人的行为、人的意识同样会对天产生影响，所以古人要劝民以修德，民修德则自天佑之，吉无不利。《易》曰："自天佑之，吉天不利。子曰：佑者，助也。天之所助者，顺也。"所谓顺者，就是尊重自然。今天，我们正竭尽所能地破坏地球、污染环境，视自然如儿戏，故而平气渐少，灾害渐多。所幸现在全球已逐步意识到这个问题，亡羊补牢，犹未为晚。

平气的概念实际上已经包含着运气的治疗思想，用药物或其他方法来产生平气效应，这就是中医治病的基本精神。正如《素问·至真要大论》中所说的那样："帝曰：善。平气何如？岐伯曰：谨察阴阳之所在而调之，以平为期。"

另者，四时的变化是由日、地关系确定的，而运气的循环则更多地受星、地关系的影响，具体地说就是受岁星、荧惑星、镇星、太白星、辰星的影响，即如《素问·气交变大论》所言："帝曰：夫子之言岁候，其不及太过，而上应五星。"五星的变化不但决定运气的变化，而且往往星的变化在前，气的变化在后，所以要做好运气的观察，要做好运气的预测，不明天象，不知观星望气是不行的。《素问·气交变大论》在谈到星象的观测时说："应近则小，应远则大。芒而大倍常之一，其化甚；大常之二，其眚即发也。小常之一，其化减；小常之二，是谓临视，省下之过与其德也。德者福之，过者伐之。是以象之见也，高而远则小，下而近则大，故大则喜怒迩，小则祸福远。岁运太过，则运星北越，运气相得，则各行以道。故岁运太过，畏星失色而兼其母，不及，则色兼其所不胜。"很显然，上面的这些论述，已经不仅仅是理论问题，而是牵涉到很具体的技术操作，也就是笔者在跋文中所说的实证手段。但是，我们回过头来看一看学术界，看一看研究运气的学者们，我们能不能做到这一点，我们能不能根据五星的变化来预知其所应？我们能不能以象来推见阴阳？如果我们不能，那我们又凭什么来给运气下一个"能够预测或不能预测"的结论呢？

　　笔者在中医方面的修养还差得太远，尤其在实证手段方面尚待明师指点。但，笔者有一个恳切的意见想提出来供大家参考，那就是对于传统的学问，特别是经典的学问，在我们对其中的某些问题，尚不能做到一眼见底的时候，宁可存其疑，而不可贸然下结论。存其疑，我们尚有通过努力，有望解决的一天，若结论已下，那就没有机会了。

　　现在我们暂将运气放下，来谈一桩往昔的故事，记得还是念博士的时候，在阅读张仲景的越婢汤时，总觉得前人的解释有问题，如吴人驹的解释，他将"婢"作"狭小"解，谓"越婢者，发越之力，如婢之职狭小，其制不似大青龙之张大也"。而章虚谷等则干脆将婢改为脾，以为是传写之误，越婢即越脾也，取发越脾气通行津液之义。大家知道，越婢汤是治"风水"的方剂，发越脾气也好，发越之力狭小也好，这些与其治风水的作用又有些什么必然的联系呢？似乎没有。所以当时我在这个问题上的态度是"存疑为妥"。一日，正寻思易理，当思及后天卦之巽风门下，突觉于越婢之义豁然贯通。越为发越似无疑义，婢之义何在呢？《说文》释曰：女之卑者也。在八经卦中，乾坤二卦为父母，故有乾坤生六子，三男三女之谓。在六子卦中，又据确定男女之爻所居位之尊卑，而有长、中、少之分。以三女为例，巽（☴）卦阴爻居最卑位，而为长女；离（☲）卦阴爻居中位，而为中女；兑（☱）卦阴爻居上位，而为少女。是以三女之中，其最卑者，为巽也。故女之卑者，非巽莫属。长女是不是女之卑（婢），不但易象中有明证，我们看一看现实家庭中的长女地位，也能得到很好的说明。过去男子娶妻，有一句很重要的话要遵循，就是"妻要娶长"。为什么呢？长女在过去的家庭中，其地位是长女代婢，什么事都得做，所以什么事都会做，娶一个这样的妻子，男的当然就可以当大老爷了，这也是一段笑话中的实话。既然巽为婢的这个关系确定了，而巽于后天卦中，又处东南之位，经云：天不足西北，地不满东南。东南不满，众水趋之，故多水也；巽卦主之，故多风也，故东南者，风水之地也。这就很清楚地划定了婢的风水含义，越婢，就是发越风水，《金匮要略》以其治"风水恶风，一身悉肿"真可谓名副其实。

古人对于经典的认识是：一字之安坚若磐石，一义之出烂若星辰。虽然在经典意义的巧用上，是可以推而广之，触类而长之，但是，在一些原始文字及原始意义的确定上，却是容不得公说公有理，婆说婆有理的。

好，现在让我们再回到运气，来探讨一个与运气的应用最相关切的问题，就是病机问题。运气的七篇大论，所涉及的内容各有侧重，但是关于运气的具体应用，则主要集中在《素问·至真要大论》。谈运气的应用而以"至真要"来命名，说明运气这门学问最重要的问题，还是如何运用，如何实践的问题。而它的价值、它的科学性，也完全地体现在这个过程中。

《素问·至真要大论》云："帝曰：善。夫百病之生也，皆生于风寒暑湿燥火，以之化之变也。经言盛者泻之，虚者补之，余锡以方士，而方士用之尚未能十全，余欲令要道必行，桴鼓相应，犹拔刺雪污，工巧神圣，可得闻乎？岐伯曰：审察病机，无失气宜，此之谓也。"在这里，黄帝首先谈到了中医的疾病观，中医所谓的疾病，其起始的原因都是由六气引起的，虽然，我们看到的许多"内伤"杂病，看起来与风寒暑湿燥火似乎风马牛不相及，但，实际上仍然是由六气这个起因变化发展而来。对于这样的疾病当然应该遵循经旨，用"盛者泻之，虚者补之"的方法来治疗。但是，为什么方士运用这个方法去治疗疾病，却达不到完满的疗效呢？黄帝就此问题请教于岐伯，并且迫切地希望得到一种如"桴鼓相应，拔刺雪污"的工巧神圣方法。对此，岐伯的回答是："审察病机，勿失气宜。"审察病机，勿失气宜，这个回答显然是为了打消黄帝的一个疑问，我遵循经教的方法教方士治病，为什么方士用起来还不是十分的灵验？是不是"百病皆生于风寒暑湿燥火"的这个说法有问题呢？岐伯的这个回答，不但进一步肯定了上述这个说法的权威性，而且也暗示了方士用之之所以未能十全，恐怕就与没有很好地注意气宜这个问题有关。

在澄清了上述疑问之后，黄帝又进一步地问道："愿闻病机何如？岐伯曰：诸风掉眩，皆属于肝。诸寒收引，皆属于肾。诸气膹郁，皆属于肺。诸湿肿满，皆属于脾。诸热瞀瘛，皆属于火。诸痛痒疮，皆属于心。诸厥固泄，皆属于下，诸痿喘呕，皆属于上……诸呕吐酸，暴注下迫，皆属于热。"上述的病机应该是学习中医再熟习不过的内容了，其中五脏的病机各占一条，上下的病机各占一条，火热的病机九条，风、寒、湿的病机各一条，共十九条，习称十九病机。十九病机中，五脏的病机比较容易理解，它除了说明五脏的一般病变，也预示了五脏病的最后归属。上下病机，王冰注为上下焦，余意以上责于司天，下责之在泉为妥。火热病机所占凡九，是病机的一个重头戏，也是古今议论比较多的一个问题。其实，火热为心君所主，《素问·灵兰秘典论》云："心者，君主之官也，神明出焉……凡此十二官者，不得相失也。故主明则下安，以此养生则寿，殁世不殆，以为天下则大昌。主不明则十二官危，使道闭塞而不通，形乃大伤，以此养生则殃，以为天下者，其宗大危，戒之戒之！"故强调火热，即强调心主，强调心主，即强调十二官。而后世刘守真以之为据，演出寒凉清火一派，恐怕还是有待商量的。

病机中另外一个棘手的问题，就是燥气的问题。既然百病皆生于风寒暑湿燥火，何以病机之中五气皆具，而独遗一个"燥"呢？这个问题的确不好谈，但，有一点笔者认为是可以肯定的，就是遗燥不谈，绝不是岐伯的疏忽大意，而必另有原因。刘守真不辨其因，匆匆补出一条"诸涩枯涸，干劲皴揭，皆属于燥"，虽说圆成了六气，但，总觉得此举有些想当然，有些画蛇添足。

运气虽分厥阴风木、少阴君水、太阴湿土、少阳相火、阳明燥金、太阳寒水。但六者之中，又以水火为要，故《素问·阴阳应象大论》云："水火者，阴阳之征兆也。"水为生命的组成，是生命活动最重要的要素。所以，现代科学在考察其他星球是否有生命存在的可能性时，要首先考察有没有水的存在。但是，要使水能够成为生命的要素，还必须具备一个前提条件，就是这个水必须是活水，必须是循环的水。而水要能够循环，就得有动力，很显然，火就是促使水能循环的动力。水本静下，而火蒸水动，则能使之循环，湿，便是这一循环的表现形式。然欲使其循环能周流六虚，以滋群生，还必须借风之流动，是以六气之中，有厥阴风木。阴阳者，天地之道，而阴静阳躁。东南春夏阳火用事，动躁为其主导，故水液循环之势旺，故东南春夏亦多湿；西北秋冬阳火收潜，阴气用事，静为主导，水液循环之势相对为衰，而水液循环的相对衰止，其表现形式便为燥，故西北秋冬多燥，而六气之中亦有燥金配之。由此可见，六气中的燥气，只是火蒸水动这一循环过程中的副产品，言水言火，燥在其中矣，故不必另立燥门。岐伯之不言燥者，良有以也。

在上述问题明确之后，一个更加具体、更为关键的问题逐渐显露出来，天下的疾病如此众多，而我们的病机只有十九条，能否用这非常有限的病机，去说明这众多的疾病呢？对于这样一个预料中的问题，岐伯引用了《大要》的一段经旨来回答："故大要曰：谨守病机，各司其属，有者求之，无者求之，盛者责之，虚者责之，必先五胜，疏其血气，令其调达，而致和平。此之谓也。"岐伯引用《大要》的这段话，我想至少可以说明这么几个问题。其一，病机的包容性及机要性是无可置疑的，必须谨守，必须各司其属；其二，要想使病机的上述特性得到充分的运用，则必须在五胜的原则下，有者求之，无者求之，盛者责之，虚者责之。其实，病机十九条是谈一个常的问题、一个简的问题，而把握了有、无、盛、虚的求责，我们就可以以常通变，以简驭繁。那么，这个有、无、盛、虚究竟是针对什么而言呢？按照《素问·至真要大论》所述的"谨候气宜，勿失病机""审察病机，勿失气直"，说明这个有、无、盛、虚是针对两方面而言，其一针对病；其二针对气。针对病，乃言人，针对气，乃言天地。这就是《上经》所谓的："夫道者，上知天文，下知地理，中知人事，可以长久。"这就说明病机的运用，牵涉到了三知的问题，所以是一个长久之道。

谈论病机，还必须注意到病机在句式方面的共同。十九病机中，凡言病者都以"诸"为首，凡言机者都以"皆"为首，"诸""皆"相应，说明"病""机"之间的对应关系是一定的，是不容改变的。有其病，则必有其机。如"诸禁鼓栗，如丧神守，皆属于火""诸痉项强，皆属于湿"，即有禁鼓栗，如丧神守之病，则必有火之机，有痉项强之病，则必有湿之机。余者依此类推。

值得注意的是，我们上面所谈的病机相应是决定的，但，病机相应，是不是就等于禁鼓栗，如丧神守的病就一定是火热之邪引起？痉项强的病就一定是湿引起的呢？如果我们这样来理解病机，那有、无、盛、虚的求责就完全没有意义了。我们说病机相应，是指像"禁鼓栗，如丧神守"这样的病，是必定与火相关的，而这个相关可能是有，也可能是无，可能是盛，也可能是虚。如果是有，我们就按照有去求它，采用甘寒的方法来进行调治；如果是无，那我们就应该找出无的原因，是水寒太过导致火无，还是母气不足导致火无，找出这个原因后，我们就无者求之，采用相应的办法来处理；如果是盛，那当然要盛者泻之；如果是虚，就得虚者补之了。而怎样来确定这个有、无、盛、虚呢？岐伯给出了一个很好的原则：物生其应也，气脉其应也。

从病机的这个相关性，我们知道，病机之间的架式是一定的，是不变的。如果我们没有这个相对固定的架式可依，那对疾病的认知将会流散无穷；而另一方面，对病机相关性的有、无、盛、虚的求责，又是灵活多变的，如果我们没有这样一个变动的格局可循，那对疾病的认知又将陷于胶柱鼓瑟之中。

今岁戊寅为纪，按照常数的格局应该是：上少阳火，中火运太过，下厥阴风木。如果今岁内，特别是上半年，火热偏盛，且又出现"热瞀瘛""禁鼓栗，如丧神守"等病变，如神经系统之病变。那么，这些病的出现是与年之所加相符合的，这是有与盛的表现，有余偏盛，当取泻法。以今岁上半年的实际情况来看，我国西部地区气候偏温热，尤其三气以来，拉萨持续之高温，为历年同期所少见，这是火施阳明，其应在西的表现。在病变方面，素有肺病的患者，今岁的发作机会就比较多，而死于脑系的病变，也可能会较往年明显增多。这是谈有与盛的一面。而从另一方面看，上半年北方地区的气候反不为热，特别三气以来，北京常有凉夏之感，这说明了在胜火之位出现了胜火之气。但今岁毕竟是戊寅主岁，因此，这个暂时出现的"无"和"虚"，必定会有复气应之，所以，今岁入夏以来，我国的较大部分地区，尤其是华东、华南出现降雨量之大、降雨时间之长、降雨范围之广，都有破记录的趋势。正如《素问·六元正纪大论》所云："凡此少阳司天之政，气化运行先天，天气正，地气扰……三之气，天政布，炎暑至，少阳临上，雨乃涯。"据中央气象台报道，今岁江西、广西、湖南、四川等地的水位线都超过历史纪录，这不正是"雨乃涯"的真实写照吗？所以我们说"谨候其时，气可与期"，并不是说这个三之气到了，就必定会有一个少阳火的来临，还不是这样简单，这个少阳火有可能来临，有可能偏盛，但也有可能不临，有可能偏虚。不过，在这个不临与偏虚的后面，必定会另有原因，另有胜复的规律可循。我们根据这个胜复的情况，就可以了解今后一定时期的变化。总之，只要我们把握了"有者求之，无者求之，盛者责之，虚者责之"这个武器，我们就能于常中知变，于变中守常，执其两而用中也。

文行于此，又占去不少篇幅，尽管编辑一再强调"文不厌长"，但，笔者还是有自知之明。于实证方面不能观星，不能以象见之，气脉方面的功夫又难说已经入门，光凭文字的见解，就只能"纸上谈兵"了。故而所言是对是错，诚不能自知。唯从编辑之命，作此勉强之文，期作引玉之石吧。

戊寅三气于邕城之宁玛书屋

跋

对于运气这门学问，笔者已在序言中表达了一个基本看法，诚如前文所言，运气是一门争议性很大的学问，当今对运气的一些研究、一些探秘，究竟会对运气产生一个什么结果呢？说运气的干支系统只是气候类型的代号，而与纪年的干支系统没有直接关系；说运气只能用来解释已发生的反常气候，却不能用以作为预报气候变化的理论……这样一些结论的产生，实际上已从根本上否定了运气的意义。

在我们这个时代，对于一门传统学问价值的认识，大概有两种态度，一种是根据自己现有的认识和现有的操作水平去作出肯定或否定的评价；另一种则是从历史的眼光出发，在充分意识到我们现今的认识和操作能力十分有限的情况下，对传统的学问予以充分的肯定。前一种态度是当前的主流，是一种被视为很正常的态度，但是，也是一种很危险的态度。

现代科学是一门实证的科学，尽管很多时候理论会走在前头，但都有实证作为基础，所以我们对现代科学的理论和它的认识结果大都不会有什么怀疑。可是，对于传统的文化又是一个什么情况呢？是不是传统的理论都是由演绎派生出来的？是不是传统的实证方法都很粗浅和局限？而作为运气这门学问它的实证又在哪里？要回答好这些问题，显然不是容易的事。尤其是在当今这样一个文化氛围里，有些观念是很难转变的。比如就实证的问题而言，人们普遍相信"眼见为实"的原则，而且现在搞传统的人大都以为古人能够"眼见为实"的，我们也可以做到"眼见为实"，而古人不能"眼见为实"的，我们也可以通过现代的技术手段"眼见为实"。用这样的观点来以今鉴古，就自然地会一概认为古不如今，就自然地会对古人的一些学问产生怀疑。

中医有没有实证呢？答案是肯定的。而且中医的实证有前实证与后实证之分，我们常说的临床实践，只属于中医的后实证，而中医的理论怎么来？特别是像运气这样的理论怎么来？显然，这样的理论光凭临床的实证是建立不起来的，还必须有前实证的参与。那么，中医的前实证是什么呢？中医的前实证在很大程度上都不是建立在常规感知经验基础上的，这个实证往往来源于超常规感知经验，或者简称为超感知。像《素问·五运行大论》就谈到了"黄帝坐明堂，始正天纲，临观八极，考建五常"，八极是什么意思呢？八极这个意思不好形容，总之，是说天地上下左右，四方四隅的非常遥远的地方，可是对于这样遥远的各个地方，黄帝都能做到如观目前一样，这显然不是我们这些常规感官所能办到的事。黄帝是在"临观八极"的基础上才"考建五常"，五常是什么呢？五常就是五行。这说明了五行理论是在"临观八极"这个实证的前提下才建立起来的，而不是光凭一个思辨就可以推演出来。现在的《辞典》往往只把五行阴阳作为中国古代的一个哲学、一个朴素的辩证观，而没有把它作为古代科学的一个理论核心，之所以形成这样的见解，就是因为没有很好注重上述这个前实证的结果。

《素问·阴阳应象大论》谈到了阴阳是天地之道，是万物之纲纪，是变化之父母，是生杀之本始，是神明之府，这些论断会不会都是由推演而得出来的呢？当然，这个过程免不了有思维的参与，可是实证却是这个过程最重要的因素。"临观八极"不是虚设之语，也不是比喻之言，而是古人实证的一个重要手段。在《素问·上古天真论》里，曾经提到了上古时候的四种重要人物，即真人、至人、圣人、贤人，其中作为至人的一个很重要的考核标准就是要能够"临观八极"。当然，要想做到"临观八极"，要想做到"视听八达之外"，不经过一番严密而系统的积精全神的训练是不行的。在获得这种外观八极，内视经络府俞的综合观察能力以后，天地万物与人体之间究竟是一种什么样的关系，在至人眼中，就如同观掌上之纹了。我们必须清楚，上述这个过程是一个实证的过程，只是为了教化民众和这门学问的流传需要，才将这些实证的东西进行思维加工，形成这么一门理论。由于我们今天已不能亲证这些实证的过程，甚至连相信都难以做到，我们所看到的只是在上述实证基础上所建立起来的这些个文字理论。而反过来，我们在审视这个理论的过程中，往往又只能用我们现有的常规实证方法去进行检验，这其中的差距就不啻千里万里了，因之我们不能理解这些理论，不能很好地加以运用，甚至视其为荒谬，这也就是情理中的事了。

实证这个问题很重要，我们今天来看这个问题，并不是希望一下解决这个问题，并不是希望我们一夜之间也获得这样的实证能力，而是首先在思想上理解它，首先解决思想问题。笔者曾在许多场合引用了梁漱溟前辈的观点，梁先生认为造就现代文明是由于向外用功的结果，造就古代文明是由于向内用功的结果。这个比喻非常形象，我们看一看现代科学的昌明，哪一点不是向外用功？它把人类的所有知识财富与智慧都集中到了外界的客体上，诸如各种机械、电子、交通、通信设备等，然后由这些外在的东西来服务于人类。而古代的文明则有着根本不同的方向，它是向内用功，通过这种向内用功，获得像《庚桑楚》所说的"神全之人，不虑而通，不谋而当，精照无外，志凝宇宙，若天地然……其有介然之有，唯然之音，虽远际八荒之外，近在眉睫之内，来于我者，吾必尽知之"的实证能力。运用这种实证能力，古人充分体悟了宇宙人身的真理，在这个真理的指导下，他们认为人类只能顺应自然。只能与宇宙自然和平共处，而不能只要宇宙自然来为我服务，就像我们人类自身需要和平共处一样。如果只是向对方索取，强迫对方来无偿地为我服务，那么，这种关系一定不能持久，一定会被打破，这就是人类战争的起因。以此推之，现代文明的这种索取精神，现代科技的这种无止尽地强迫自然为人类服务的做法，能够很持久吗？近些年来，国内学术界都在争论这样一个问题，就是现代科技文明为什么没有在中国诞生？其实这个问题很清楚，没有什么争论的必要，这只是一个观念的不同，一个对宇宙自然的态度不同所形成的必然结果。

现代科技在向外用功的这条路上已经走得很远很远，以至于我们的登月行动和火星着陆成为现实；以至于我们能够透过射电望远技术看到多少亿光年以外的宇宙天际。与此相对，古人在向内用功的这条路上，也走得十分遥远，在这条路上造就了一大批真、至、圣、贤，造就了惊人的特殊实证能力，而传统文化的诸多学科便是在这个实证的基础上建立起来的。我们对人的智慧所加诸于外界的这些机器已经深信不疑了，我们为什么不相信这些智慧加诸于我们自身所产生的这些实证能力呢？我们应该自信！

向外用功，就必然导致我们的注意力要集中于外部客体，这也是产生客观与规范的必然。向内用功，则强调我们的注意力必须集中于主体内部，这也是导致见仁见智的不规范、不客观的必然。明白了上述两个方向，我们对于传统与现代、中医与西医就有了一个宏观的把握，对于诸如中医现代化这样一类问题，就会有比较清楚的认识。

现在对于中医，有这样一个普遍的看法，当然不是一个很好的看法，就是中医的不客观问题。有谓中医的一个脉象，十个老中医摸会有十个不同的结果，有的结果甚至截然相反。有基于此，所以中医很迫切的一个任务就是要规范化、客观化。通过规范化、客观化，使上述十人的切脉结果趋于一致。这样的规范、客观有没有可能呢？我们说中医的这套东西就好像射击的过程一样，中医只是制造出了枪，并总结出了三点一线的射击原则，至于射击者能够打中多少环，那是射击经验的问题。十个人同用这支枪、这个靶、这一射击原则，而射出的成绩完全有可能是十个样，有的可以打中靶心，得十环的成绩，有的也许连靶都打不中。我们能不能因为这十人的射击成绩不一样，就怀疑是枪和射击原则的问题呢？很显然，枪和射击原则都没有问题，因为它们本来就很规范，它们本来就很客观，它们没有问题，有问题的是射击者的经验和技术。而现在的认识和做法是把问题归结到枪和射击原则上，却不去追寻射击者的问题，这样的做法何异于南辕而北辙。若欲借此来提高命中率，若欲借此来获得十人皆中十环的"规范"成绩，恐怕只有等待驴年了。

退一万步说，即便是上述的过程可以规范、可以客观，那么，我们所依据的这个客观的标准是什么呢？隋唐有一位医家，叫许胤宗，许氏的医术很高明，但却没有留下著述，当有人问道："公医术若神，何不著书以贻将来？"胤宗答曰："医者，意也，在人思虑。又脉候幽微，苦其难别，意之所解，口莫能宣。且古之名手，唯是别脉，脉既精别，然后识病。夫病之于药，有正相当者，唯须单用一味，直攻彼病，药力既纯，病即立愈。今人不能别脉，莫识病源，以情臆度，多安药味，譬之于猎，未知兔所，多发人马，空地遮围，或冀一人偶然逢也。如此疗疾，不亦疏乎！假令一药偶然当病，复共他味相和，君臣相制，气势不行，所以难差，谅由于此。脉之深趣，既不可言，虚设经方，岂加于旧。吾思之良久矣，故不能著述耳。"胤宗的这番话，确实值得我们深思！脉象反映病源，这个过程是客观的、规范的，没有例外的情况。但是，我们要把握辨别脉候的技术却十分困难，这个技术过程往往会是"意之所解，口莫能宣"，这就给我们对这一技术过程进行客观化、规范化的现代改造，设下了重重障碍。因为这一客观化、规范化的取值标准最后还是要落实到作为医者的主体身上。因此，要保证取值标准的真正准确，我们起码得先培养出十个、八个像许胤宗这样的一流高手，否则，我们对上述技术过程所作的一切现代化操作，都无异于在沙滩上筑建高楼。

当然，由于中医在客观性、规范性方面的差距，导致了中医在可复制性方面与西医学的差距，这个差距的确在很大程度上制约了中医的流布与发展，甚至使中医在技术上出现了不断倒退的局面。如何解决好这个问题，使中医既能发挥优势，又能适应于较大面积的复制，这是需要认真思考，量情解决的。同时，它也迫使我们去深入地思考这样一个问题，中医的现行教育模式，是否是适合于中医的模式？

由于现代科技的客观性、规范性，以及它的可复制性，这就决定了现代科技很容易形成一个被共同认知的水平。而与之相较，传统的技术就很难做到这一点。因此，我们今天的水平并不能代表中医的水平，如果我们以今天我们所达到的技术水平来认知中医，来衡量中医，那么，真是会一叶障目，不见泰山啊！

最近听到一位国内知名的中医教授谈中医，当谈到中医的整体观时，这位教授认为，中医的整体观固然有很多优点，但也有忽视局部的致命弱点。他举了结核病的治疗为例，结核病导致消耗性的全身表现，这是局部结核病灶对整体影响的结果，中医光注重调节整体，而忽略了对局部特殊病灶的处理，所以中医对结核病的疗效就比较差。现在我们姑且不去考究这位教授的举例是否妥当，而且现今多数中医医生治疗结核的水平也确实不尽人意，但是，这是否就能真正说明中医对结核病的治疗水平呢？还是让我们看一看《旧唐书·方伎传》对许胤宗所作的传载："武德初，累授散骑侍郎。时关中多骨蒸病，得之必死，递相连染，诸医无能疗者。胤宗每疗，无不愈。"骨蒸病大抵相当于今之结核，对于这个病，当时的大多数医者确实无力治疗，但，是不是就说明中医不能治疗呢？不是的！"胤宗每疗，无不愈"，就是极好的说明。

这部《运气学导论》的序言部分，可以说是我内心的自然流露，没有经过多少文字的加工及结构次第的推敲。序言草就以后，曾拿去征求部分老师同仁的意见，而得到的一个比较共同的意见就是：你把你的师父写得太神了，太神反而不容易让人相信。这样的意见既在我的意料之中，又在我的意料之外。像老师李阳波的这些伎俩，在现在这个时候虽还能算上一点小神小通，可是若与张仲景所赞叹的秦越人相比，那又不止相差十万八千里了。而我们现在连一个李阳波都不能相信，都认为太神，那我们又怎么去相信秦越人呢？我们不相信"神"，说明我们的思想深处根本就不承认有一门"望而知之"的实证技术。中医在大家的心目中已经成了这么一种气候，再要想继承中医，开创未来，实为难矣！

所以，中医的问题说到底还是一个信念问题，还是一个观念问题。而形成今天这样一种信念、这样一种观念，又是因为中医实证手段的逐渐失传。像运气这样的理论，如果没有实证，怎么去说明它的意义呢？我们怎么去确定干支纪年有没有天象、气候、物候、病候的基础？我们能不能根据一个岁星周期的不符合，就推翻整个干支纪历的意义？这些问题仍然需要通过实证才能解决。这些实证包括了对子学的深入研究，包括了对观星望气及临床手段的具体运用。没有这些研究，没有这些手段，要得出一个结论恐怕是困难的。

总之，运气之学，有常有变，有胜有复，有灾变，有同化，有有无，有盛虚。我们不可因其常，而责其为机械，应该看到它有变的一面；我们亦不可见其变，而云其不可捉摸，应该看到它有常的一面。做古代的学问，有些时候需要老老实实，埋头做去。当你能够运用自如的那一天，你就会深信"古人不我欺也"！

刘力红

一九九八年四月二十九日于南宁